全国医药中等职业教育药学类"十四五"规划教材（第三轮）

供药学类专业使用

药物化学基础

主　编　刘开林

编　者　（以姓氏笔画为序）

刘开林（四川省食品药品学校）

陈小兵（赣南卫生健康职业学院）

陈红燕（江苏省常州技师学院）

罗翠婷（湛江中医学校）

赵美连（江西省医药学校）

蒋　波（江苏省常州技师学院）

熊　豚（江西省医药学校）

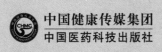
中国健康传媒集团
中国医药科技出版社

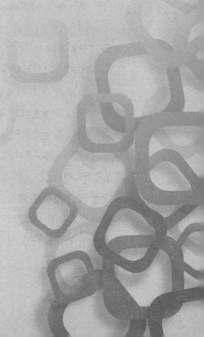

内容提要

本教材为"全国医药中等职业教育药学类'十四五'规划教材（第三轮）"之一，系根据本套教材的编写指导思想和原则要求，结合专业培养目标和本课程的教学目标、内容与任务要求编写而成。本教材具有专业针对性强、紧密结合新时代行业要求和社会用人需求、与职业技能鉴定相对接等特点。内容主要包括药物化学的概念和基本内容，药物质量与质量标准，临床常用化学药物的分类、名称、化学结构、性状、化学性质、作用与用途，药物的稳定性和贮存保管等。书中设置了"学习目标""实例分析""请你想一想""你知道吗""目标检测"等模块。本教材为书网融合教材，即纸质教材有机融合电子教材、教学配套资源（PPT、微课、视频等）、题库系统、数字化教学服务（在线教学、在线作业、在线考试），使教学资源更加多样化、立体化，便教易学。

本教材主要供全国医药中等职业学校药学类专业师生使用，也可作为医药企业员工的培训教材。

图书在版编目（CIP）数据

药物化学基础/刘开林主编. —北京：中国医药科技出版社，2020.12

全国医药中等职业教育药学类"十四五"规划教材. 第三轮

ISBN 978 - 7 - 5214 - 2163 - 7

Ⅰ.①药… Ⅱ.①刘… Ⅲ.①药物化学 - 中等专业学校 - 教材 Ⅳ.①R914

中国版本图书馆 CIP 数据核字（2020）第 235946 号

美术编辑 陈君杞
版式设计 友全图文

出版　**中国健康传媒集团** | 中国医药科技出版社

地址　北京市海淀区文慧园北路甲 22 号

邮编　100082

电话　发行：010 - 62227427　邮购：010 - 62236938

网址　www.cmstp.com

规格　787mm × 1092mm $\frac{1}{16}$

印张　18 $\frac{1}{4}$

字数　388 千字

版次　2020 年 12 月第 1 版

印次　2023 年 7 月第 4 次印刷

印刷　三河市万龙印装有限公司

经销　全国各地新华书店

书号　ISBN 978 - 7 - 5214 - 2163 - 7

定价　51.00 元

获取新书信息、投稿、为图书纠错，请扫码联系我们。

出版说明

2011 年，中国医药科技出版社根据教育部《中等职业教育改革创新行动计划（2010—2012 年）》精神，组织编写出版了"全国医药中等职业教育药学类专业规划教材"；2016 年，根据教育部 2014 年颁发的《中等职业学校专业教学标准（试行）》等文件精神，修订出版了第二轮规划教材"全国医药中等职业教育药学类'十三五'规划教材"，受到广大医药卫生类中等职业院校师生的欢迎。为了进一步提升教材质量，紧跟职教改革形势，根据教育部颁发的《国家职业教育改革实施方案》（国发〔2019〕4 号）、《中等职业学校专业教学标准（试行）》（教职成厅函〔2014〕48 号）精神，中国医药科技出版社有限公司经过广泛征求各有关院校及专家的意见，于 2020 年 3 月正式启动了第三轮教材的编写工作。

党的二十大报告指出，要办好人民满意的教育，全面贯彻党的教育方针，落实立德树人根本任务，培养德智体美劳全面发展的社会主义建设者和接班人。教材是教学的载体，高质量教材在传播知识和技能的同时，对于践行社会主义核心价值观，深化爱国主义、集体主义、社会主义教育，着力培养担当民族复兴大任的时代新人发挥巨大作用。在教育部、国家药品监督管理局的领导和指导下，在本套教材建设指导委员会专家的指导和顶层设计下，中国医药科技出版社有限公司组织全国60 余所院校 300 余名教学经验丰富的专家、教师精心编撰了"全国医药中等职业教育药学类'十四五'规划教材（第三轮）"，该套教材付梓出版。

本套教材共计 42 种，全部配套"医药大学堂"在线学习平台。主要供全国医药卫生中等职业院校药学类专业教学使用，也可供医药卫生行业从业人员继续教育和培训使用。

本套教材定位清晰，特点鲜明，主要体现如下几个方面。

1. 立足教改，适应发展

为了适应职业教育教学改革需要，教材注重以真实生产项目、典型工作任务为载体组织教学单元。遵循职业教育规律和技术技能型人才成长规律，体现中职药学人才培养的特点，着力提高药学类专业学生的实践操作能力。以学生的全面素质培养和产业对人才的要求为教学目标，按职业教育"需求驱动"型课程建构的过程，进行任务分析。坚持理论知识"必需、够用"为度。强调教材的针对性、实用性、条理性和先进性，既注重对学生基本技能的培养，又适当拓展知识面，实现职业教育与终身学习的对接，为学生后续发展奠定必要的基础。

2. 强化技能，对接岗位

教材要体现中等职业教育的属性，使学生掌握一定的技能以适应岗位的需要，具有一定的理论知识基础和可持续发展的能力。理论知识把握有度，既要给学生学习和掌握技能奠定必要的、足够的理论基础，也不要过分强调理论知识的系统性和完整性；注重技能结合理论知识，建设理论－实践一体化教材。

3. 优化模块，易教易学

设计生动、活泼的教学模块，在保持教材主体框架的基础上，通过模块设计增加教材的信息量和可读性、趣味性。例如通过引入实际案例以及岗位情景模拟，使教材内容更贴近岗位，让学生了解实际岗位的知识与技能要求，做到学以致用；"请你想一想"模块，便于师生教学的互动；"你知道吗"模块适当介绍新技术、新设备以及科技发展新趋势、行业职业资格考试与现代职业发展相关知识，为学生后续发展奠定必要的基础。

4. 产教融合，优化团队

现代职业教育倡导职业性、实践性和开放性，职业教育必须校企合作、工学结合、学作融合。专业技能课教材，鼓励吸纳 1～2 位具有丰富实践经验的企业人员参与编写，确保工作岗位上的先进技术和实际应用融入教材内容，更加体现职业教育的职业性、实践性和开放性。

5. 多媒融合，数字增值

为适应现代化教学模式需要，本套教材搭载"医药大学堂"在线学习平台，配套以纸质教材为基础的多样化数字教学资源（如课程 PPT、习题库、微课等），使教材内容更加生动化、形象化、立体化。此外，平台尚有数据分析、教学诊断等功能，可为教学研究与管理提供技术和数据支撑。

编写出版本套高质量教材，得到了全国各相关院校领导与编者的大力支持，在此一并表示衷心感谢。出版发行本套教材，希望得到广大师生的欢迎，并在教学中积极使用和提出宝贵意见，以便修订完善，共同打造精品教材，为促进我国中等职业教育医药类专业教学改革和人才培养作出积极贡献。

数字化教材编委会

主　编　刘开林

编　者　（以姓氏笔画为序）

刘开林（四川省食品药品学校）

陈小兵（赣南卫生健康职业学院）

陈红燕（江苏省常州技师学院）

罗翠婷（湛江中医学校）

赵美连（江西省医药学校）

蒋　波（江苏省常州技师学院）

熊　豚（江西省医药学校）

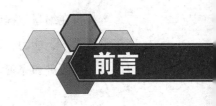

　　本教材为"全国医药中等职业教育药学类'十四五'规划教材（第三轮）"之一，根据中等职业学校药学类专业培养目标和主要就业方向及职业能力要求，按照本套教材编写指导思想和原则要求，结合本课程教学大纲，由全国5所院校从事教学和生产一线的教师、学者悉心编写而成。

　　本课程教材系药学类专业的专业基础课教材，学习本课程主要为学习后续药物分析技术、药剂学等课程奠定理论知识或技能基础。本门课程教材的主要内容分理论与实训两部分，其中理论部分共十六章，实训部分共十九个项目。第一章绪论对药物化学概念、药物发展历程、药物质量与质量标准进行了阐述和介绍；第二章至第十五章为各类化学药物的常用药物，主要介绍药物的分类、名称、化学结构、性状、化学性质、作用与用途等内容；第十六章介绍了药物的稳定性、影响稳定性的因素、贮存原则与方法。

　　本教材的编写遵循"立足教改，适应发展；强化技能，对接岗位；优化模块；产教融合，多媒融合，数字化教学"的指导思想和原则。本教材新颖实用，简明扼要，降低专业知识难度，突出实用，坚持理论知识以"必需、够用"为度，富有中职特色。书中设置了"学习目标""实例分析""请你想一想""你知道吗""目标检测"等模块。同时配套有"医药大学堂"在线学习平台（包括电子教材、课程知识点体系、PPT、视频、微课、每章题库等），从而使教材内容立体化、生动化，便教易学。

　　本教材主要供医药中等职业学校药学类专业师生使用，也可作为医药企业员工的培训教材。

　　本教材由刘开林任主编，编写人员及分工如下：罗翠婷编写第一、二、十一章及实训项目一、二、三，赵美连编写第三、五章及实训项目四、七，陈小兵编写第七、八章及实训项目九，蒋波编写第九、十二章及实训项目十、十三，陈红燕编写第六、十、十三章及实训项目八、十一、十二，熊豚编写第四、十四章及实训项目十四，刘开林编写第十五、十六章及实训项目五、六、十五、十六、十七、十八、十九，并负责全书统稿、审阅。

本教材在编写过程中得到各编者所在单位的大力支持和帮助，在此表示衷心感谢！限于编者水平、能力，教材中难免有不妥之处，敬请广大师生提出宝贵意见和建议，以便进一步改进和完善。

编　者
2020 年 10 月

目录

1. 掌握药物的质量和质量评定标准，掌握杂质的来源，树立药品质量观念。

2. 熟悉药物化学的研究内容和任务。

1. 掌握阿司匹林、对乙酰氨基酚、贝诺酯、布洛芬、萘普生、吡罗昔康的化学结构、理化性质和作用用途。

2. 熟悉解热镇痛药和非甾体抗炎药的结构类型；熟悉吲哚美辛、别嘌醇、丙磺舒的结构特点、理化性质和作用用途。

1. 掌握β－内酰胺类抗生素基本结构、稳定性与分类，青霉素、氨苄西林、阿莫西林、头孢噻吩钠、头孢氨苄、头孢噻肟钠、红霉素、硫酸链霉素的结构特点、理化性质、作用用途。

● 2. 熟悉抗生素的概念、分类及代表药物，大环内酯类抗生素、氨基糖苷类抗生素、四环素类抗生素的共同结构特点、显色反应。

● 1. 掌握诺氟沙星、磺胺醋酰钠、对氨基酸钠、异烟肼、甲硝唑、枸橼酸哌嗪、阿苯达唑的结构特点、理化性质、作用与用途。

● 2. 熟悉环丙沙星、左氟沙星、磺胺嘧啶、盐酸乙胺丁醇、硝酸益康唑、阿昔洛韦、盐酸金刚烷胺、盐酸黄连素、呋喃妥因、磷酸氯喹、青蒿素、呋喃丙胺、枸橼酸乙胺嗪的结构特点、理化性质、作用与用途。

1. 掌握盐酸吗啡、盐酸哌替啶、磷酸可待因、乙酰半胱氨酸的化学结构、理化性质、作用用途。

2. 熟悉镇痛药、镇咳药及祛痰药的类型与代表药物；熟悉盐酸枸橼酸芬太尼、盐酸溴己新、枸橼酸喷托维林的结构特点、化学性质、作用用途。

1. 掌握麻醉乙醚、盐酸普鲁卡因、盐酸利多卡因的化学结构、理化性质和作用用途。

2. 熟悉盐酸氟烷、甲氧氟烷、盐酸氯胺酮、盐酸布比卡因、达克罗宁的结构特点、理化性质和用途。

1. 掌握地西泮、苯巴比妥、苯妥英钠、盐酸氯丙嗪的化学结构、理化性质、作用用途。

2. 熟悉苯二氮杂䓬类、巴比妥类药物的结构特征、共同理化性质，奥沙西泮、艾司唑仑、甲丙氨酯、卡马西平、氯氮平、司可巴比妥等药物的结构特点、理化性质、作用用途。

1. 掌握咖啡因、尼可刹米、氢氯噻嗪、依他尼酸的化学结构、理化性质、作用与用途。

2. 熟悉吡拉西坦、乙酰唑胺、呋塞米、甘露醇、螺内酯的结构特征、理化性质、作用与用途。

1. 掌握硝酸毛果云香碱、硫酸阿托品、盐酸肾上腺素、盐酸麻黄碱、盐酸普萘洛尔的结构、性质和应用；会写抗胆碱酯酶药毒扁豆碱、新斯的明的结构、性质和应用。

2. 熟悉托烷类生物碱代表药的来源、结构、应用，抗胆碱药的性质，会用维他立反应鉴别。

1. 掌握硝酸甘油、硝苯地平、卡托普利、普鲁卡因胺、盐酸胺碘酮的结构特点、理化性质、作用用途。

2. 熟悉心血管系统药物的分类及其代表药物硝酸异山梨酯、利血平、维拉帕米、氯沙坦、氯贝丁酯、非诺贝特、洛伐他汀、地高辛的结构特点、理化性质、作用用途。

1. 掌握格列本脲、二甲双胍的结构特点、理化性质以及作用用途。

2. 熟悉胰岛素及口服降血糖药物的分类、代表药。

1. 掌握盐酸苯海拉明、马来酸氯苯那敏、西咪替丁、奥美拉唑的结构特征、性质、作用用途。

2. 熟悉氯雷他定、盐酸雷尼替丁、多潘立酮、莫沙必利、昂丹司琼的结构特征、化学性质、作用用途。

1. 掌握盐酸氮芥、环磷酰胺、氟尿嘧啶、巯嘌呤的结构特点、理化性质、作用用途。

2. 熟悉其他药物的结构特点、理化性质、作用用途。

1. 掌握甾体激素类药物的基本结构和共有的化学性质；炔雌醇、黄体酮、醋酸氢化可

的松、醋酸地塞米松
的结构特点、化学性
质、作用用途。

2. 熟悉雌二醇、己烯雌
酚、甲睾酮、苯丙酸
诺龙、炔诺酮等药物
的结构特点、理化性
质、作用与用途。

1. 掌握维生素 A、维生
素 E、维生素 C 的结
构特点、理化性质、
作用用途、不良反
应、贮存保管方法。

2. 熟悉维生素 D、维生
素 K、维生素 B 类药
物的结构特点、理化
性质、作用用途、不
良反应、贮存保管
方法。

1. 掌握药物的贮存和保
管方法。

2. 熟悉药物的水解性、
还原性等对药物稳定
性的影响，影响药物
稳定性的环境因素。

第一章 绪 论

学习目标

知识要求

1. **掌握** 药物的质量和质量评定标准，掌握杂质的来源，树立药品质量观念。
2. **熟悉** 药物化学的研究内容和任务。
3. **了解** 药物、化学药物、药物化学等概念，了解药物化学的发展历程。

能力要求

　　学会药物化学的学习方法，能用药物化学的思维与方法解决药物制剂的生产、贮存、检验及使用等工作岗位中的实际问题。

实例分析

　　实例 2006 年，我国发生了一起震惊全国的"齐二药"假药案件，多名患者使用某制药公司生产的亮菌甲素注射液后出现急性肾衰竭等严重不良反应，并导致 11 人死亡。试分析其原因，对你有什么启发？

　　分析 为了保障药品质量，生产药品必须依据国家药品标准。本案件是由有关人员违反规定将工业用二甘醇假冒药用丙二醇投料生产制成假药造成的。药品化学成分改变，不良反应可能增大。

一、药物化学的研究内容和任务

　　药物是指具有预防、缓解、诊断、治疗疾病及调节机体生理功能的物质。根据药物的来源不同，可分为天然药物、化学合成药物和生物药物。将从天然矿物、动植物中提取的有效成分以及经化学合成或生物合成制得的，既具有药物的功效，同时又有确切化学组成的药物称为化学药物。目前，临床应用的大多数药物是化学药物。

　　药物化学是研究化学药物的化学结构、制备方法、理化性质、构效关系、生物效应、体内代谢、调剂及贮存过程的化学变化，以及寻找新药的途径和方法等的一门综合性学科。药物化学以化学学科为基础，与生物化学、药理学、药代动力学和计算机等多学科相互渗透，与药剂学、药物分析、化学制药工艺学、药物设计学乃至药事管理学密不可分，是药学领域的一门重要的应用性学科。其既要研究化学药物的结构、理化性质及其变化规律，又要研究药物的体内代谢、作用机制及构效关系并寻找和创制新药的途径和方法。

根据药物化学近代的发展，药物化学的主要任务如下。

1. 为药物制剂的生产、贮存、检验及使用提供化学方面的理论基础　通过研究化学药物的结构与理化性质、化学稳定性，为药物剂型的选择与制备、药物的分析检验、药物的贮存和保管提供服务。通过研究药物理化性质、体内代谢、生物效应及构效关系，为有效合理地使用现有化学药物提供必要的基本理论和技能。

2. 为化学合成生产药物提供先进、经济的方法和工艺　通过研究优化化学药物合成路线和工艺条件，寻找和发展新原料、新试剂、新技术、新工艺和新方法，降低药品生产成本，不断提高药品的产量和质量也是药物化学的重要任务之一。

3. 为寻找和发现新药，不断探索新药研究和开发的途径和方法　通过综合运用化学、生物学等学科的理论知识和实践技能，研究化学药物的结构和生物活性间的关系，探索新药设计及药物化学结构修饰的途径和方法，创制疗效好、毒副作用低的新药是当今药物化学的一项重要任务。

中等职业院校药物化学课程，着重于上面三个任务的第一个，即为药物制剂的生产、贮存、检验及使用提供化学方面的理论基础。在学习中，始终以药物的化学结构为核心，从结构出发，联系药物的命名、性质、稳定性、构效关系及作用与用途等。理解和掌握化学药物结构与性质，药物制备及贮存过程中可能发生的变质反应及预防措施，了解药物的构效关系。

二、药物化学的发展历程

药物化学是从药物学中分化独立出来的一门应用学科，而对药物的化学研究则和化学、生物学、医学的研究发展密不可分，药物化学的发展主要经历以下几个阶段。

（一）提取天然药物

最早的化学药物是从动、植物中提取有效成分。从 19 世纪初开始，人们已能从阿片中提取分离具有良好镇痛作用的吗啡，从金鸡纳树皮中提取分离具有抗疟疾作用的奎宁，从颠茄、莨菪中提取分离具有解痉作用的阿托品，以及从古柯树叶提取分离得到可卡因等。 e 微课

（二）从化学产品中筛选药物

随着化学工业的发展，人们开始从一些化学工业产品中筛选具有药理作用的药物，如用三氯甲烷和乙醚作为全身麻醉药，水合氯醛作为镇静催眠药应用于临床。

（三）由构效关系设计药物

由于有机合成化学为生物学实验提供了化合物基础的来源，人们在总结化合物生物活性的基础上提出了药效团的概念，指导人们开始有目的地进行药物合成研究。19世纪末期发现了苯佐卡因、阿司匹林等一些化学合成药物。1935 年 Domagk 发现含有磺酰胺基的偶氮染料（别名百浪多息）对链球菌和葡萄球菌有抑制作用，其构效关系和

作用机理的研究导致发展了磺胺类抗菌药，并创立了抗代谢学说。药物化学才真正地逐渐成为一门重要的独立的学科。

（四）多学科介入、新理论、新技术促进新药研究

生物医学的新理论、新技术为新药研究提供新的作用机理、新的靶标和新的技术方法。20 世纪 90 年代初发展的组合化学方法，加快了大量化合物的合成速度；高通量和自动化筛选技术的应用，缩短了新药物发现的时间。基于受体结构的分子设计和生物技术特别是分子克隆技术，以及人类基因组学、蛋白组学的发展，也大大加快了新药寻找过程。

药物化学的发展是和新药的研究开发分不开的，但是在其发展过程中又是和药物的应用相关联的。在临床应用中发现问题，提出新的研究思路和要求。研究药物的理化性质和充分应用好现有的药物，已成为药物化学研究的一个重要组成部分。

你知道吗

青蒿素的发现与我国第一个诺贝尔自然科学奖

疟疾是一个非常古老的疾病。据世界卫生组织（WHO）2009 年统计：全球感染疟疾者多达 2.5 亿人，将近一百万人因感染疟原虫而死亡。

1969 年，在全国搜寻抗疟新药中，中国中医科学院北京中药研究所任命屠呦呦为"523"项目科研组组长，领导对传统中医药文献和配方的搜寻与整理。屠呦呦和她的同事在中医药古方的启示下，结合实践经验，发现中药青蒿乙醚物具有显著的抗疟作用。这种提取物结晶被命名为"青蒿素"，并且很快通过临床验证。为了保护这一重要的抗疟药，青蒿素与另外一种药物组成的复方疗法是当今唯一推广使用的治疗方案。1973 年 9 月，屠呦呦课题组还首次发现了疗效更好的青蒿素衍生物—双氢青蒿素。1992 年，她历时多年主持研发的青蒿素类新药——双氢青蒿素片获得《新药证书》，并转让投产。该研发项目当年被评为全国十大科技成就，是屠呦呦对中国乃至世界做出的又一重要贡献。

2015 年 10 月诺贝尔评审委员会将 2015 年度生理学或医学奖颁发给中国中医科学院终身研究员屠呦呦，以表彰她在寄生虫疾病治疗研究方面取得的成就。这是中国医学界迄今为止获得的最高奖项，也是中医药成果获得的最高奖项。

三、药物的质量

药物质量的优劣直接影响人们身体健康和生命安全。因此，作为一名药学工作者，必须牢固树立质量第一的观念，一定要严格把好药品质量关。

药物质量评定主要从以下两个方面加以考虑。

1. 药物自身的疗效和毒副作用　即安全性和有效性。质量好的药物应该是在治疗剂量内，疗效好、副作用和毒性小的药物。

2. 药物的纯度　药物纯度是指药物的纯杂程度，是药物中杂质限度的一种体现，具体表现在药物的性状、物理常数、有效成分的含量等。药物的杂质是指在生产、贮存过程中引进或产生的药物以外的其他化学物质。杂质的存在不仅影响药物的纯度，同时还会带来非治疗活性的副作用。必须加以控制，通常要规定药物的杂质限度。药物中杂质限度制订的依据是在不影响疗效、不产生毒副作用的原则下，允许某些杂质有一定限量的存在。

请你想一想

1. 药物纯度和化学试剂纯度有何区别？

2. 药物的杂质是如何引入的？

药物杂质主要来自两个方面。

（1）制备时引入　在制备过程中，原料不纯、反应不完全、副反应以及所用反应容器等都可产生或引入杂质。

（2）贮存时产生　药物在贮存时，由于受到外界条件，如空气、日光、温度、湿度、金属离子等影响，发生氧化、水解、还原、聚合等化学反应产生杂质。

对于药物杂质限度的规定、药物纯度的规格，必须按照药品标准执行。我国的药品标准主要包括《中华人民共和国药典》（简称《中国药典》）药品注册标准和国家食品药品监督管理总局规定的其他药品标准。药品在未列入国家药典之前，按国家药品标准执行。

四、药品质量标准

药品是一种特殊商品，药品质量的优劣直接影响人们身体健康和生命安全，必须符合国家法定标准，即药品质量标准。为保证药品安全有效，需要有统一的药品标准，各个国家依据本国情况均制定了相应的药品质量标准。药品质量标准是国家对药品质量、规格及检验方法所作的技术规定，是药品生产、供应、使用、检验和药政管理部门共同遵循的法定依据，具有法律的约束力。《中华人民共和国药典》（简称《中国药典》）为我国的国家药品质量标准，由国家药典委员会制定，国家食品药品监督管理总局颁布，是法定的强制性标准。自新中国成立以后，共颁布了11版《中华人民共和国药典》。其他未被列入《中华人民共和国药典》的药品，其质量必须达到国家食品药品监督管理总局规定的其他质量标准（又称局颁标准）。药品质量只有合格和不合格两种，只有符合药品质量标准的药品才能进入市场销售和临床使用。

我国药典对药品的质量作了具体的规定，一般包括药品名称（通用名、汉语拼音名、英文名）、化学结构式、分子式、分子量、化学名、含量限度、性状、理化性质、鉴别、纯度检查、含量测定、作用类别、贮藏、制剂、有效期等内容，以保证药品使用的安全、合理、有效。

你知道吗

阿司匹林
Aspirin

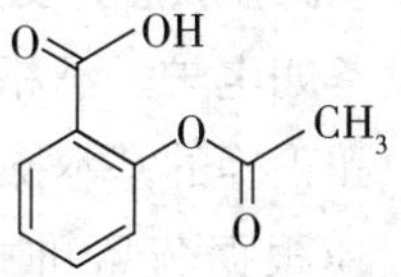

$C_9H_8O_4$ 180.16

本品为2-（乙酰氧基）苯甲酸。按干燥品计算，含C，H，O，不得少于99.5%。

【性状】本品为白色结晶或结晶性粉末；无臭或微带醋酸臭；遇湿气即缓缓水解。

本品在乙醇中易溶，在三氯甲烷或乙醚中溶解，在水或无水乙醚中微溶；在氢氧化钠溶液或碳酸钠溶液中溶解，但同时分解。

【鉴别】（1）取本品约0.1g，加水10ml，煮沸，放冷，加三氯化铁试液1滴，即显紫堇色。

（2）取本品约0.5g，加碳酸钠试液10ml，煮沸2分钟后，放冷，加过量的稀硫酸，即析出白色沉淀，并发生醋酸的臭气。

（3）本品的红外光吸收图谱应与对照的图谱一致。

【检查】（略）

【含量测定】（略）

【类别】解热镇痛、非甾体抗炎药，抗血小板聚集药。

【贮藏】密封，在干燥处保存。

【制剂】①阿司匹林片；②阿司匹林肠溶片；③阿司匹林肠溶胶囊；④阿司匹林泡腾片；⑤阿司匹林栓。

来源于：《中国药典》（2020年版）

实训一 药物化学基本技能操作

一、实训目的

1. 学会常用的药物化学实训器材的基本操作。
2. 理解药物化学实训相关的实训室基本知识。

二、实训器材

电子秤、量筒、胶头滴管、试管、漏斗、水浴锅、酒精灯。

三、实训原理

药物化学实训所用的原料、试剂种类繁多，而且经常要使用易燃、易爆、有毒和强腐蚀性的化学药品，若使用不当，就有可能引发火灾、爆炸、中毒、烧伤等事故。实训中要经常使用玻璃仪器和加热设备如电炉、酒精灯等，如使用不当也会发生事故。但只要掌握药物化学实训的基本常识和正确的基本操作，能有效防止事故发生。

药物化学实训过程中，药品一般应根据药品和试剂的性状及使用目的选用合适的取用方法。大多数固体药物需要称取，用一般的电子秤称重即可。大多数液体药物用量筒量取，或用胶头滴管滴加。

四、实训操作步骤

（一）药物化学实训过程中的安全及事故预防

1. 火灾的预防与处理　实训中，使用易挥发、易燃、易爆试剂，应在远离火源处进行。不用开口容器盛放易燃溶剂，回流或蒸馏时，应加沸石防止暴沸，同时冷凝水保持通畅。使用有机溶剂，尽量避免使用明火加热，而应根据不同的反应温度，适当选用水浴、油浴或其他热源加热。

一旦发生火灾，应沉着、冷静，迅速采取应急措施，如切断电源、熄灭火源，迅速移开附近的易燃物。若瓶内溶剂着火，可用石棉网或湿布盖灭；桌面、地面小火可用黄沙或湿布盖灭；有机溶剂着火不能用水浇灭，火势较大时，应选用合适的灭火器，从火的四周开始向中央心扑灭，并把灭火器对准火焰底部进行灭火。若衣服着火，切勿乱跑，小火可以将衣服小心脱下把火熄灭，或用石棉网覆盖着火处。较严重时，应躺在地上打滚或用防火毯紧紧裹住使火熄灭。被火烧伤，轻者在伤处涂以烫伤膏，重者立即送往医院治疗。

2. 爆炸预防与处理　常压操作切勿在密闭体系中加热，反应过程中要经常注意反应装置的各部分有无堵塞现象。减压蒸馏时，应使用耐压容器如圆底烧瓶或抽滤瓶作接收器，不可使用锥形瓶；减压蒸馏结束后，不能放气太快，以防冲破压力计。不得随意将氧化剂加到与实训内容无关的药品或试剂中，避免意外事故发生。有机药品和氧化剂应分开存放。对易爆炸的固体切不可重压或敲击，其残渣不准随意丢弃。

3. 中毒事故预防与处理　药物化学实训中用到某些具有毒性的物质时，要有专人负责收发，妥善保管，实训后的有毒残渣必须及时按要求处理，不应乱放。使用时必须戴橡皮手套，操作后应立即洗手，切勿让有毒物沾染五官或伤口。对于挥发性的有毒药品，使用时一定要在通风橱内进行，用完后应立即盖上瓶盖；不能用手直接拿取药品，要用药匙或指定的容器取用。实训时如有头晕、恶心等中毒症状，应立即到空气新鲜的地方休息，重者要到医院治疗。

4. 割伤预防与处理　药物化学实训时经常使用玻璃仪器，要小心操作以防发生割伤事故。如将玻璃管插入塞子中时，应该用布裹住，并慢慢旋转进入，防止折断而割伤。如不慎割伤，首先将伤口处玻璃屑取出，用水洗净伤口，涂以碘伏或贴上创可贴，大伤口则先按住出血部位，并立即送往医院。

5. 电伤预防与处理　使用搅拌器、水浴锅、电炉等电器，先插上插头，接通电源，再开启仪器开关；实训完毕先切断电源，然后再将仪器插头拔下。不能用湿手或手握湿物接触电插头，万一触电，应立即切断电源，或用不导电的物体使触电者与电源隔离，然后对触电者进行人工呼吸并立即送往医院。

6. 试剂灼伤预防与处理　药物化学实训常用的强酸、强碱、强氧化剂等会灼伤皮肤。使用时避免接触皮肤，尤其防止溅入眼睛。对于酸灼伤，应立即用大量清水冲洗，然后用3% ~5%的碳酸氢钠溶液冲洗；对于碱灼伤，同样先用大量水冲洗，再用硼酸溶液或1%醋酸溶液洗涤。

（二）药品的取用

在药物化学实训中，用一般的电子秤（精度0.01g）称重即可。

1. 固体药品的取用　块状固体药品用镊子取用，先把容器横放，把药品放入容器口，再把容器慢慢竖立起来。

粉末状或小颗粒状药品用药匙或纸槽，先把试管横放，把盛药品的药匙或纸槽小心地送入试管底部，再把试管慢慢直立起来。

大多数固体的称重，可用小烧杯、称量瓶或者专用称量纸。滤纸和其他有吸附性的纸不能用于精确称量；易吸潮的药品可选用干燥的称量瓶，快速称取。

2. 液体药品的取用　取用很少量（1ml以下）时，可用胶头滴管滴加（1ml相当于20滴）；如果取用较多量体时，可直接从试剂瓶中倾倒，或倒入量筒中量取。

瓶塞应倒放于桌上，标签向着手心，防止试剂污染或腐蚀标签，斜持试管，使瓶口紧挨着试管口。

（三）常用器材使用方法

实训室使用的器材非常多，在此仅介绍本书实训经常用到的几种器材的使用方法。

1. 酒精灯的使用　酒精灯是实训室用于加热的玻璃仪器，酒精是易燃物品，使用时要特别注意安全。酒精灯使用前要进行以下检查。

（1）是否有破裂，破裂的酒精灯不能继续使用。

（2）灯内酒精是否适量，如果不足1/4，就要添加酒精，同时酒精量不应超过2/3，添加酒精要用漏斗。

（3）灯芯顶端是否平整或烧焦，如果不平或烧焦，需剪去少许。

使用时要注意用火柴点燃酒精灯，绝对不要用另外一个燃着的酒精灯来点火，也不能向燃着的酒精灯里添加酒精。熄灭时要盖上灯帽，不要用嘴吹灭，加热时要使用外焰，灯芯不能触及容器底部。

2. 电子秤的使用　电子秤是用来称量药品质量的一种常用计量仪器。使用前要检查电子秤是否放在稳固平坦的桌面上，电源线是否完好，使用前预热2分钟，称量时注意以下几点。

（1）称量固体药品，放在称量纸上或玻璃容器内如烧杯、称量瓶等，不能直接放在托盘上，潮湿或有腐蚀性的药品一定放在玻璃容器内。

（2）放称量物前，按去皮键。去皮（扣重）是电子秤的基本功能，随后放上的物品重量显示为净重值。

（3）使用完毕后，要断开电源，电子秤和桌面要擦拭干净。

3. 量筒的使用　量筒是量度液体体积的仪器。规格以所能量度的最大容量（ml）表示，常用的有 10ml、25ml、50ml、100ml、250ml、500ml、1000ml 等。外壁刻度都是以毫升（ml）为单位，10ml 量筒每小格表示 0.2ml，而 50ml 量筒每小格表示 1ml。

（1）量筒的选择　量筒越大，管径越粗，其精确度越小，由视线的偏差所造成的读数误差也越大。所以，实验中应根据所取溶液的体积，尽量选用能一次量取的最小规格的量筒。分次量取也能引起误差。如量取 70ml 液体，应选用 100ml 量筒。

（2）液体的注入　向量筒里注入液体时，应用左手拿住量筒，使量筒略倾斜，右手拿试剂瓶，瓶上标签应向着手心，使瓶口紧挨着量筒口，使液体缓缓流入。待注入的量快接近取用量时，把量筒放平，改用胶头滴管滴加到所需要的量。

（3）量筒刻度的朝向　量筒没有"0"的刻度，一般起始刻度为总容积的 1/10。因为视线要透过两层玻璃和液体，若液体是浑浊的，看不清刻度和数字。所以刻度面对着人才好。

（4）温度要求　量筒上面的刻度是温度 20℃ 时的体积数。温度改变，由于量筒玻璃与液体膨胀系数是不一样的，刻度显示的数据会有误差。同时，量筒是不能加热的，也不能用于量取过热的液体，更不能在量筒中进行化学反应或配制溶液。

（5）读数　注入液体后，等 1~2 分钟，使附着在内壁上的液体流下来，再读出刻度值。否则，读出的数值偏小。

应平视量筒读数，观察刻度时视线与量筒内液体凹液面的最低处保持水平，即：眼睛、刻度线、凹液面的最低处，三点保持在同一水平线上，再读出所取液体的体积数。仰视和俯视是两种错误读数法，如果仰视（从下往上看）读出值会小于实际值，俯视（从上往下看），读出值会大于实际值。

（6）冲洗　是否冲洗量筒要看具体情况而定。如果是为了使所取的液体量准确，似乎要用水冲洗并倒入所盛液体的容器中，这就不必要了，因为在制造量筒时已经考虑到有残留液体这一点。相反，如果冲洗反而使所取体积偏大。如果是用同一量筒再量别的液体，为防止杂质的污染，就必须用水冲洗干净。实训完后，必须用水冲洗干净，再放回原位。

4. 胶头滴管的使用　胶头滴管是用来吸取和滴加少量试液的一种仪器。药物化学实训中经常用到胶头滴管。正确的使用方法如下。

（1）滴加液体时，滴管要悬在容器的上方，不得伸入容器内，以防污染试剂。

（2）手持滴管时，管口向下，不得平拿或平放，更不能倒拿，以防液体腐蚀胶头。

（3）用大拇指和示指挤压胶头，以控制滴加试液的量。

（4）用过的胶头滴管，要及时用蒸馏水冲洗干净，以备再用（滴瓶上的滴管除外），防止取用别的药品时带入杂质。

（四）实训记录及实训报告

1. 实训记录 实训记录是研究实训内容和书写实训报告的重要依据。写好实训记录是严谨治学的一项重要训练。在进行实训时，要做到认真操作、仔细观察、积极思考，将观察到的现象以及测得的各种数据，及时准确地记录于记录本上，不应追记、漏记或凭印象记。记录要简明扼要，书写整齐，字迹清楚。记录错误的部分，可以用笔勾掉或划一条斜杠，但不得涂抹或用橡皮擦掉。记录内容应包括合成反应时间、温度、物态等，鉴别反应的现象、结论等。对于与预期不一致的情况更应注意如实记录，然后认真地分析原因。另外，还要及时填写好实训卡，实训卡既是实训操作、卫生、纪律的评价打分卡，也是参与实训过程的凭证。

2. 实训报告 实训报告应由实践过程和理论分析两个部分组成，是对实训过程的详细总结。一般实训报告应包括：合成实训的目的、原理、机理、主要试剂及规格、主要试剂及产品的物理常数、实训装置、实训步骤和现象、产物的物理状态、收率、粗产品纯化原理以及结果与讨论等内容；性质实训的目的、原理、试药与器材、步骤、现象与解释、注意事项、思考题等内容。

附：常见的实训报告格式

实训人班级：　　　　　姓名：　　　　学号：　　　　实训日期：

实训题目：

一、实训目的

二、实训试药及器材

三、实训原理

四、实训操作步骤

五、实训现象与解释

六、实训注意事项

七、实训思考题

五、实训思考题

1. 药物化学实训过程中如何防范安全事故的发生？

2. 实训过程中如何才能得到真实的实训结果？

3. 量筒注入液体后应怎样读数？仰视和俯视对读取的数值有何影响？

4. 从试剂瓶倒取试液时，瓶上标签应向着什么方向？

目标检测

一、A 型题（最佳选择题）

1. 药物化学的研究对象是（　　）

　　A. 中药材　　　　B. 中成药　　　　C. 中药饮片　　　　D. 化学药物

2. 凡具有治疗、预防、缓解和诊断疾病或调节生理功能、符合药品质量标准并经政府有关部门批准的化合物，称为（　　）

　　A. 化学药物　　　　B. 无机药物　　　　C. 药物　　　　D. 天然药物

3. 下列不是药物化学的研究内容的是（　　）

　　A. 药物的含量测定　　　　　　　　B. 药物的化学结构

　　C. 药物的理化性质　　　　　　　　D. 药物的构效关系

4. 与药物化学的主要任务无关的是（　　）

　　A. 将药物做成剂型

　　B. 为合理有效利用现有化学药物提供理论基础

　　C. 寻找开发新药的途径

　　D. 为生产化学药物提供经济合理的方法和工艺

5. 关于药物质量，下列说法不合理的是（　　）

　　A. 药物中允许存在不超过药品标准规定的杂质限量

　　B. 评定药物的质量好坏，只看药物的疗效

　　C. 药物的质量不分等级，只有合格与不合格之分

　　D. 改变药物生产路线和工艺过程，有可能导致药品质量改变

6. 下列不是药物引入杂质的途径的是（　　）

　　A. 原料不纯　　　　　　　　　　　B. 制造过程中副产物

　　C. 制造时所用容器不洁　　　　　　D. 药物进入体内分解

7. 关于《中国药典》说法，最确切的是（　　）

　　A. 是收载所有药品的法典　　　　　B. 是一部药物词典

　　C. 是我国制定的药品质量标准的法典　D. 是我国统编的重要技术参考

8. 药物化学被称为（　　）

　　A. 化学与生命科学的交叉学科　　　B. 化学与生物学的交叉学科

　　C. 化学与生物化学的交叉学科　　　D. 化学与生理学的交叉学科

9. 《中国药典》的法律约束范围是（　　）

　　A. 全世界　　　　B. 全国　　　　C. 全省　　　　D. 全市

10. 不属于化学药物的功能的是（　　）

　　A. 缓解心绞痛　　　　　　　　　　B. 治疗细菌感染

　　C. 预防脑血栓　　　　　　　　　　D. 肿瘤放射治疗

11. 《中国药典》内容的主要部分是（　　）

　　A. 凡例　　　　　　　B. 正文　　　　　　　C. 附录　　　　　　　D. 索引

12. 我国现行的药品质量标准是（　　）

　　A. 企业标准　　　　　　　　　　　　B. 药品管理法

　　C. 《中国药典》和局颁标准　　　　　　D. 《中国药典》

13. （　　）不是《中国药典》二部中的项目

　　A. 含量测定　　　　　B. 鉴别　　　　　　　C. 作用用途　　　　　D. 检查

14. 药物的纯杂程度，也称药用纯度或药用规格，是药物中杂质限度的一种体现，下面不是具体表现的是（　　）

　　A. 药物的性状　　　　　　　　　　　B. 药物的治疗量

　　C. 物理常数　　　　　　　　　　　　D. 有效成分的含量和生物活性等方面

15. 我国第一版《中国药典》出版的时间是（　　）

　　A. 1949 年　　　　　B. 1950 年　　　　　C. 1953 年　　　　　D. 1955 年

二、X 型题（多项选择题）

16. 药物化学是研究（　　）

　　A. 化学药物的结构和理化性质　　　　B. 制备方法

　　C. 构效关系和作用机制　　　　　　　D. 体内代谢和寻找新药

17. 属于化学药物的是（　　）

　　A. 维生素 C　　　　B. 吗啡　　　　　　　C. 黄连　　　　　　　D. 硫酸钡

18. 药物的杂质主要来自于（　　）

　　A. 生产过程　　　　B. 贮存过程　　　　　C. 体内代谢过程　　　D. 体内吸收过程

19. 药物是指具有（　　）

　　A. 预防疾病　　　　　　　　　　　　B. 缓解疾病

　　C. 诊断疾病　　　　　　　　　　　　D. 治疗疾病及调节机体生理功能的物质

20. 药物根据来源一般可分为（　　）

　　A. 天然药物　　　　B. 中药　　　　　　　C. 化学药物　　　　　D. 生物药物

（罗翠婷）

书网融合……

　　e 微课　　　　划重点　　　　自测题

第二章 解热镇痛药及非甾体抗炎药

学习目标

知识要求

1. **掌握** 阿司匹林、对乙酰氨基酚、贝诺酯、布洛芬、萘普生、吡罗昔康的化学结构、理化性质和作用用途。

2. **熟悉** 解热镇痛药和非甾体抗炎药的结构类型；熟悉吲哚美辛、别嘌醇、丙磺舒的结构特点、理化性质和作用用途。

3. **了解** 解热镇痛药、非甾体抗炎药的发展史及代表药保泰松、甲芬那酸等的结构特点、作用用途；了解抗痛风药的分类。

能力要求

学会运用解热镇痛药和非甾体抗炎药物的理化性质解决药物制剂的生产、贮存、检验及使用等工作岗位中的实际问题。

实例分析

实例 王女士突发感冒，到药店买了复方酚烷胺胶囊、美扑伪麻、复方氨酚烷胺片三种感冒药服用，指望感冒快点好。一周后，她觉得全身无力，肚子也胀胀的，脸色发黄。到医院检查，血清转氨酶（ALT）高达465U/L（正常人在40U/L以下），被确诊为急性药物性肝病。

分析 这三种感冒药都含有对乙酰基酚，过量服用对乙酰氨基酚，可引起肝脏损害、肾小管坏死和低葡萄糖昏迷。可通过口服或注射5%的乙酰半胱氨酸等含巯基的药物进行解救。

解热镇痛药和非甾体抗炎药通过抑制环氧酶（COX），减少炎症介质前列腺素的合成，起到解热、镇痛、抗炎的作用。解热镇痛药以解热镇痛作用为主，大多数兼有抗炎、抗风湿作用。非甾体抗炎药以抗炎作用为主，兼有解热镇痛作用。

第一节 解热镇痛药

PPT

解热镇痛药是一类能使发热病人的体温降至正常，而对正常人的体温没有影响，并能缓解疼痛的药物。解热镇痛药的镇痛作用与吗啡类镇痛药不同，作用部位主要是在外周，不易产生耐受性和成瘾性。对头痛、牙痛、肌肉痛、月经痛等中等程度的锐痛疗效较好，对外伤性和内脏平滑肌绞痛无效。解热镇痛药按化学结构可分为水杨酸类、乙酰苯胺类、吡唑酮类。

一、水杨酸类

1830 年从水杨树皮中分离得到水杨苷，后经水解后氧化得到水杨酸。1875 年，巴斯首先发现了水杨酸钠的解热抗风湿作用，但有严重的胃肠道副作用。1897 年，德国化学家霍夫曼对水杨酸进行结构修饰并合成了乙酰水杨酸，取名阿司匹林，1899 年上市，经过临床试验发现，其解热镇痛作用比水杨酸钠强，而胃肠道反应却大大降低。但是若长期或大剂量使用阿司匹林则可以诱发并加重溃疡病，甚至导致胃出血，因此对其进行了一系列的结构修饰，制成各种盐、酰胺、酯等，如阿司匹林铝、阿司匹林赖氨酸盐、贝诺酯、氟苯柳等。

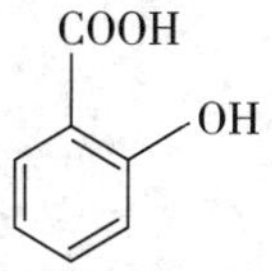

水杨酸 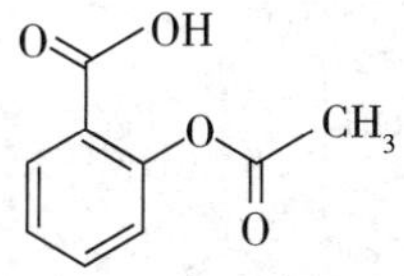　　　　　阿司匹林 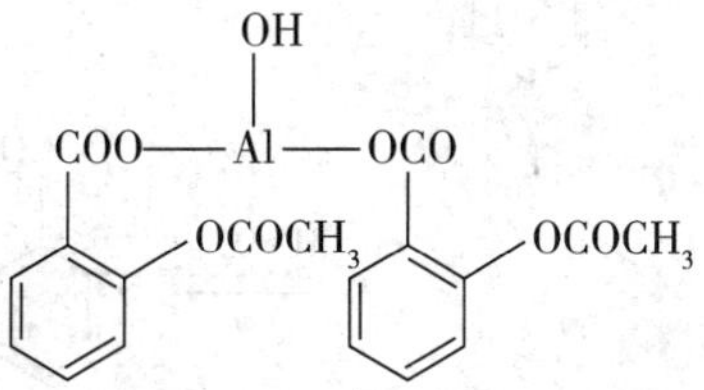　　　　　　阿司匹林铝

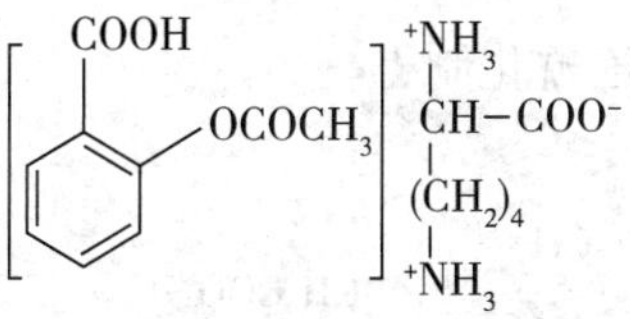

赖氨匹林 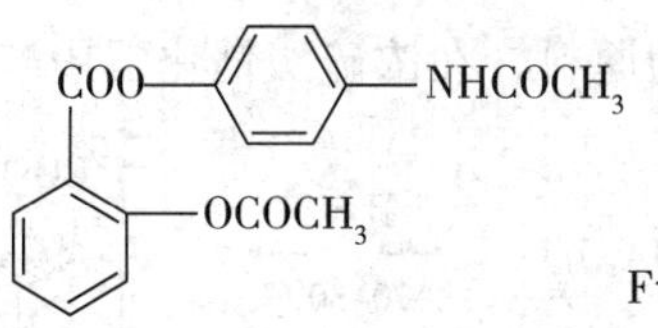　　　　　　贝诺酯 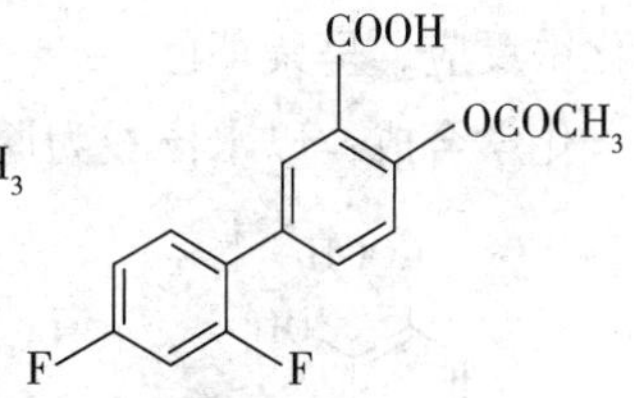　　　　　　氟苯柳

阿司匹林

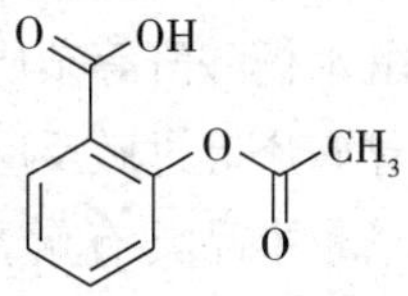

化学名：2 -（乙酰氧基）苯甲酸，又名乙酰水杨酸。 微课

本品为白色结晶或结晶性粉末、无臭或微带乙酸臭味，味微酸；易溶于乙醇，在乙醚和三氯甲烷中溶解，在水中微溶；熔点为 135～140℃。

本品含羧基，为弱酸型药物，水溶液显酸性。在酸性条件下不易解离，口服后易被吸收。

本品含有酯键，稳定性差，易水解生成水杨酸和醋酸。遇湿气即缓慢水解变质，水解产物水杨酸分子中酚羟基在空气中逐渐被氧化成一系列醌型有色物质，如淡黄、红棕甚至深棕色。碱、光线、高温及金属离子存在等均可促进水杨酸自动氧化反应。为了避免上述反应发生，阿司匹林应密闭干燥贮存。

在体内很快被酯酶水解生成水杨酸和醋酸，水杨酸为主要活性成分，具有解热镇痛作用。

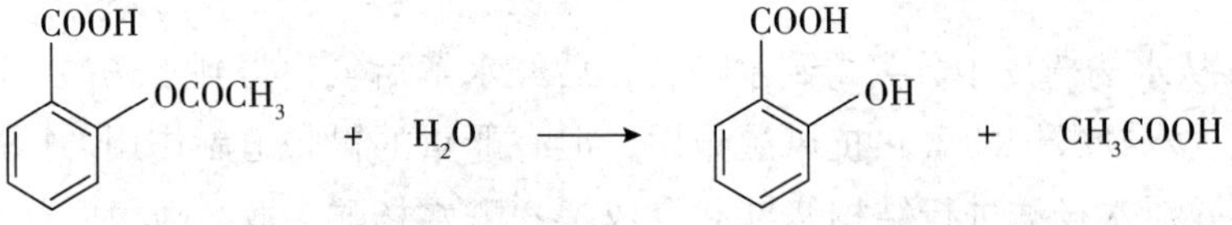

本品的碳酸钠溶液加热放冷，加硫酸酸化，析出水杨酸的白色沉淀，并产生醋酸的臭气。

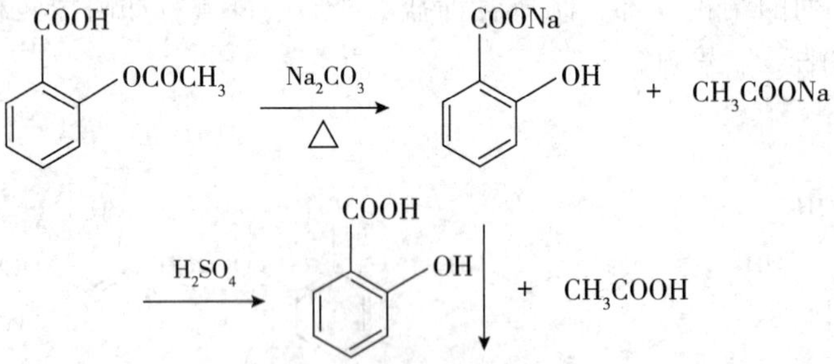

本品分子中无游离酚羟基，与三氯化铁无颜色反应。但水解生成水杨酸，再与三氯化铁反应，呈紫堇色。

化学合成：以水杨酸为原料，在浓硫酸催化下用醋酐乙酰化制得。

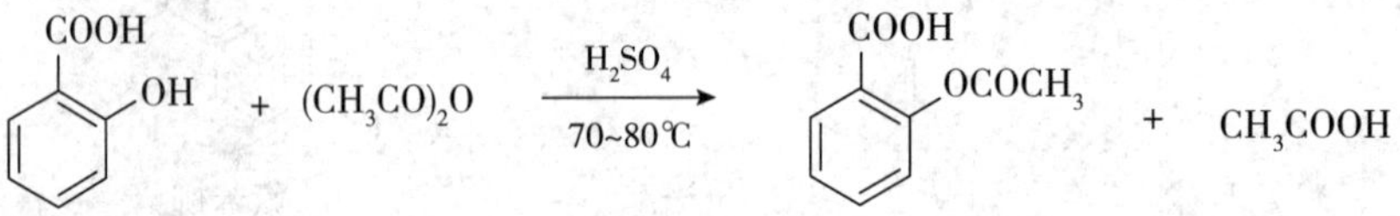

请你想一想

1. 阿司匹林片放置久了，色泽为什么会变暗变深？

2. 阿司匹林暴露在空气中，会出现酸味加重现象，是什么原因？

3. 阿司匹林变质的程度，可用什么化学方法检查？

本品在合成过程中，由于原料残存、副反应和保管不当等因素，会产生苯酚、水杨酸、苯酯、乙酰水杨酸酐等杂质，其中乙酰水杨酸酐可引起哮喘、荨麻疹等过敏反应。

本品具有解热、镇痛、抗炎、抗血栓的作用。临床上应用于感冒、发热、头痛、风湿及类风湿关节痛等慢性钝痛，以及血栓、心肌梗死的预防和治疗。

本品对胃黏膜有刺激作用，若长期或大剂量使用，会诱发和加重胃溃疡，甚至引起胃出血。

二、乙酰苯胺类

1875 年，人们发现苯胺有很强的解热镇痛作用，但毒性太大不能药用。1886 年将苯胺乙酰化，得到乙酰苯胺，又名退热冰，有较强的解热镇痛作用，但会引起高铁血红蛋白血症，已被淘汰。后来研究苯胺和乙酰苯胺在体内代谢时，发现它们均被氧化生成毒性较低的对氨基酚。将对氨基酚的羟基醚化、氨基乙酰化，得到非那西丁，解热镇痛作用增强而毒性降低，曾广泛用于临床，因其具有强肾毒性，可损害视网膜、致癌，陆续被各国淘汰。后来发现非那西丁在体内生成代谢产物对乙酰氨基酚而呈现药效。对乙酰氨基酚的毒副作用小得多，成为临床上常用的解热镇痛药。

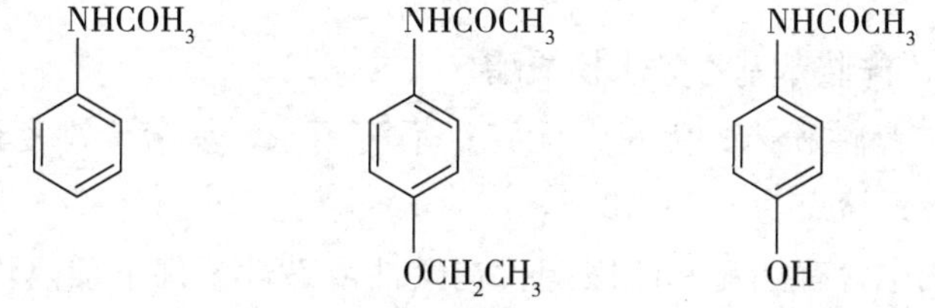

乙酰苯胺　　　　　非那西丁　　　　　对乙酰氨基酚

对乙酰氨基酚

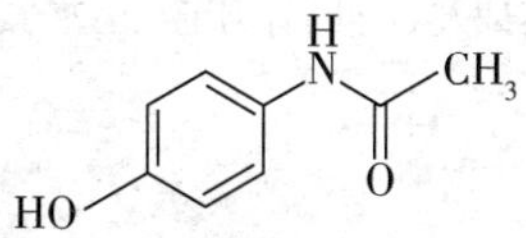

化学名：N-（4-羟基苯基）乙酰胺，又名扑热息痛。

本品为白色结晶或结晶性粉末；无臭，味微苦；易溶于热水或乙醇，溶于丙酮，略溶于水；熔点为 168～172℃。

本品结构中具有酚羟基，遇三氯化铁试液产生蓝紫色。

本品分子结构中具有酰胺键，在干燥的空气中稳定；水溶液在 pH 为 6 时较稳定；而在酸性或碱性条件下易水解生成对氨基苯酚，可发生重氮化-偶合反应，即在盐酸酸性条件下，与亚硝酸钠试液作用生成重氮盐，再加入碱性 β-萘酚试液，生成猩红色的偶氮化合物。

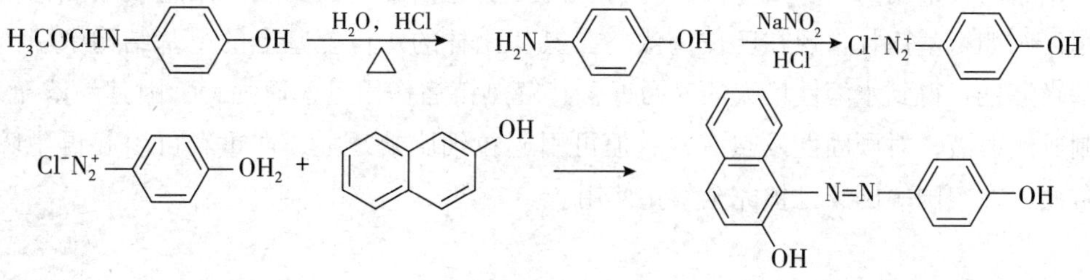

水解产物对氨基酚可进一步发生氧化降解，生成醌亚胺类化合物，颜色逐渐变成粉红色至棕色，最后成黑色。故制剂注意避光保存。

本品具有较强的解热镇痛作用，但无抗炎作用。临床上用于发热、疼痛等，在正常剂量下对肝脏无损害，毒副作用也较小，常做感冒药的复方成分之一，尤其适用于儿童和老年患者使用。

贝诺酯

化学名：4 - 乙酰胺苯基乙酰水杨酸酯。

本品为白色结晶性粉末；无臭，无味；不溶于水，易溶于沸乙醇，溶于沸甲醇，微溶于甲醇或乙醇；熔点为 177～181℃。

本品分子结构中含有酯键和酰胺键，在酸性或碱性条件下加热均易水解。酸性条件下的水解产物为对氨基苯酚及水杨酸，前者可发生重氮化 - 偶合反应，后者与三氯化铁发生显色反应。

本品为解热、消炎镇痛药，主要用于风湿性关节炎和其他发热所致的疼痛。本品是前药，对胃无刺激性，安全范围大，使用方便，尤其适用于儿童及老年患者服用。

你知道吗

前药原理

前药原理是指在经过结构改造后，把具有生物活性的原药转化为体外无活性或活性较小的化合物，在体内经酶促或非酶促反应又释放出原药而使其药理作用得到更好的发挥。这种无活性或活性较小的化合物称为前药，原来的药物称为原药。常用的前药化学结构修饰方法有：①成盐；②成酯或成酰胺；③其他修饰。

三、吡唑酮类

5 - 吡唑酮类药物具有较明显的解热、镇痛和一定的抗炎作用，曾是临床上用于高热、镇痛的较常用药物。由于该类药物有的可引起白细胞减少及粒细胞缺乏症等毒副作用，例如氨基比林，现在已被淘汰。在氨基比林的 4 位氨基上的甲基结构中引入亚甲基磺酸钠，得到水溶性增大的安乃近，其解热镇痛作用迅速而强大，因其易溶于水，可制成注射液，对顽固性发热有效，但可引起粒细胞缺乏症，严重者可引起再生障碍性贫血。在美国等国家已被完全禁止使用。

安替比林　　　　　　氨基比林　　　　　　　　安乃近

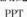

PPT

第二节　非甾体抗炎药

非甾体抗炎药（NSAID）具有解热、镇痛、抗炎作用，但以抗炎作用为主，主要用于治疗胶原组织疾病，如风湿及类风湿关节炎、骨关节炎、红斑狼疮和强直性脊椎炎等疾病。此类药物的化学结构与皮质激素类抗炎药物不同，因此被称为非甾体抗炎药。

非甾体抗炎药物的研究起始于19世纪末水杨酸钠的使用，阿司匹林一直作为抗炎药物在临床上使用，但长期和大量使用有胃肠道反应，对凝血或造血系统有严重的不良反应。因此在寻找作用较强、毒副作用较低的抗炎药物方面进行了大量的研究工作。从20世纪40年代起抗炎药物的研究和开发得到迅速发展，临床上使用的药物种类很多，而且近年来不断有新药进入临床使用。

常用的非甾体抗炎药按照化学结构可分为3，5-吡唑烷二酮类、邻氨基苯甲酸类、吲哚乙酸类、芳基烷酸类及1，2-苯并噻嗪类。

一、3，5-吡唑烷二酮类

1946年瑞士科学家合成了保泰松，其具有良好的消炎、镇痛作用，但对胃肠道的毒性大，长期服用可损伤肾功能，对肝脏、心脏和神经系统也有影响，还可引起再生障碍性贫血和粒细胞缺乏症等。1961年发现其体内活性代谢产物羟布宗也具有消炎、抗风湿作用，毒副作用比保泰松小。此外还发现 γ-酮保泰松，是保泰松在体内的活性代谢产物。磺吡酮也是保泰松的衍生物。两者抗炎、抗风湿作用弱于保泰松，但具有良好地促进尿酸排泄的作用，可用于治疗痛风、风湿性关节炎。

保泰松　　　　　　　羟布宗　　　　　　　　γ-酮保泰松

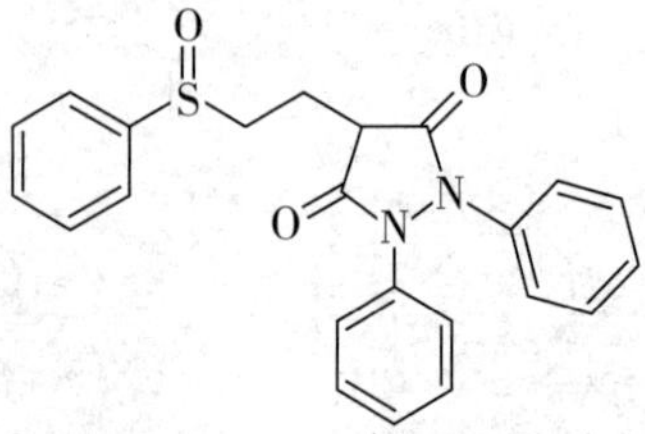

磺吡酮

二、邻氨基苯甲酸类

邻氨基苯甲酸类药物又称灭酸类药物，是20世纪60年代发展推广起来的非甾体抗炎药，本类药物具有较强的镇痛抗炎作用，临床上用于治疗风湿性及类风湿关节炎。但由于毒副作用较多，主要是胃肠道障碍如恶心、呕吐、腹泻、食欲不振等，亦能引起粒细胞缺乏症，因此临床上已经很少应用。代表药物有甲芬那酸、氯芬那酸、氟芬那酸、甲氯芬那酸。

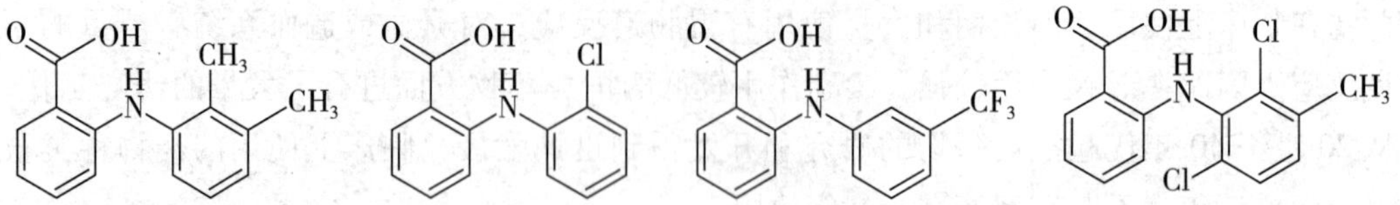

甲芬那酸　　　　　氯芬那酸　　　　　氟芬那酸　　　　　甲氯芬那酸

三、吲哚乙酸类

1961年发现吲哚美辛具有很强的镇痛抗炎活性，临床上用于治疗风湿性和类风湿性关节炎，但毒副作用较严重，如消化系统和神经系统的反应，孕妇、哺乳妇女、儿童禁用。对吲哚美辛进行结构改造，将吲哚环上的N以电子等排体—CH＝取代，制成前药，得到舒林酸，副作用小于吲哚美辛，已广泛用于类风湿关节炎、膝关节、强直性脊椎炎、腱鞘炎、滑囊炎以及急性痛风。

吲哚美辛

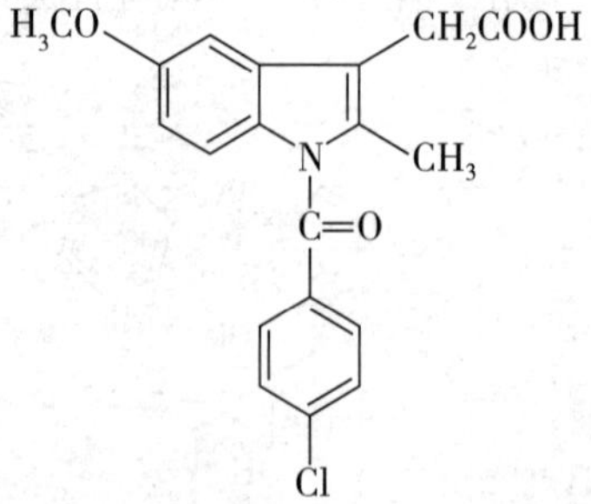

化学名：2-甲基-1-(4-氯苯甲酰基)-5-甲氧基-1H-吲哚-3-乙酸，又名消炎痛。

本品为白色或微黄色结晶性粉末，几乎无臭，无味；在丙酮中溶解，在甲醇、乙醇、乙醚中略溶，在水中几乎不溶；熔点为158～162℃。

本品含有酰胺键，遇强酸和强碱时，易水解生成5-甲氧基-2-甲基吲哚-3-乙酸钠，再脱羧生成5-甲氧基-2，3-二甲基吲哚，两者都可进一步氧化成有色物质，随温度升高，水解氧化速度加快。本品遇光会逐渐分解，所以要避光保存。

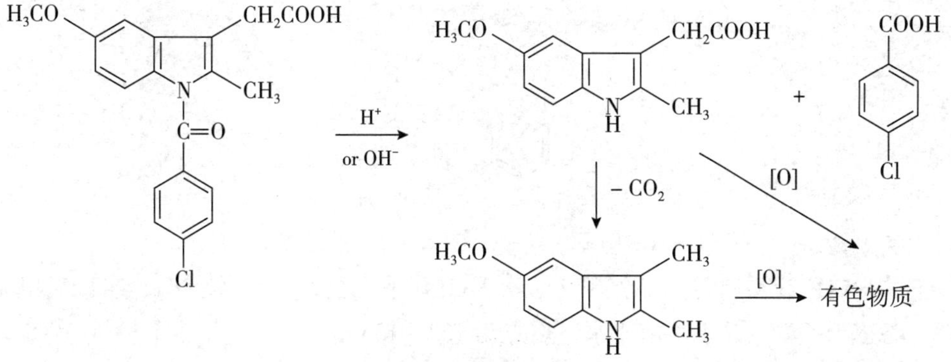

本品溶于稀的氢氧化钠溶液，与重铬酸钾溶液共热，放冷，用硫酸酸化并缓慢加热显紫色；与亚硝酸钠试液共热，放冷，用盐酸酸化，显绿色，放置后渐变黄色。

本品对炎症性疼痛作用显著，对痛风性关节炎及骨关节炎疗效较好。主要用于风湿性关节炎、强直性关节炎等，也可用于癌症发热及其他不易控制的发热。

四、芳基烷酸类

芳基烷酸类药物是20世纪60年代研究发展速度较快、应用最多的一类非甾体抗炎药。1966年首先应用于临床的是芳基乙酸类药物异丁芬酸，具有较好的抗炎镇痛作用，但其对肝脏毒害较大。在其乙酸基的α位引入甲基，得到毒性较小的芳基丙酸类药物布洛芬，布洛芬在1972年被国际风湿病学会推荐为优秀的抗风湿病药品。在此基础上，随后发展了许多活性更强的芳基丙酸类消炎药，如萘普生、酮替芬，其消炎镇痛作用显著，毒性也低。

布洛芬

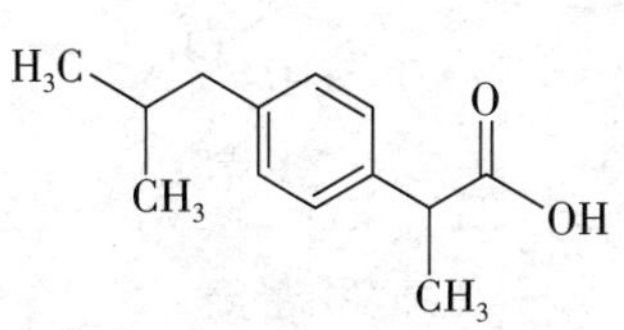

化学名：2-(4-异丁基苯基)丙酸，又名异丁苯丙酸。

本品为白色结晶性粉；稍有特异臭，几乎无味；易溶于乙醇、丙酮、三氯甲烷或乙醚，几乎不溶于水，易溶于氢氧化钠或碳酸钠试液；熔点为74.5～77.5℃。

本品结构中有羧基，显酸性，易溶于氢氧化钠或碳酸钠试液。

本品与氯化亚砜作用后，与乙醇成酯。在碱性条件下，与盐酸羟胺作用，可生成羟肟酸，加三氯化铁在酸性条件下作用生成红色至暗红色羟肟酸铁。

本品结构含有一个手性碳原子，存在一对光学异构体，临床上使用外消旋体。

本品具有良好的解热、镇痛、抗炎作用，且均大于阿司匹林，可缓解急、慢性类风湿关节炎和骨关节炎引起的疼痛，还可治疗软组织疼痛、牙痛、痛经等。

萘普生

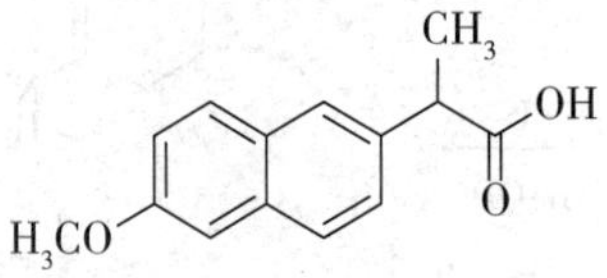

化学名：（+）-（S）-α-甲基-6-甲氧基-2-萘乙酸。

本品为白色或类白色结晶性粉末；无臭或几乎无臭；在甲醇、乙醇或三氯甲烷中溶解，略溶于乙醚，几乎不溶于水；熔点为 153～158℃。

本品具有羧基结构，显酸性。

本品遇光不稳定，易氧化变色，需遮光保存。

本品结构含有一个手性碳原子，临床上用其 S（+）活性异构体。

本品用于缓解轻度至中度的疼痛，如拔牙及其他术后疼痛，对痛经也有效。也用于类风湿关节炎、骨关节炎、强直性脊柱炎、幼年型关节炎、肌腱炎、滑囊炎及急性痛风等。

五、1，2-苯并噻嗪类

1，2-苯并噻嗪类也称为昔康类，是一类新型消炎镇痛药，其特点是胃肠道刺激性小且半衰期长。第一个用于临床的这类药物是吡罗昔康，是长效抗风湿药物，具有用量小、疗效显著、起效快且作用持久（半衰期长达 36～45h），长期服用耐受性较好，副反应小。其他类似的药物还有美洛昔康、舒多昔康、替诺昔康等。

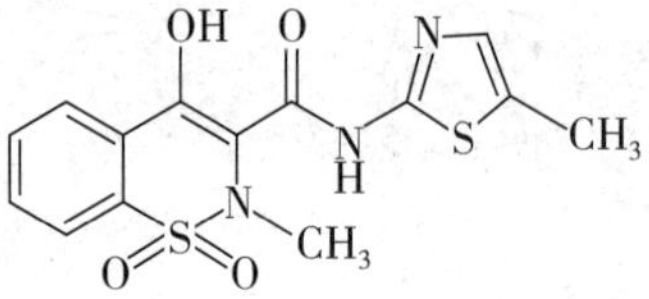

美洛昔康 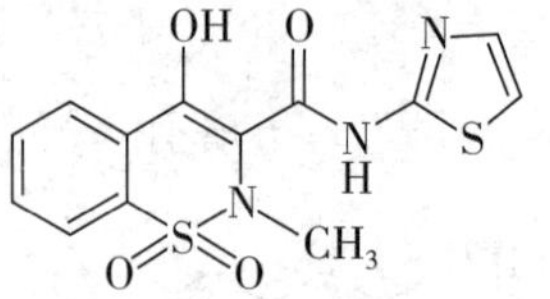　　　　　舒多昔康 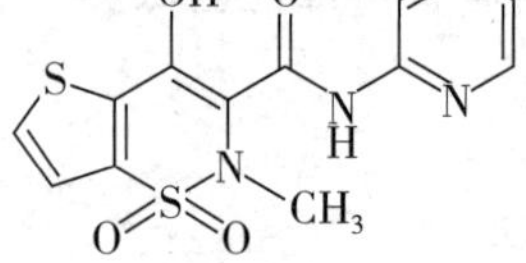　　　　　替诺昔康

吡罗昔康

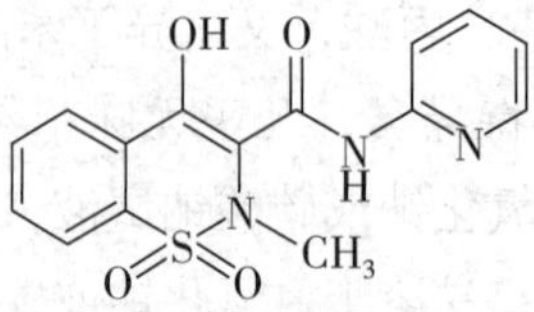

化学名：2－甲基－4－羟基－N－(2－吡啶基)－2H－1，2－苯并噻嗪－3－甲酰胺－1，1－二氧化物，又名炎痛喜康。

本品为类白色或黄色结晶性粉末，无臭，无味；溶于三氯甲烷和丙酮，微溶于乙醇和乙醚，几乎不溶于水，在酸中溶解，在碱中略溶；熔点为198～202℃，熔融时同时分解。

本品分子中有烯醇结构，具弱酸性；吡啶环显碱性。

本品分子的烯醇式羟基，显络合性，加三氯化铁试液，呈现玫瑰红色。

本品分子中有酰胺结构，易水解。需密封，在阴凉处保存。

本品用于风湿性关节炎和类风湿关节炎，有明显的镇痛、抗炎及消肿作用。作用时间长，副作用低。

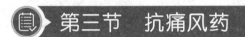

请你想一想

1. 吲哚美辛性质不稳定，与分子中什么结构有关？

2. 布洛芬的化学稳定性如何？

3. 吡罗昔康显酸碱两性，分子中有哪些酸性结构和碱性结构？

PPT

第三节　抗痛风药

痛风是体内嘌呤代谢紊乱引起的一种疾病，其特征为高尿酸血症。尿酸盐结晶并沉积在关节、肾脏及结缔组织，引起粒细胞浸润、局部炎症并产生疼痛。抗痛风药根据作用机制可分为三类，即抗痛风发作药、尿酸合成阻断剂、尿酸排泄剂。

你知道吗

人类对痛风的认知历程

古希腊医生希波克拉底最早记载痛风，称痛风为"不能步行的病"，他认为丰富的食物和葡萄酒与发病有关，并提出"体液论"，为后来探索出痛风属高尿酸血症奠定了理论基础。

18世纪时，欧洲科学家发现痛风患者结石中含有一种有机酸，并取名为尿酸。1824年，英国医生用化学方法在痛风患者血液中测出了高浓度的尿酸，确定痛风患者血液中尿酸浓度增高，并于1855年出版了第一部痛风专著，被誉为"现代痛风之父"。

1898年，德国人发现尿酸来自嘌呤代谢，人们对痛风的病因和机制有进一步的认识，这为现代研究痛风治疗指明了方向。

一、抗痛风发作药

抗痛风发作药首选秋水仙碱，能减轻急性痛风发作引起的炎症反应和消除疼痛。秋水仙碱对急性痛风性关节炎有选择性的消炎镇痛作用，但对一般性的疼痛、炎症及慢性痛风无效。本药毒性大，胃肠道反应是严重中毒的前驱症状，一旦出现时应立即停药。

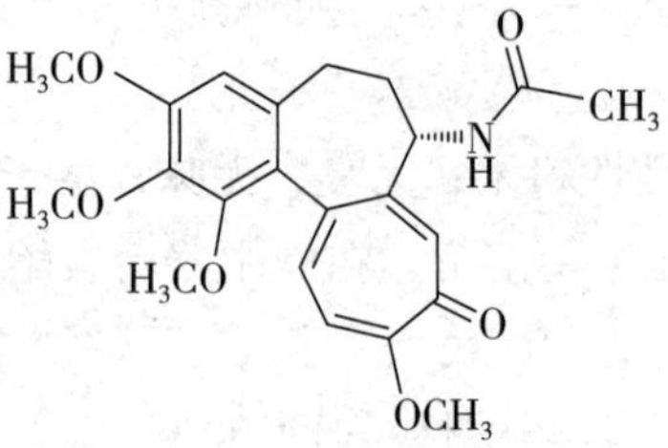

秋水仙碱

二、尿酸合成阻断剂

尿酸合成阻断剂别嘌醇，主要通过抑制次黄嘌呤氧化酶，阻止体内次黄嘌呤和黄嘌呤代谢为尿酸，从而减少尿酸的生成。

别嘌醇

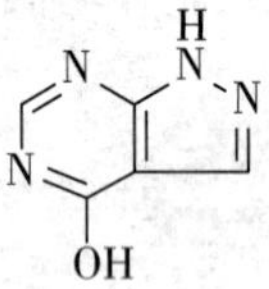

化学名：$1H$-吡唑并［3，4-d］嘧啶-4-醇，又名痛风宁。

本品为白色或类白色结晶性粉末，几乎无臭；极微溶于水，不溶于三氯甲烷或乙醚，易溶于氢氧化钾或氢氧化钠溶液。

本品具有酸性的酚结构及碱性的芳杂环结构，显酸碱两性。

本品与有机碱沉淀剂碘化汞钾试液作用，产生黄色沉淀。

本品常用于慢性痛风及痛风性肾病，对急性痛风无效。

三、尿酸排泄剂

尿酸排泄剂抑制代表药物丙磺舒，能抑制尿酸盐在肾小管的重吸收，使尿酸的排泄增加，防止尿酸盐在关节结晶沉积，减少关节损伤，并促进已结晶的尿酸盐溶解。

丙磺舒

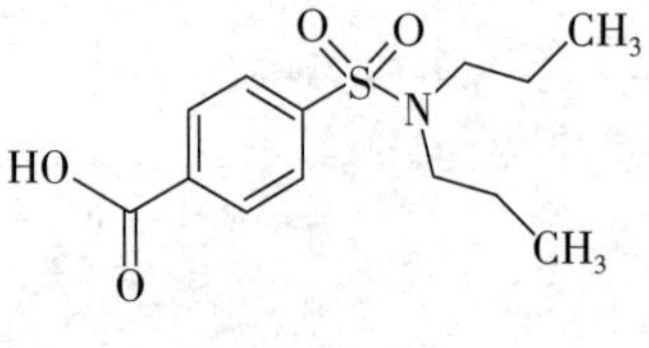

化学名：4-［（二丙胺基）磺酰基］苯甲酸。

本品为白色结晶性粉末，无臭，味微苦；溶于丙酮，略溶于乙醇或三氯甲烷；几乎不溶于水和稀酸，溶于稀氢氧化钠溶液；熔点为 198～201℃。

本品分子结构中含有苯甲酸结构，溶于氢氧化钠溶液后，与三氯化铁试液作用，生成米黄色沉淀。

本品分子具有磺酰胺结构，与氢氧化钠共热熔融，分解生成亚硫酸钠，经硝酸氧化后生成硫酸盐，显硫酸盐的鉴别反应。

本品主要用于慢性痛风，对急性痛风无效。

实训二　阿司匹林的合成

一、实训目的

1. 认识阿司匹林的化学结构、化学合成及重结晶的原理和方法。
2. 通过阿司匹林制备过程，学会重结晶精制固体产品的操作技术。
3. 能完成阿司匹林的制备操作过程。

二、实训试药及器材

药品：水杨酸。

试剂：浓硫酸、醋酸酐、无水乙醇。

仪器材料：电子秤、恒温水浴锅、真空泵、机械搅拌器、球形冷凝管、100ml 三颈瓶、100ml 圆底烧瓶、抽滤瓶、电热套、布氏漏斗、滤纸、量筒、烧杯、温度计、活性炭。

三、实训原理

水杨酸分子中含酚羟基，在硫酸催化作用下，与醋酸酐（乙酰化试剂）发生乙酰化反应当成乙酰水杨酸（又名阿司匹林）。反应如下：

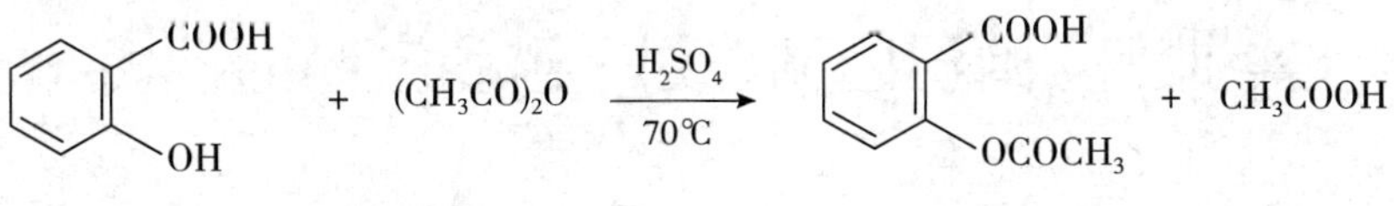

$$\text{(水杨酸)} + (CH_3CO)_2O \xrightarrow[70℃]{H_2SO_4} \text{(乙酰水杨酸)} + CH_3COOH$$

四、操作步骤

（一）水杨酸酯化

在装有球形冷凝器的 100ml 三颈瓶中，依次加入水杨酸 10g，醋酸酐 14ml，浓硫酸 5 滴。开始加热并搅拌，待温度升至 70℃时，维持在此温度反应 30 分钟。停止搅拌，稍冷，将反应液倾入 150ml 冷水中，继续搅拌，至阿司匹林全部析出，抽滤，用少量稀乙醇洗涤，压干，得粗品。

（二）阿司匹林精制

将所得粗品置于附有球形冷凝器的 100ml 圆底烧瓶中，加入 30ml 乙醇，于水浴加热至阿司匹林全部溶解，稍冷，加入活性炭回流脱色 10 分钟，趁热过滤。将滤液慢慢倾入 75ml 热水中，自然冷却至室温，析出白色结晶。待结晶析出完全后，抽滤，用少量稀乙醇洗涤，压干，得干燥的阿司匹林精品。

五、实训记录与计算

水杨酸原料的重量：_____g

阿司匹林的理论产量：水杨酸原料的重量×1. 304 = _____g

阿司匹林精品的重量：_____g

收率：___%

六、注意事项

1. 水杨酸应当预先干燥，醋酸酐也应是新蒸的并且纯度较高；取用浓硫酸、醋酸酐的量筒和反应器也应干燥。

2. 醋酸酐具有催泪性和腐蚀性，取用时必须带乳胶手套并在通风橱中进行，不慎沾上时应及时用大量清水冲洗。

3. 反应温度不宜过高（不超过80℃），时间也不要太长，否则会增加副产物的生成。

4. 用溶剂重结晶时溶液不宜加热过久，因为乙酰水杨酸容易受热分解。

七、思考题

1. 制备阿司匹林时为何要用干燥的仪器？

2. 加入浓硫酸的目的是什么？

3. 最可能出现在产物中的杂质是什么？此杂质是如何引入的？用什么方法检出？

4. 在阿司匹林制备过程中应严格控制哪些条件？为什么？

实训三　阿司匹林与对乙酰氨基酚的性质

一、实训目的

1. 认识乙酰水杨酸（又名阿司匹林）和对乙酰氨基酚的结构与性质。

2. 学会验证乙酰水杨酸（又名阿司匹林）和对乙酰氨基酚性质的操作方法和技能。

3. 能够分析和解决实训操作中的实际问题。

二、实训试药及器材

药品：阿司匹林、对乙酰氨基酚。

试剂：稀盐酸、亚硝酸钠试液、碱性 β - 萘酚试液、稀硫酸、碳酸钠试液、乙醇、三氯化铁试液。

仪器与材料：天平、试管、量筒、漏斗、酒精灯、烧杯、水浴锅。

三、实训原理

（一）阿司匹林

1. 三氯化铁反应 本品分子中本身无游离酚羟基，与三氯化铁试液，不起显色反应。但其水溶液加热水解后，生成水杨酸，再与三氯化铁试液反应即生成紫堇色络合物。

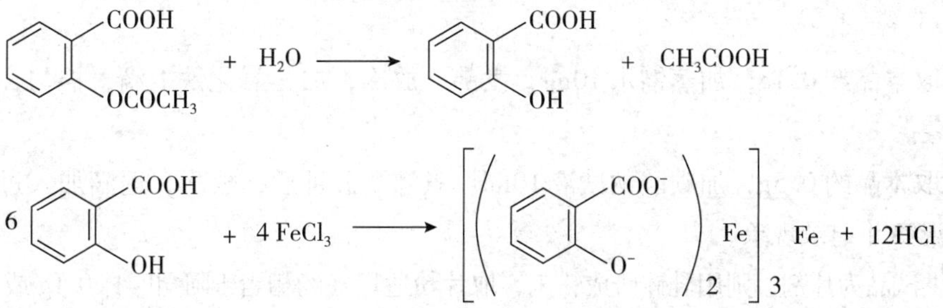

2. 水解反应 本品的碳酸钠溶液加热放冷，与稀硫酸反应，析出水杨酸白色沉淀，并产出醋酸的臭味。

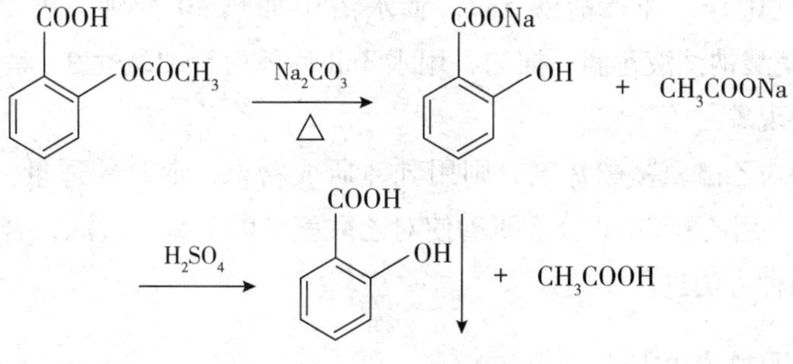

（二）对乙酰氨基酚

1. 三氯化铁反应 本品结构中具有酚羟基，遇三氯化铁试液呈现蓝紫色。

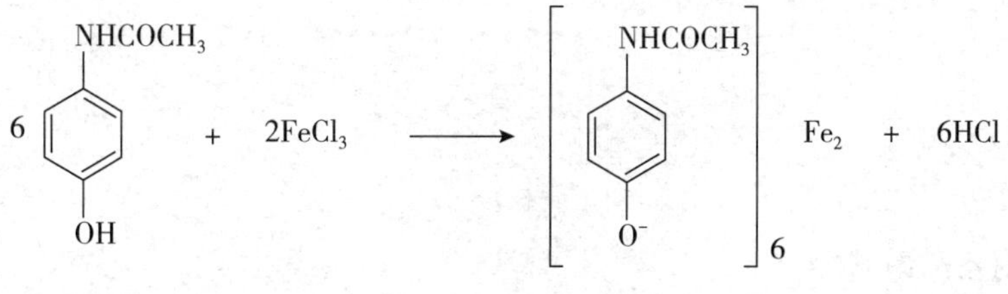

2. 重氮化 – 偶合反应 本品具有潜在的芳香第一胺，在酸性条件下酰胺键水解生成的水解产物对氨基酚具有芳香第一胺的结构，在酸性条件下，与亚硝酸钠试液作用，生成重氮盐，再与碱性 β – 萘酚试液偶合生成红色的偶氮化合物。

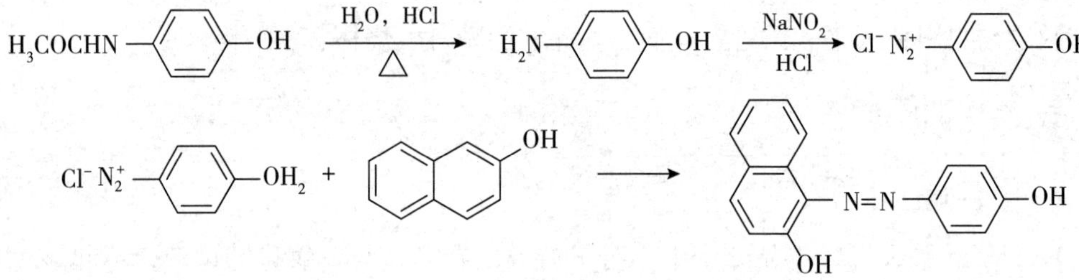

四、操作步骤

（一）阿司匹林

1. 取本品约 0.1g，加蒸馏水 10ml，煮沸，放冷，加三氯化铁 1 滴，摇匀，观察并记录现象。

2. 取本品约 0.5g，加碳酸钠试液 10ml，煮沸 2 分钟后，放冷，逐滴加入过量的稀硫酸，观察并记录现象。

若供试品为片剂，则用乳钵研成粉末，取片粉适量（约相当于阿司匹林 0.1g 或 0.5g）。

（二）对乙酰氨基酚

1. 取本品约 10mg，加水 1ml，加三氯化铁试液 1 滴，摇匀，观察并记录现象。

2. 取本品约 0.1g，加稀盐酸 5ml，置水浴中加热 40 分钟，放冷，再取此溶液 0.5ml，滴加亚硝酸钠试液 5 滴，摇匀，用水 3ml 稀释后，加碱性 β - 萘酚试液 2ml，摇匀，观察并记录现象。

若供试品为对乙酰氨基酚片剂，则用乳钵研成粉末，取片粉适量（约相当于对乙酰氨基酚 0.5g），用乙醇 20ml 分次研磨使对乙酰氨基酚溶解，过滤，合并滤液，蒸干，残渣按照上述两种方法进行实验。

五、实训现象与解释

（一）阿司匹林

1. 现象：

解释：

2. 现象：

解释：

（二）对乙酰氨基酚

1. 现象：

解释：

2. 现象：

解释：

六、思考题

1. 在阿司匹林水溶液中直接加三氯化铁试液会出现紫堇色吗？加热以后呢？请说明原因。

2. 阿司匹林、对乙酰氨基酚在一定条件下均可与三氯化铁反应，请说明各自的反应条件以及分别是由什么官能团引起的？

3. 对乙酰氨基酚的什么结构有水解性？水解液为什么能发生重氮化 – 偶合显色反应？

目标检测

一、A 型题（最佳选择题）

1. 与阿司匹林不符的叙述是（　　）

　　A. 能解热镇痛　　B. 易溶解于水　　C. 微带醋酸味　　D. 具有抗炎作用

2. 阿司匹林易发生的变质反应是（　　）

　　A. 水解　　　　　B. 聚合　　　　　C. 氧化　　　　　D. 异构化

3. 与贝诺酯性质不符的是（　　）

　　A. 是阿司匹林与对乙酰氨基酚制成的酯

　　B. 水解产物显芳香第一胺的性质反应

　　C. 水解产物显酚羟基的性质反应

　　D. 对胃黏膜的刺激性大

4. 对乙酰氨基酚可采用重氮化 – 偶合反应鉴别，是因其结构中具有（　　）

　　A. 酚羟基　　　　　　　　　B. 酰胺基

　　C. 潜在的芳香第一胺　　　　D. 苯环

5. 阿司匹林与碳酸钠溶液共热，放冷后用稀硫酸酸化，析出的白色沉淀是（　　）

　　A. 乙酰水杨酸　　B. 醋酸　　　　C. 水杨酸　　　D. 水杨酸钠

6. 属于 1，2 – 苯并噻嗪类非甾体抗炎药的是（　　）

　　A. 布洛芬　　　B. 吡罗昔康　　C. 双氯芬酸钠　　D. 吲哚美辛

7. 区别阿司匹林和对乙酰氨基酚可用的试液是（　　）

　　A. 氢氧化钠　　B. 盐酸　　　　C. 硫酸铜　　　D. 三氯化铁

8. 属于芳基烷酸类非甾体抗炎药的是（　　）

　　A. 对乙酰氨基酚　　B. 吲哚美辛　　C. 布洛芬　　　D. 阿司匹林

9. 显酸碱两性的药物是（　　）

　　A. 对乙酰氨基酚　　B. 贝诺酯　　　C. 安乃近　　　D. 吡罗昔康

10. 下列药物可直接与三氯化铁试液作用，显蓝紫色的是（　　）

　　A. 对乙酰氨基酚　　　　　　B. 贝诺酯

　　C. 双氯芬酸钠　　　　　　　D. 吡罗昔康

11. 下列药物易水解变质,并进一步被空气氧化变色的是 (　　)

　　A. 萘普生　　　B. 吡罗昔康　　　C. 布洛芬　　　D. 吲哚美辛

12. 下列药物有酸性,但化学结构中不含有羧基的是 (　　)

　　A. 阿司匹林　　B. 吡罗昔康　　　C. 布洛芬　　　D. 吲哚美辛

13. 分子中含有手性碳原子的药物是 (　　)

　　A. 对乙酰氨基酚　　　　　　　B. 吲哚美辛

　　C. 布洛芬　　　　　　　　　　D. 阿司匹林

14. 在三氯甲烷溶液中遇三氯化铁试液显玫瑰红色的是 (　　)

　　A. 对乙酰氨基酚　　　　　　　B. 吲哚美辛

　　C. 阿司匹林　　　　　　　　　D. 吡罗昔康

15. 含磺酰胺基的抗痛风药是 (　　)

　　A. 贝诺酯　　　B. 布洛芬　　　C. 丙磺舒　　　D. 别嘌醇

二、X 型题 (多项选择题)

16. 关于阿司匹林的叙述,正确的是 (　　)

　　A. 饱和水溶液显酸性

　　B. 在氢氧化钠溶液中溶解

　　C. 水解液加三氯化铁试液显紫堇色

　　D. 在干燥状态下稳定,遇湿可缓慢水解

17. 具有羧基结构而显酸性的药物是 (　　)

　　A. 对乙酰氨基酚　　　　　　　B. 吲哚美辛

　　C. 阿司匹林　　　　　　　　　D. 吡罗昔康

18. 属于芳基烷酸类非甾体抗炎药的是 (　　)

　　A. 贝诺酯　　　B. 吡罗昔康　　　C. 萘普生　　　D. 布洛芬

19. 下列叙述与贝诺酯相符的是 (　　)

　　A. 有解热和镇痛作用　　　　　B. 无臭无味

　　C. 是前药　　　　　　　　　　D. 不显酸性

20. 具有酸性结构的非甾体抗炎药是 (　　)

　　A. 萘普生　　　B. 布洛芬　　　C. 吡罗昔康　　　D. 吲哚美辛

(罗翠婷)

书网融合……

ⓔ微课　　　　划重点　　　　自测题

学习目标

知识要求

1. **掌握** β-内酰胺类抗生素基本结构、稳定性与分类，青霉素、氨苄西林、阿莫西林、头孢噻吩钠、头孢氨苄、头孢噻肟钠、红霉素、硫酸链霉素的结构特点、理化性质、临床用途。

2. **熟悉** 抗生素的概念、分类及代表药物，大环内酯类抗生素、氨基糖苷类抗生素、四环素类抗生素的共同结构特点、显色反应。

3. **了解** 氯霉素、克林霉素、磷霉素钠的结构特点；各类抗生素的发展历史、不良反应。

能力要求

学会运用抗生素药物的理化性质解决药物制剂的生产、贮存、检验及使用等工作岗位中的实际问题。

实例分析

实例 某男孩6岁，很好奇地问身边的外婆："外婆，你看外公的牙齿怎么那么黑呀？经常抽烟的人都没有这么黑。""你外公年轻的时候生了一次重病，吃了好长一段时间的土霉素，后来就这样了，医生说这叫四环素牙。"

分析 在20世纪，土霉素等四环素类药物是临床常用的抗感染药，容易与人体中的钙等金属离子发生螯合反应，药物随钙的新陈代谢会沉积于骨骼、牙齿，并着色，形成"四环素牙"，色素终生存在。

抗生素是某些微生物的代谢产物或合成的类似物，能强力抑制或杀灭各种病原微生物。抗生素种类繁多，抗菌谱互有差异，在临床应用于各种病菌感染。此外，某些抗生素还具有抗肿瘤、抗立克次体、滤过性病毒、螺旋体、阿米巴感染，甚至有些还具有免疫抑制和刺激植物生长作用。

抗生素的主要来源是生物合成（发酵），也可以通过化学全合成和半合成方法制得。半合成抗生素是在生物合成抗生素的基础上发展起来的，通过结构改造以增加稳定性，扩大抗菌谱，减少耐药性，改善生物利用度并提高疗效。抗生素按化学结构可分为 β-内酰胺类抗生素、四环素类抗生素、氨基糖苷类抗生素、大环内酯类抗生素、氯霉素类抗生素及其他类。

第一节　β-内酰胺类抗生素

PPT

一、青霉素类

（一）天然青霉素

青霉素是霉菌属的青霉菌所产生的一类抗生素的总称，共发现有7种，其中以青霉素G（苄青霉素）、青霉素V作用最强，为治疗革兰阳性菌感染的首选药物。1940年青霉素作为药品上市，开创了抗生素药物的新纪元。📱微课

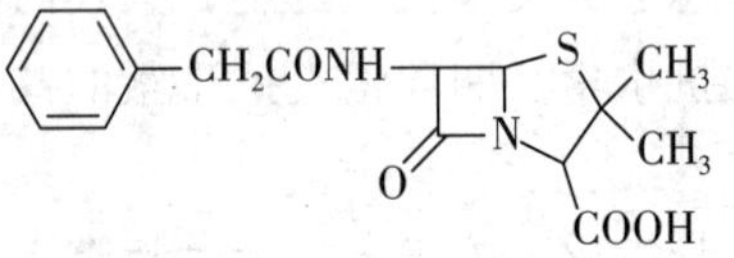

青霉素G

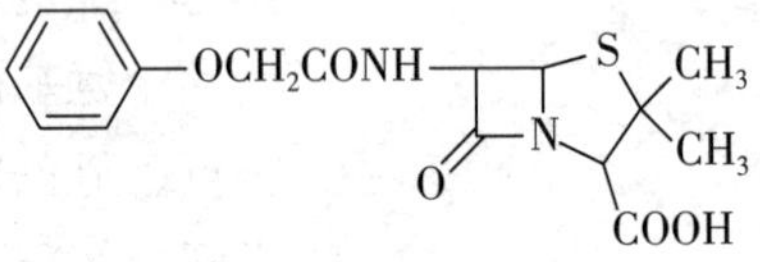

青霉素V

你知道吗

青霉素的发现

1928年夏，弗莱明的一次实验意外发现了青霉素。然而遗憾的是弗莱明一直未能找到提取高纯度青霉素的方法。于是他将青霉菌菌株一代代地培养，并于1939年将菌种提供给病理学家弗洛里和生物化学家钱恩，后两者终于用冷冻干燥法提取了青霉素晶体。1944年，青霉素已用于治疗第二次世界大战期间所有参战的盟军士兵。1945年，弗莱明、弗洛里和钱恩因"发现青霉素及其临床效用"而共同荣获了诺贝尔生理学或医学奖。

青霉素钠是一个有机酸（pK_a为2.65～2.70），不溶于水，溶于乙酸丁酯等有机溶剂，易溶于氢氧化钠溶液。目前临床上常用其钠盐。

青霉素钠

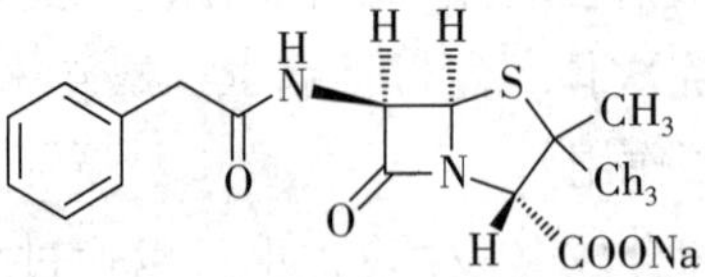

化学名：(2S, 5R, 6R)-3, 3-二甲基-6-(2-苯乙酰氨基)-7-氧代-4-硫杂-1-氮杂双环[3.2.0]庚烷-2-羧酸钠盐，又称为苄青霉素钠盐、青霉素G钠盐。

本品为白色结晶性粉末，无臭或微有特异性臭，有引湿性，易吸潮；易溶于水，不溶于脂肪油或液状石蜡。

本品分子中具有两个酰胺基，显水解性，尤其是 β-内酰胺环结构，环张力大，很不稳定，极易水解失效，遇酸、碱、醇、青霉素酶及氧化剂等失效更迅速。故制成粉针剂，临床用注射用水溶解后使用。本品干燥时稳定，可在室温保存。

本品在碱性条件下，β-内酰胺环易被羟胺分解，生成异羟肟酸，再加盐酸溶液、三氯化铁试液，生成配合物异羟肟酸铁，显酒红色。

本品对革兰阳性菌的杀菌作用强，用于链球菌、葡萄球菌、淋球菌、肺炎球菌、脑膜炎球菌、白喉杆菌、螺旋体等敏感菌所引起的感染。

你知道吗

青霉素过敏反应

临床应用青霉素类时，较多出现过敏反应，包括皮疹、药物热、血管神经性水肿、血清病型反应、过敏性休克等，统称为青霉素类过敏反应，其中以过敏性休克最为严重。过敏性休克多在注射后数分钟内发生，症状为呼吸困难、发绀、血压下降、昏迷、肢体强直，最后惊厥，可在短时间内死亡。各种给药途径或应用各种制剂都能引起过敏性休克，但以注射用药的发生率最高。过敏反应的发生与药物剂量的大小无关。对本类高度过敏者，虽极微量也能引起休克。对有青霉素过敏史的病人，宜改用其他类抗菌药物治疗。

在应用青霉素前，应问清病人曾否用过青霉素，有无过敏反应史。未用过青霉素者均应进行青霉素皮试。皮试前应准备好必要的急救药物。皮试期间对病人应密切观察，如发生休克，应立即肌内或皮下注射 0.1% 肾上腺素注射液 0.5~1ml（小儿酌减），必要时可数分钟重复注射一次或进行静脉、心内注射。并根据需要进行输液、给氧、滴注肾上腺皮质激素（氢化可的松或氟美松）、应用升压药和其他必要的急救措施。

根据目前研究，青霉素过敏反应和其他药物过敏反应相似，都是由于药物半抗原进入人体后与体内组织蛋白结合成完全抗原，因而刺激人体产生免疫反应的结果。青霉素过敏反应的致敏物质是什么呢？从药物角度看，青霉素类本身并不是常见过敏原，引起患者过敏的是生产青霉素过程中产生的青霉噻唑蛋白及青霉素水解产物的高聚物。青霉素类药物含有相同的抗原决定簇，所以存在交叉过敏反应。

（二）半合成青霉素

青霉素钠毒性低，对革兰阳性菌疗效好，但在使用过程中，逐渐暴露了一些缺点，如抗菌谱窄，不耐酶但易产生耐药性，对酸不稳定，不能供口服。为克服这些缺点，利用青霉素外酰胺水解酶水解青霉素，离得到 6 - 氨基青霉烷酸（6 - APA）作为原料，接上各种外酰胺侧链，制得具有耐酸、耐酶或广谱抗菌作用的半合成青霉素。

青霉素类药物具有相同的基本母核结构，即 β - 内酰胺环并氢化噻唑环，分子只有外酰胺侧链不同；氢化噻唑环上与 N 相邻的碳原子（2 位）都连有一个羧基；β - 内酰胺环 N 对位（6 位）都连有一个酰胺侧链；环上 C_2、C_5、C_6 为手性碳原子。

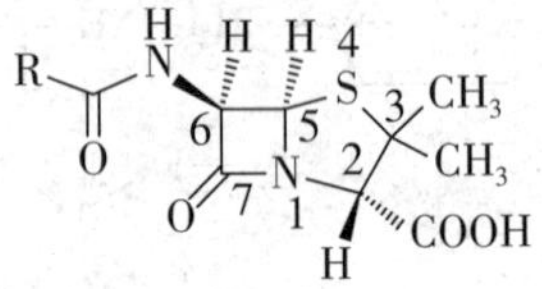

1. 耐酸青霉素 青霉素 V 是产生青霉素钠的同一种青霉菌所产生的一类结构相似的抗生素，不易被胃酸破坏，可以口服。在侧链结构中，引入吸电子基团，可降低羧基上氧的电子密度，从而合成了非奈西林、阿度西林（叠氮青霉素）等耐酸青霉素。

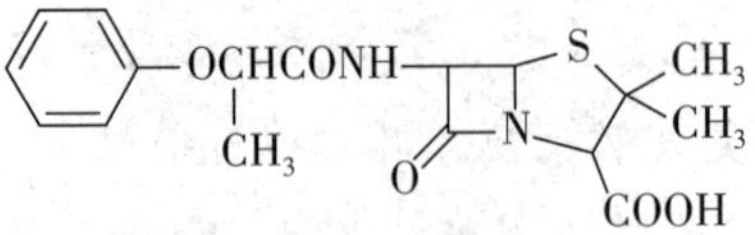

非奈西林 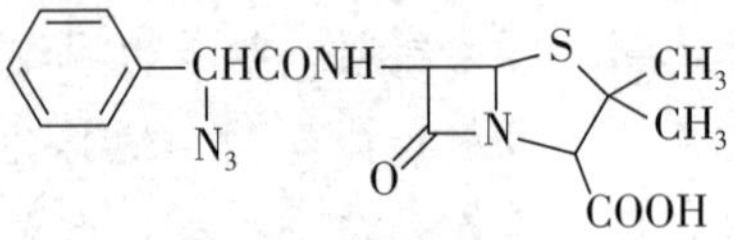   阿度西林

2. 耐青霉素酶青霉素 随着青霉素的广泛使用，葡萄球菌产生了一种 β - 内酰胺酶，使青霉素被分解失活，导致对该抗生素不敏感。后发现外酰胺侧链的空间位阻，可以阻止药物与酶的活性部位作用，保护 β - 内酰胺环，如甲氧西林、萘夫西林、苯唑西林等药物。

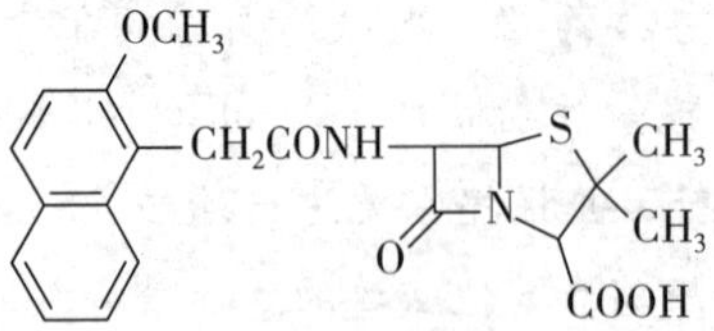

萘夫西林 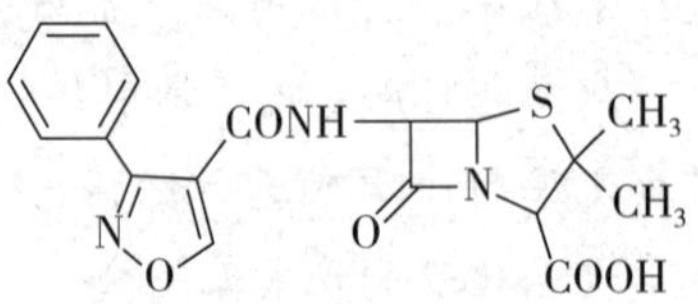   苯唑西林

3. 广谱青霉素 研究表明，青霉素侧链引入极性基团氨基是产生对革兰阴性菌活性的重要基团，并成功设计和合成氨苄西林、阿莫西林等，对革兰阳性和阴性菌都有强效。

氨苄西林

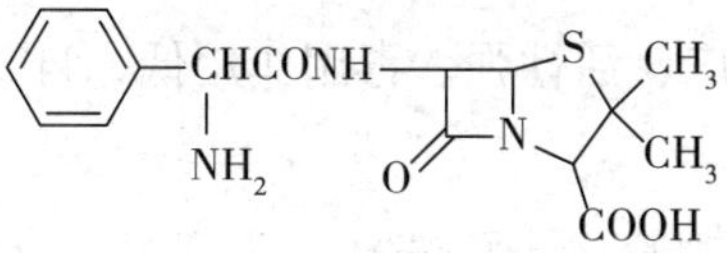

化学名：(2S，5R，6R)-3，3-二甲基-6-[(R)-(-)-2-氨基-2-苯基乙酰氨基]-7-氧代-4-硫杂-1-氮杂双环[3.2.0]庚烷-2-羧酸，又名氨苄青霉素。

本品为白色结晶性粉末，无臭或微臭，味微苦，在水中微溶，在乙醇、乙醚或不挥发油中不溶；在稀酸溶液或稀碱溶液中溶解；比旋度为+280°~+305°（2.5mg/ml水溶液）。

本品的水溶液不太稳定，室温放置一天，全部失效，酸、碱和高温可加速水解反应。

本品分子中具有伯氨基、羧基结构，显酸碱两性。

本品具有 α-氨基酸性质，与茚三酮试液作用显紫色，加热后显红色；本品还具有肽键结构，可发生双缩脲反应开环，使碱性酒石酸铜还原显紫色。

本品为第一个用于临床的广谱青霉素，主要用于对青霉素敏感的革兰阳性球菌、肠球菌、痢疾杆菌、伤寒杆菌、大肠埃希菌和流感杆菌等引起的感染。

阿莫西林

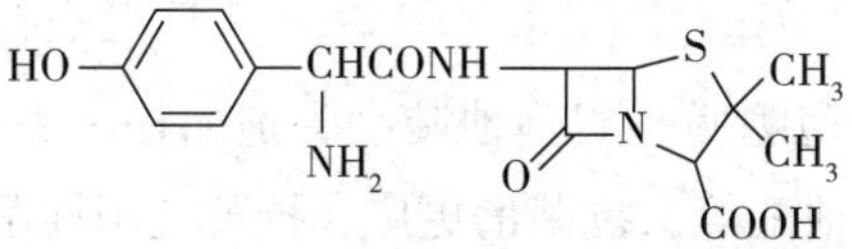

化学名：(2S，5R，6R)-3，3-二甲基-6-[(R)-(-)-2-氨基-2-(4-羟基苯基)乙酰氨基]-7-氧代-4-硫杂-1-氮杂双环[3.2.0]庚烷-2-羧酸，又名羟氨苄青霉素。

本品为白色结晶性粉末，味微苦；微溶于水，几乎不溶于乙醇；比旋度为+290°~+315°（2mg/ml 水溶液）。

本品结构中含有酸性的羧基、弱酸性的酚羟基、碱性的氨基，显酸碱两性。

本品外酰胺侧链有 α-氨基，能发生茚三酮显色反应。

本品的抗菌谱与氨苄西林相同，临床上主要用于敏感菌所致泌尿系统、呼吸系统、胆道等的感染以及伤寒等，口服吸收较好。

二、头孢菌素类

头孢菌素又称先锋霉素，天然头孢菌素 C 是由与青霉菌属近缘的头孢菌属的真菌产的抗生素，分子比青霉素稳定，具有耐酸、耐酶、毒性小等优点，但抗菌活性低，其外酰胺侧链分解得到 D-α-氨基己二酸和 7-氨基头孢烷酸（7-ACA），以 7-ACA 为中间体化合物，合成开发了一系列的半合成头孢菌素。

半合成头孢菌素抗菌谱广、活性强、毒副作用低，自 20 世纪 60 年代以来，已经发展出四代。

第一代头孢菌素有头孢噻吩、头孢唑林、头孢氨苄、头孢拉定、头孢乙腈、头孢匹林、头孢羟氨苄等，抗革兰阳性菌活性强，且优于二、三代头孢菌素，但抗菌谱较窄。

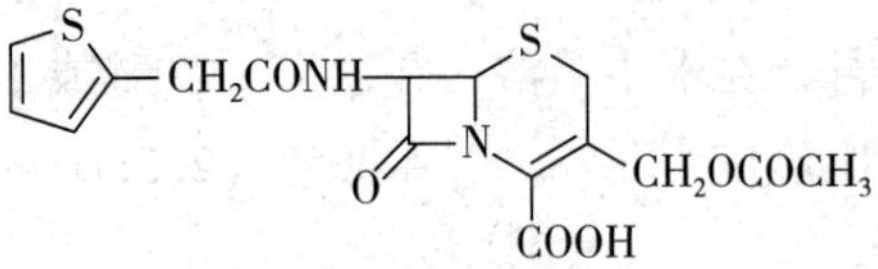

头孢噻吩 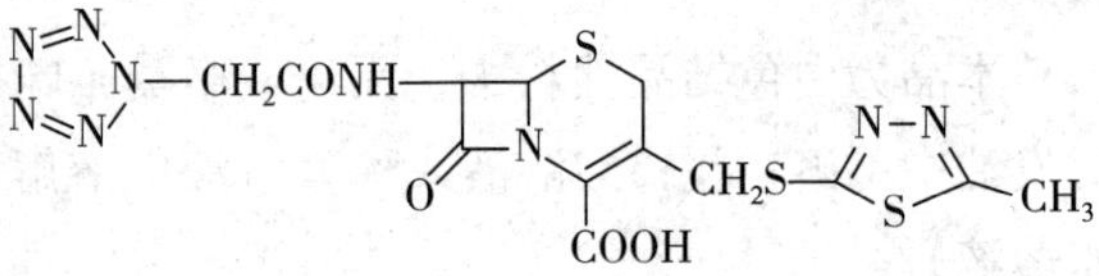　　　　　　　　　头孢唑林

第二代头孢菌素是 20 世纪 70 年代后开发的，如头孢呋辛、头孢克洛、头孢孟多、头孢美唑、头孢尼西、头孢雷特等。对革兰阴性菌的作用优于第一代，对多数 β-内酰胺酶稳定。

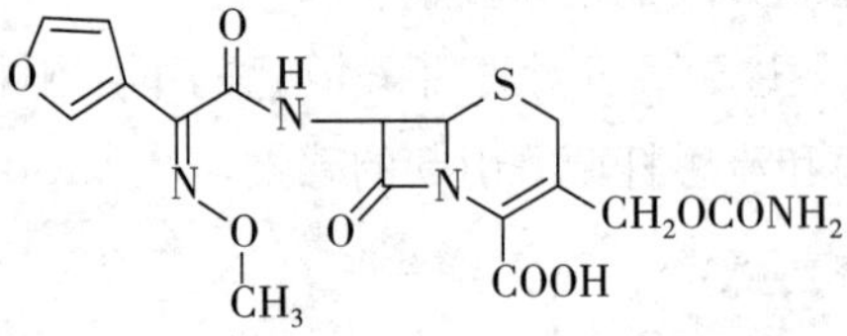

头孢呋辛 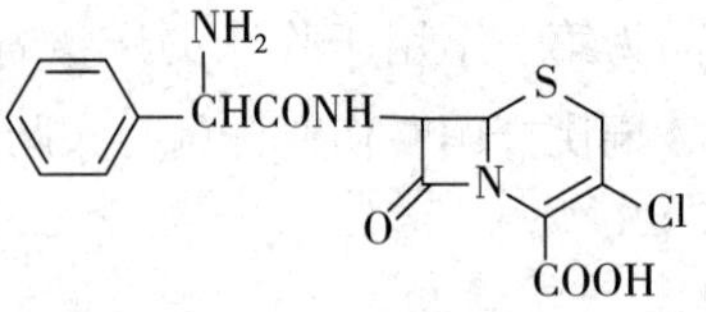　　　　　　　　　头孢克洛

第三代头孢菌素有头孢噻肟、头孢他啶、头孢曲松、头孢哌酮、头孢唑肟、头孢克肟、头孢三嗪、头孢美他酯等，抗菌谱更广、抗革兰阴性菌活性更强、对 β-内酰胺酶高度稳定，是目前临床应用最广泛的头孢类抗生素。

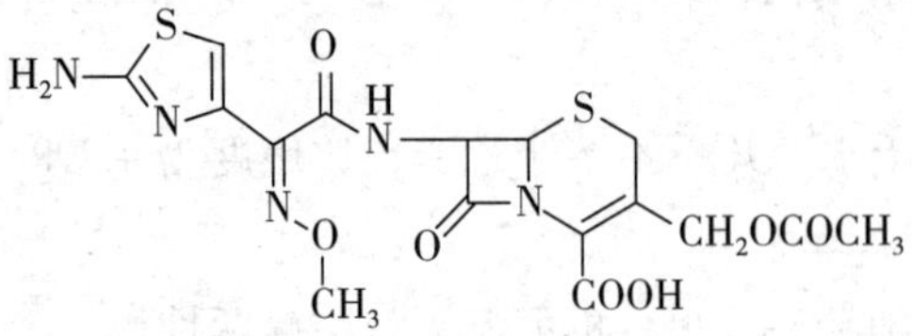

头孢噻肟 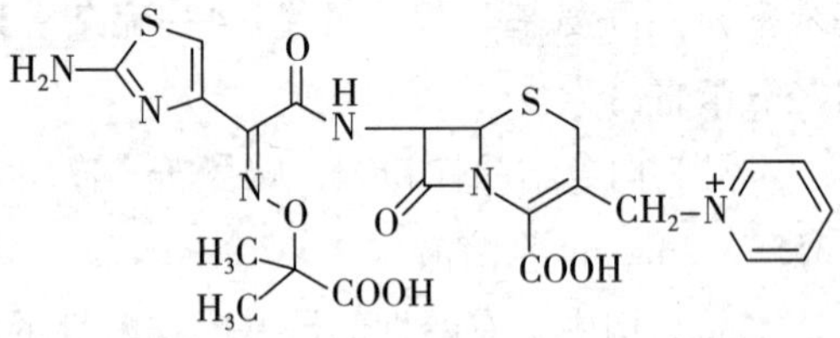　　　　　　　　　头孢他啶

第四代头孢菌素是在 20 世纪 80 年代后开发的，如头孢匹罗、头孢吡肟、头孢唑肟、头孢唑兰、头孢噻利等，其特点是 3 位含有带正电荷的季铵，对革兰阳性菌作用强于二、三代，耐酶性能更强。

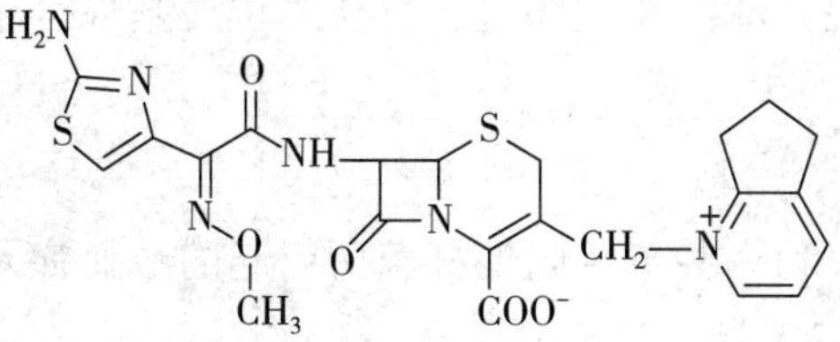

头孢匹罗

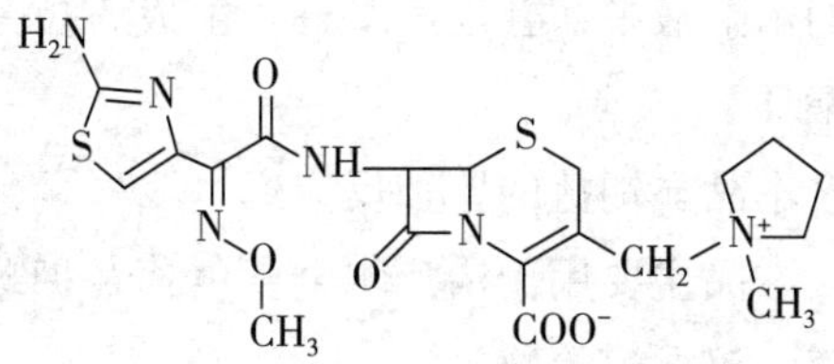

头孢吡肟

第五代头孢菌素第一个药物头孢吡普 2008 年上市，后续上市的还有头孢洛林等药物。第五代头孢菌素进一步提高了对 β-内酰胺酶的稳定性，无肾毒性，对多重耐药菌引起的感染有显著疗效。

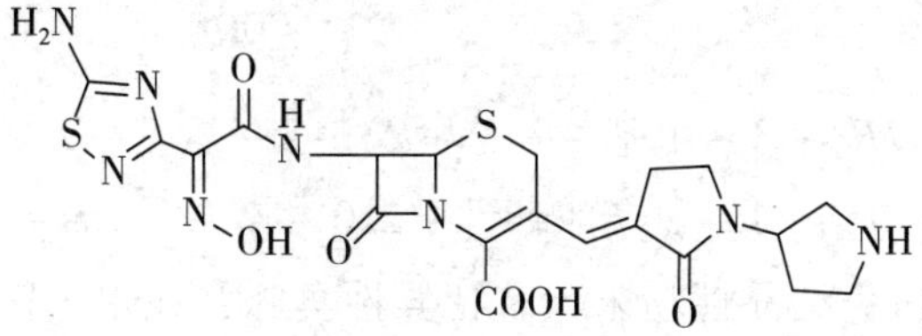

头孢吡普

头孢菌素的母核结构为 β-内酰胺环并氢化噻嗪环，六元环的氢化噻嗪比五元环的氢化噻唑的环张力更小，并且环上烯键与内酰胺键存在共轭作用，这是头孢菌素比青霉素类抗生素性质更稳定的原因。

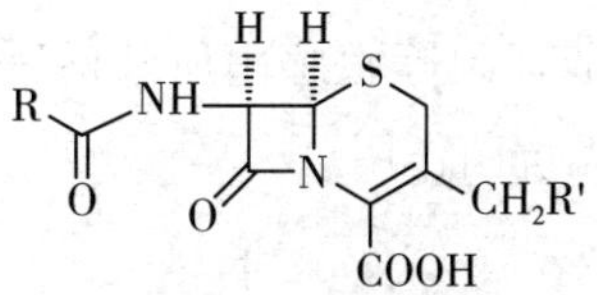

头孢菌素母核结构

头孢菌素发生过敏反应的概率比青霉素低，还具有耐酸、耐酶、毒性更小的优点。

头孢噻吩钠

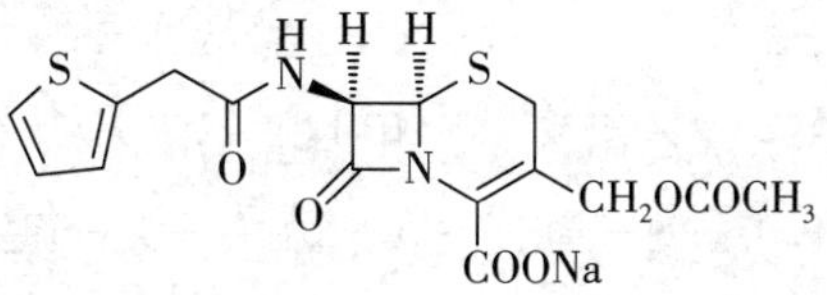

化学名：（6R，7R）-3-［（乙酰氧基）甲基］-7-［2-（噻吩-2-基）乙酰氨基］-8-氧代-5-硫杂-1-氮杂双环［4.2.0］辛-2-烯-2-羧酸钠盐，又名先锋霉素 I。

本品为白色或类白色结晶性粉末，几乎无臭；易溶于水，微溶于乙醇，不溶于三氯甲烷和乙醚；比旋度为 +124° ~ +134°（10mg/ml 水溶液）。

本品在干燥固体状态下稳定；在弱酸及中性的水溶液中较稳定；但在 pH 为 8.0 以

上的水溶液中，会迅速水解，生成 3 位 - 脱乙酰基头孢噻吩，再与 2 位羧基环合生成内酯环。

本品显钠盐的鉴别反应。

本品主要用于治疗耐金黄色葡萄球菌和一些革兰阴性杆菌所引起的败血症及呼吸道、泌尿道等感染。

头孢羟氨苄

化学名为：（6R，7R）- 3 - 甲基 - 7 - [（R）- 2 - 氨基 - 2 - （4 - 羟基苯基）乙酰氨基] - 8 - 氧代 - 5 - 硫杂 - 1 - 氮杂双环［4.2.0］辛 - 2 - 烯 - 2 - 羧酸。

本品为白色或类白色结晶性粉末，有特异性臭味；在水中微溶，在乙醇、三氯甲烷及乙醚中几乎不溶；比旋度为 + 165° ~ +178°（6mg/ml 水溶液）。

本品分子中酚羟基、羧基显酸性，伯氨基显碱性，0.5% 水溶液的 pH 为 4 ~ 6。

本品酰胺结构具水解性。干燥固体时稳定，其水溶液 pH 在 8.5 以下较为稳定，在 pH 为 9 以上迅速被破坏。

本品为第一代口服头孢菌素。对革兰阳性菌效果较好，对革兰阴性菌效果较差，临床上主要用于大肠埃希菌、链球菌等敏感菌所致的呼吸道、泌尿道、咽部等部位的敏感菌感染。对铜绿假单胞菌无抗菌作用。

头孢噻肟钠

化学名：（6R，7R）- 3 - [（乙酰氧基）甲基] - 7 - [2 - （2 - 氨基噻唑 - 4 - 基）- 2 - （甲氧亚氨基）乙酰氨基] - 8 - 氧代 - 5 - 硫杂 - 1 - 氮杂双环［4.2.0］辛 - 2 - 烯 - 2 - 甲酸钠盐。

本品为白色至微黄色结晶性粉末，无臭或微有特异性臭味；在水中易溶，在乙醇中微溶；比旋度为 + 58° ~ +64°（10mg/ml 水溶液）。

本品分子甲氧肟结构为顺式，活性为反式异构体的 40 ~ 100 倍。受光照甲氧肟结构会异构化，活性下降。

本品为第三代头孢菌素，抗菌谱广、效力强，用于敏感菌引起的各种感染。严封，在凉暗干燥处保存。

三、其他β-内酰胺类抗生素

(一) 碳青霉烯类

20 世纪 70 年代中期 Merck 公司的研究员在筛选能作用于细胞壁生物合成的抑制剂的过程中，从链霉菌发酵液中分离得到第一个碳青霉烯化合物硫霉素。

硫霉素有比较广的抗菌谱，抗菌作用也比较强，而且对β-内酰胺酶也有较强的抑制作用，但是稳定性差，易开环失活，未能在临床使用。而硫霉素衍生物亚胺培南，是一个稳定性较好的药物。

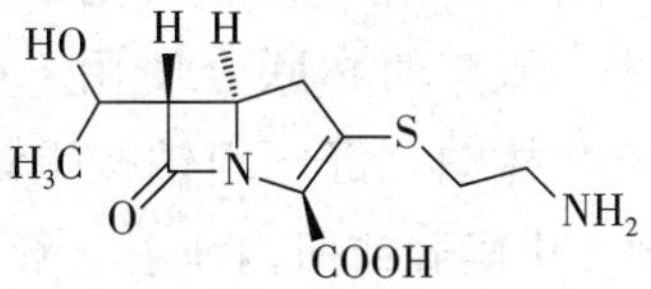

硫霉素 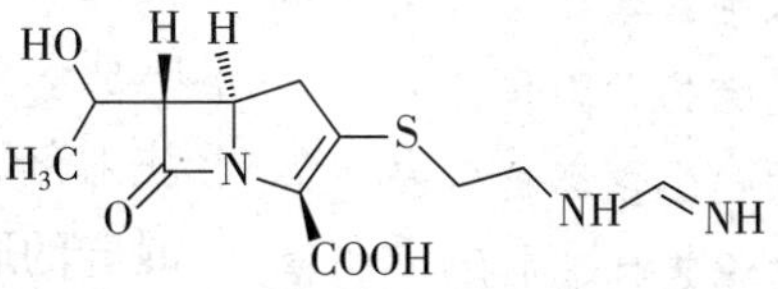   亚胺培南

(二) 单环β-内酰胺类

最早人们从 Nocardia Uniformis 菌发酵液中分离出一组单环β-内酰胺抗生素，诺卡霉素 A 是主要活性成分，但抗菌谱窄，且只有微弱的抗菌活性。1981 年发现其衍生物氨曲南，是第一个用于临床的单环β-内酰胺抗生素，对革兰阴性菌作用强，并对大多数β-内酰胺酶稳定，不良反应少，与青霉素及头孢菌素无交叉过敏反应，临床效果好。

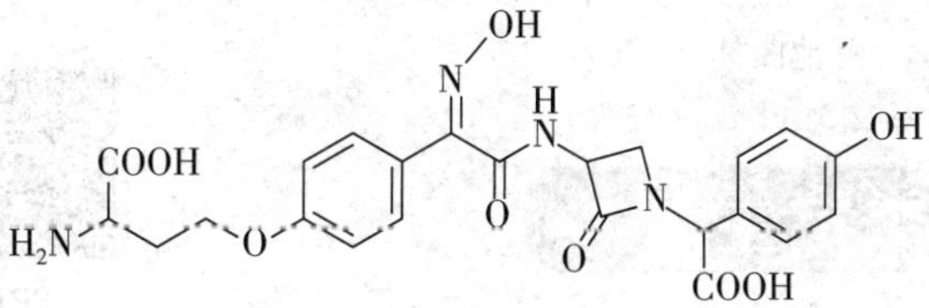

诺卡霉素A 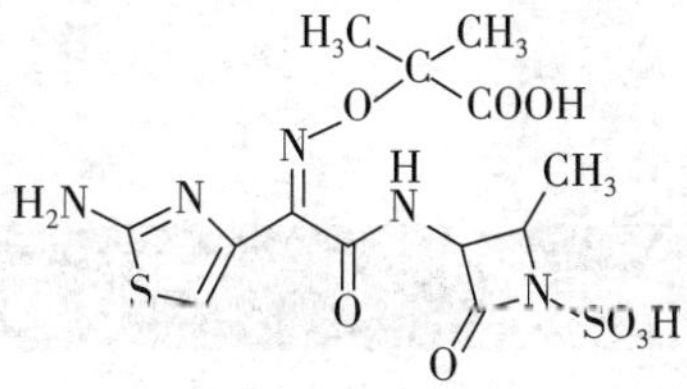   氨曲南

(三) β-内酰胺酶抑制剂

细菌对青霉素和头孢霉素产生耐药性的主要原因是产生一种β-内酰胺酶，这种酶可水解β-内酰胺环，使β-内酰胺抗生素在未发挥抗菌作用之前就钝化，失去原有的抗菌活性。β-内酰胺酶抑制剂的发现和应用，显著增强了β-内酰胺抗生素对耐药菌感染的治疗效果。

1976 年 Brown 等人从带棒链霉菌发酵液中分离得到氧青霉烷结构的克拉维酸，又称棒酸，抗菌作用弱，但具有独特的抑制β-内酰胺酶的作用，与β-内酰胺抗生素联合应用，具有协同作用。克拉维酸使头孢菌素增效 2~8 倍；使羟氨苄青霉素增效 130 倍。克拉维酸已于 1977 年实现全合成生产。

克拉维酸　　　　　　　舒巴坦　　　　　　　他唑巴坦

青霉素能发生什么显色反应？

头孢菌素类与青霉素类的母核结构分别是什么？

头孢菌素类抗生素比青霉素类稳定性更好的原因是什么？

1978 年合成了第二个 β - 内酰胺酶抑制剂，即具有青霉烷砜结构的舒巴坦，为广谱、不可逆竞争性的 β - 内酰胺酶抑制剂。目前舒巴坦与哌拉西林、头孢哌酮、美洛西林、头孢曲松、头孢噻肟、氨苄西林、阿莫西林联合使用。如优立新注射剂，为氨苄西林钠、舒巴坦钠按重量比 2∶1 混合的联合制剂，供静脉或肌内注射。舒它西林为氨苄西林与舒巴坦按分子比 1∶1，以甲烯基连接，形成的双酯化合物，口服吸收良好，在肠壁酯酶水解为舒巴坦和氨苄西林，增强了抗菌作用。1980 年合成了他唑巴坦，作用特点与舒巴坦相似。

舒他曲林

第二节　大环内酯类抗生素

PPT

大环内酯类抗生素是由链霉菌产生的一类弱碱性抗生素，其结构特征为分子中含有一个大环内酯，通常为十四元或十六元大环，通过内酯环上的羟基与去氧氨基糖或 6 - 去氧糖缩合成碱性苷。天然大环内酯类抗生素主要有红霉素、螺旋霉素、麦迪霉素等。

一、红霉素

1952 年，红霉素成为第一个应用临床的大环内酯类抗生素，分子具有十四元环的内酯结构。红霉素是由红色链丝菌培养液中分离出来的一种抗生素，包括红霉素 A、B 和 C。红霉素 A 为抗菌主要成分，是由一分子红霉糖和一分子脱氧氨基己糖，分别与一分子红霉内酯环的 C_3、C_5 羟基缩合而成的碱性苷。

红霉素

化学名为：3 - [（2，6 - 二脱氧 - 3 - 甲基 - 3 - O - 甲基 - α - L - 核 - 吡喃糖基）氧] - 13 - 乙基 - 6，11，12 - 三羟基 - 2，4，6，8，10，12 - 六甲基 - 5 - [[3，4，6 - 三脱氧 - 3 - （二甲氨基） - β - D - 木 - 吡喃糖基] 氧] - 氧杂环十四烷 - 1，9 - 二酮。

本品为白色或类白色的结晶性粉末，无臭，味苦，微有引湿性；易溶于甲醇、乙醇或丙酮，极微溶解于水；比旋度为 -71° ~ -78°（20mg/ml 的无水乙醇溶液）。

本品分子有一个叔胺氮原子，易与无机酸或有机酸成盐，在水中的溶解度增大。

本品分子具有内酯键、糖苷键结构，在干燥状态时稳定，水溶液在低温和 pH 为 7 时最稳定，在酸或碱中，水解失效。

本品与硫酸作用，显红棕色。遇盐酸，显橙黄色，渐变为紫红色，再加三氯甲烷振摇，三氯甲烷层显蓝色。

红霉素对各种革兰阳性菌有很强的抗菌作用，对革兰阴性百日咳杆菌、流感杆菌、淋球菌、脑膜炎球菌亦有效，而对大多数肠道革兰阴性杆菌则无活性。红霉素为耐药的金黄色葡萄球菌和溶血性链球菌引起感染的首选药物。本品毒性和副作用均较小，吸收迅速。

常见的几种不同红霉素中 R′ 和 R″ 组成见表 3 - 1。

表 3 - 1　几种不同红霉素中的 R′ 和 R″ 组成

组分	红霉素 A	红霉素 B	红霉素 C
R′	OH	H	OH
R″	CH_3	CH_3	H

二、半合成红霉素

对天然红霉素进行结构修饰，制得了一些抗菌效果更好、毒副作用更小的半合成红霉素，如罗红霉素、甲红霉素（克拉红霉素、克拉霉素）、氟红霉素、阿齐霉素、琥乙红霉素、地红霉素等。阿齐霉素是红霉素经重排反应扩环得到的衍生物，环上增加了一个氮原子形成十五元环结构。

罗红霉素

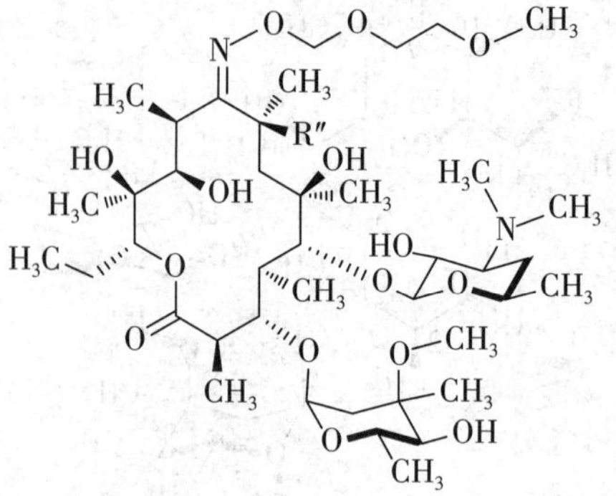

化学名：9 - [O [（2 - 甲氧基乙氧基）甲基] 肟] 红霉素。

本品为白色或类白色的结晶性粉末，无臭，味苦，略有引湿性；易溶于乙醇或丙酮，溶解于乙醇，几乎不溶解于水；比旋度为 -82°～-87°（20mg/ml 无水乙醇溶液）。

与无机酸或有机酸易成盐，在水中的溶解度增大。

本品分子具有内酯键、糖苷键结构，在干燥状态时稳定，水溶液在低温和 pH 为 7 时最稳定，在酸或碱中，水解失效。

本品与硫酸作用，显红棕色。遇盐酸，显橙黄色，渐变为紫红色，再加三氯甲烷振摇，三氯甲烷层显蓝色。

本品是红霉素 C_9 位肟的衍生物，能抑制大部分革兰阳性菌，抗菌谱似红霉素。

本品对酸稳定，口服吸收迅速，在组织中分布广，抗菌作用比红霉素强 6 倍，具有最佳的治疗指数，副作用小。

三、麦迪霉素

麦迪霉素是自红霉素应用于临床后发现的又一种大环内酯类抗生素，分子具有十六元环内酯结构，其衍生物乙酰麦迪霉素，吸收好，半衰期长，副作用小。

麦白霉素是从国内菌种得到的一种多组分大环内酯抗生素，其主要成分含麦迪霉素 A_1（约 40%）、柱晶白霉素 A_6 及其他组分。用途同麦迪霉素。

麦迪霉素

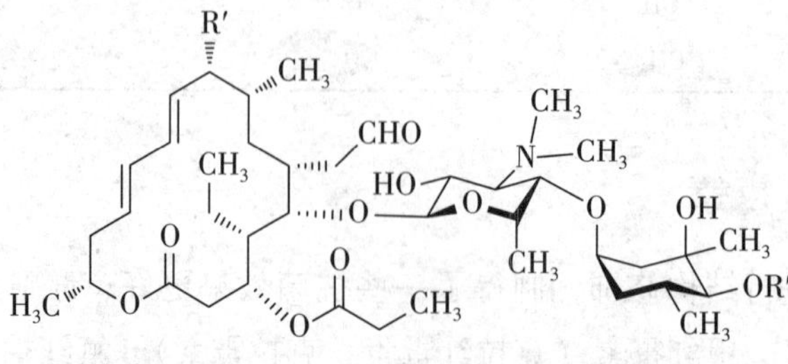

本品为白色结晶性粉末，无臭，味苦；微溶于水，溶于乙醇、甲醇、三氯甲烷和

丙酮。

本品性质稳定，其酒石酸盐可配制成静滴注射液。

本品对革兰阳性菌、奈瑟菌和支原体有较好的抗菌作用，主要用于治疗敏感菌所致的呼吸道感染和皮肤软组织感染，毒副作用较小。

不同麦迪霉素中 R′ 和 R″ 的组成见表 3 – 2。

表 3 – 2　几种不同红霉素中的 R′ 和 R″ 组成

组分	R′	R″
麦迪霉素 A_1	OH	CH_3CH_2CO
麦迪霉素 A_2	OH	$CH_3CH_2CH_2CO$
麦迪霉素 A_3	= O	CH_3CH_2CO
麦迪霉素 A_4	= O	$CH_3CH_2CH_2CO$

第三节　氨基糖苷类抗生素

PPT

氨基糖苷类抗生素是由链霉菌、小单孢菌和细菌所产生，具有氨基糖（单糖或双糖）与氨基环己醇形成糖苷结构的一类抗生素。

1944 年应用于临床的链霉素，是第一个发现的氨基糖苷类抗生素，后来相继发现了卡那霉素、庆大霉素、新霉素和核糖霉素等同类抗生素。通过结构修饰得到阿米卡星（丁胺卡那霉素）、奈替米星（乙基西梭霉素）等半合成氨基糖苷类抗生素。这类抗生素抗菌谱窄，抗革兰阴性菌效力强，但有耳毒性、肾毒性和过敏反应等缺点，对一般感染现已很少注射给药。分子具有多个羟基、多个氨基等极性基团，亲水性好，亲脂性很差，须注射给药。因分子极性强，口服难吸收，可用于肠道感染。

硫酸链霉素

$$\cdot 3H_2SO_4$$

化学名：O-2-甲氨基-2-脱氧-α-L-葡吡喃糖基-（1→2）-O-5-脱氧-3-C-甲酰基-α-L-来苏呋喃糖基-（1→4）-N'_1，N^3-二脒基-D-链霉胺硫酸盐。

本品为白色或类白色粉末，无臭或几乎无臭，味微苦，有引湿性；易溶于水中，不溶于乙醇或三氯甲烷。

本品的干燥品在室温条件下稳定，潮解后易变质。过酸或过碱均能水解失效，一般在 pH 为 5.0~7.5 时最稳定。

本品在酸性条件下水解，生成链霉胍和链霉双糖胺；后者进一步水解生成链霉糖和 N-甲基葡萄糖胺。水解产生的链霉糖经脱水重排，生成麦芽酚，此产物在弱酸性溶液中与三价铁离子作用，生成紫红色位化配合物。这是链霉素特有反应，既可鉴别又可进行含量测定。

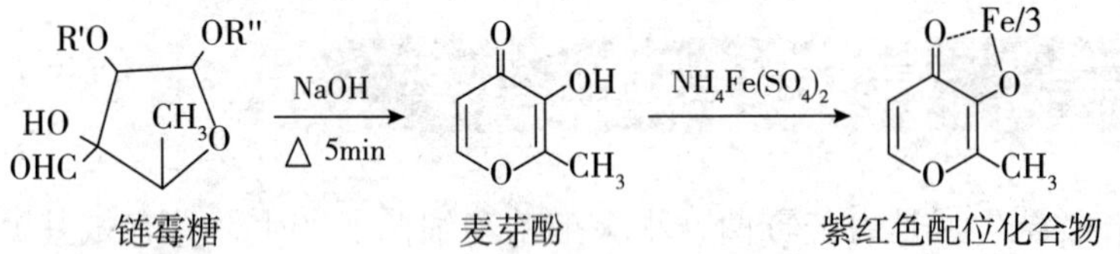

链霉糖　　　　　　麦芽酚　　　　　　紫红色配位化合物

本品与氢氧化钠试液作用，水解生成的链霉胍可与 8-羟基喹啉和次溴酸钠发生坂口（Sakaguchi）反应，溶液显橙红色。

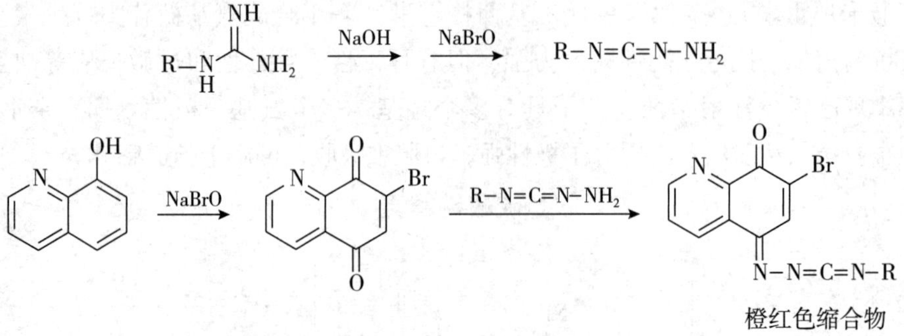

橙红色缩合物

本品分子中具有醛基，被空气氧化，生成链霉素酸而失效；也可被还原剂如抗坏血酸、葡萄糖等还原成伯醇基，即成为双氢链霉素，毒性增加。本品遇氧化剂如高锰酸钾、氯酸钾、过氧化氢等，易被氧化生成链霉素酸。

本品主要用于治疗各种结核病，但易产生耐药性，须与其他抗结核药联用。对第Ⅷ对脑神经有损害，严重的可能产生眩晕、耳聋等，对肾脏也有毒性。

庆大霉素

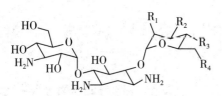

表 3-3 庆大霉素中的 R 和 R' 组成

组分	R	R'
庆大霉素 C_1	CH_3	CH_3
庆大霉素 C_{1A}	H	H
庆大霉素 C_2	CH_3	H

化学名：$O-3-$ 氨基 $-3-$ 脱氧 $-\alpha-D-$ 葡吡喃糖基 $-(1\rightarrow6)-O-(6-$ 氨基 $-6-$ 脱氧 $-\alpha-D-$ 葡吡喃糖基 $-(1\rightarrow4))-N-(4-$ 氨基 $-2-$ 羟基 $-1-$ 氧于基 $)-2-$ 脱氧 $-D-$ 链霉胺硫酸盐。

本品为白色或类白色粉末，无臭，有引湿性；易溶于水，不溶于乙醇、丙酮、三氯甲烷或乙醚；比旋度为 $+107°\sim+121°$（50mg/ml 水溶液）。

本品水解后生成 $N-$ 甲基戊糖胺，在碱液中与乙酰丙酮作用生成吡咯衍生物，再加入对二甲氨基苯甲醛试液，即显粉红色。

本品具有 $\alpha-$ 氨基糖苷结构，可与茚三酮反应，生成紫蓝色的缩合物。

本品为广谱抗生素，曾用于铜绿假单胞菌或某些耐药阴性菌引起的感染和败血症、尿路感染、脑膜炎和烧伤感染等。现在主要用于敏感菌引起的痢疾、肠炎等肠道感染性疾病，也可用于腹部术前清洁肠腔。

本品不良反应主要为耳、肾毒性，如听力减退、耳鸣、眩晕或耳部饱满感，血尿、排尿次数显著减少或尿量减少、极度口渴。

常见庆大霉素中 R 和 R' 组成见表 3-3。

卡那霉素

表 3-4 卡那霉素中 R_1 和 R_2、R_3 和 R_4 组成

组分	R_1	R_2	R_3	R_4
卡那霉素 A	OH	OH	OH	NH_2
卡那霉素 B	NH_2	OH	OH	NH_2
卡那霉素 C	NH_2	OH	OH	OH

卡那霉素以卡那霉素 A 为主体，比例占 98%。本品适用于治疗敏感大肠埃希菌、克雷伯菌属、变形杆菌属、淋病奈瑟菌及葡萄球菌属等细菌所致结膜炎、角膜炎、泪囊炎、眼睑炎、睑板腺炎等感染。

常见卡那霉素中 R_1、R_2、R_3 和 R_4 组成见表 3-4。

请你想一想

1. 氨基糖苷类抗生素有何结构特点？

2. 坂口反应是哪个药物的性质？

3. 庆大霉素遇茚三酮试液会显色吗？

PPT

第四节　四环素类抗生素

四环素类抗生素是由放线菌产生的一类广谱抗生素（如金霉素、土霉素、四环素等）及其半合成衍生物，均具有氢化并四苯的基本结构。

1948年人们从金色链丝菌的培养液中分离出金霉素。50年代，相继发现了土霉素、四环素及地美环素等天然抗生素。四环素及土霉素由于抗菌谱广，在临床上曾广泛应用。但在长期临床应用中发现这类药物易产生耐药性，有肝毒性、肾毒性；能与新形成的骨、牙中所沉积的钙相结合而影响骨、牙生长，产生"四环素牙"；化学结构不够稳定，矿酸盐溶解度不理想，配制注射液困难，主要剂型为口服剂型，临床已少用。常见四环素类抗生素 R_1、R_2、R_3 和 R_4 组成见表3-5。

表3-5　常见四环素类抗生素 R_1、R_2、R_3 和 R_4 组成

药名	R_1	R_2	R_3	R_4
金霉素	H	OH	CH_3	Cl
土霉素	OH	OH	CH_3	H
四环素	H	OH	CH_3	H

根据四环素类药物结构与活性关系的研究，得到一系列的半合成四环素类抗生素，如米诺环素、多西环素和美他环素，改善了药物的稳定性、抗菌活性，且胃肠吸收好，毒性更低。

盐酸土霉素

化学名为：6-甲基-4-（二甲氨基）-3，5，6，10，12，12a-六羟基-1，11-二氧代-1，4，4a，5，5a，6，11，12a-八氢-2-并四苯甲酰胺盐酸盐。

本品为黄色结晶性粉末，无臭，味微苦，微有引湿性；易溶于水，略溶于乙醇，不溶于三氯甲烷和乙醚；比旋度为 -188°～ -200°（10mg/ml 的水溶液）。

本品分子中具酚结构，显还原性，遇日光颜色可变深。

本品有 C_{10} 酚羟基和 C_{12} 烯醇羟基，能与多种金属离子形成不溶性螯合物或盐类。如与钙、镁或铝离子形成黄色络合物，与铁离子形成红色络合物。

本品分子中具酰胺结构，显水解性，在碱溶液中易破坏失效。

本品1%水溶液 pH 为 2.3～2.9。因易析出游离土霉素，水溶液放置可逐渐变浑浊。

本品具含氧多环结构,在硫酸溶液中显朱红色,再加水,溶液变为黄色。

本品为广谱抗生素,用于各种革兰阴性及阳性菌引起的感染;也可用于立克次体、过滤性病毒和原虫引起的感染。

盐酸多西环素

$$\text{结构式} \cdot HCl \cdot \frac{1}{2} H_2O \cdot \frac{1}{2} CH_3CH_2OH$$

化学名为:6-甲基-4-(二甲氨基)-3,5,10,12,12a-五羟基-1,11-二氧代-1,4,4a,5,5a,6,11,12a-八氢-2-并四苯甲酰胺盐酸盐半乙醇半水化合物,又名强力霉素、脱氧土霉素。

本品为淡黄色或黄色结晶性粉末,无臭,味苦;易溶于水或甲醇,略溶于乙醇或丙酮,不溶于三氯甲烷;比旋度为-105°~-120°(10mg/ml 盐酸甲醇溶液)。

本品与硫酸作用,显黄色。

本品含结晶乙醇,水溶液加重铬酸钾硫酸溶液一起加热,产生乙醛气味。

本品抗菌谱广,对革兰阳性球菌和革兰阴性杆菌都有效,抗菌作用比四环素约强 10 倍,对四环素耐药菌仍有效。主要用于呼吸道感染、慢性支气管炎、肺炎和泌尿系统感染等;也可用于治疗斑疹伤寒、恙虫病和支原体肺炎。

第五节 其他类抗生素

PPT

一、氯霉素类

氯霉素是 1947 年由委内瑞拉链霉菌培养液中得到一种广谱抗生素,确立分子结构后次年即用化学方法合成,并应用于临床。曾用作伤寒、斑疹伤寒、副伤寒的首选药物,但是因为抑制骨髓造血系统,引起再生障碍性贫血,临床已不注射和口服,现在主要外用治疗眼部感染。

氯霉素

化学名:D-苏式-(-)-N-[α-(羟基甲基)-β-羟基-对硝基苯乙基]-2,2-二氯乙酰胺。

本品为白色结晶性粉末，味极苦；易溶于甲醇、乙醇、丙酮或丙二醇中，微溶于水；熔点为149~152℃；在无水乙醇中呈右旋性，比旋度为 +18.5°~+21.5°；在乙酸乙酯中呈左旋性，比旋度为 -25.5°。

本品具有酰胺基、氯代烷结构，显水解性。在醇制氢氧化钾液中加热，发生水解反应，酰胺键、碳氯键断裂，水解液能发生氯离子的鉴别反应。

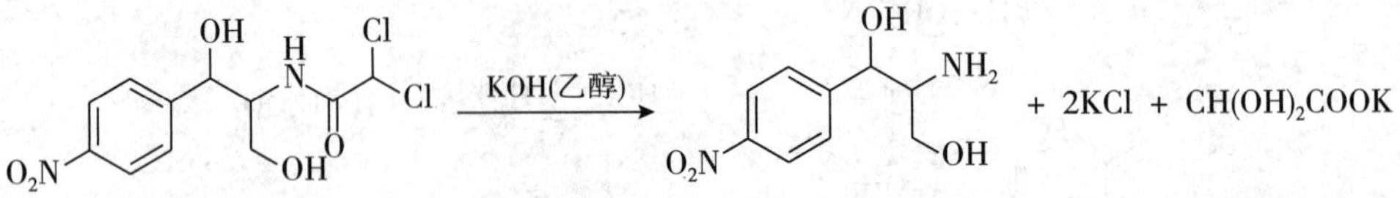

用锌粉和氯化钙作还原剂，将分子中的硝基还原为羟胺基，在醋酸钠存在下与苯甲酰氯进行苯甲酰化，生成的酰化物在弱酸性溶液中与高铁离子反应，呈紫红色的配位化合物。

氯霉素为广谱抗生素。临床上主要用于治疗角膜炎、结膜炎、砂眼等眼部感染。

二、林可霉素类

林可霉素（洁霉素）是由链霉菌 *Streptomyces lincol - nensis* 发酵产生的抗生素，对革兰阳性菌效果好，组织渗透力强，适用于骨髓炎，也用于治疗葡萄球菌溶血性链球菌、肺炎球菌引起的皮肤软组织感染、上下呼吸道感染等。

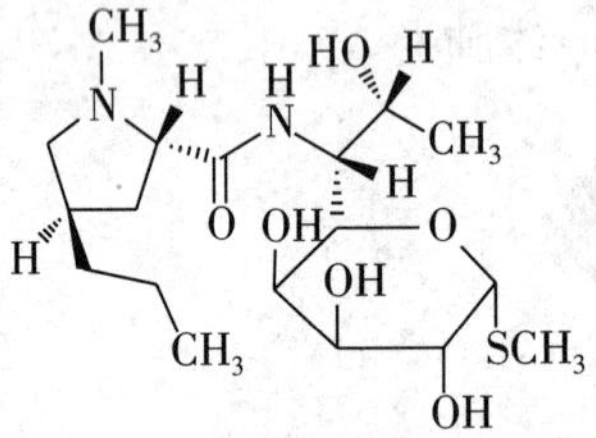

林可霉素 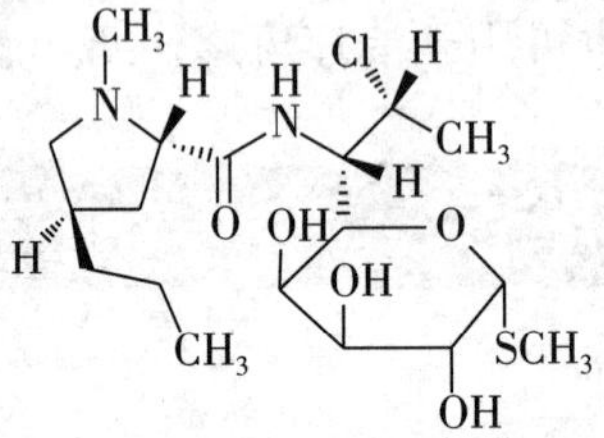　　　　　　　　　克林霉素

林可霉素衍生物克林霉素，抗菌作用比林可霉素强4~8倍，并可口服。

盐酸克林霉素

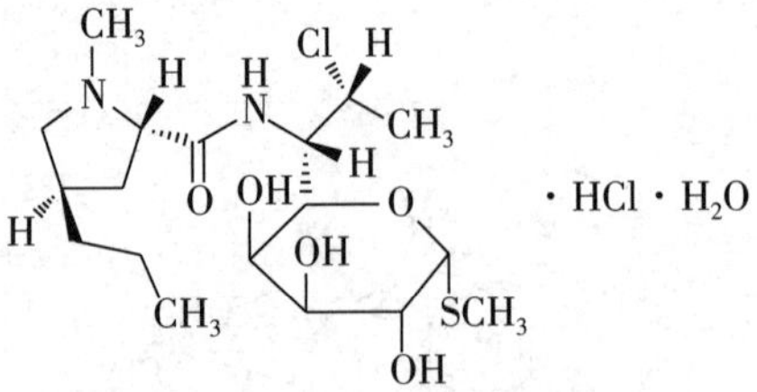

化学名：（2S - trans）7 - 氯 - 6，7，8 - 三脱氧 - 6 - （1 - 甲基 - 4 - 丙基 - 2 - 吡咯烷甲酰氨基） - 1 - 硫代 - L - 苏式 - α - D - 半乳辛吡喃糖甲苷盐酸盐，又称氯洁霉素。

本品为白色结晶性粉末，有微臭或特殊臭，在水或甲醇中易溶，在乙醇中略溶。

本品分子具酰胺基，显水解性，水溶液的稳定性与 pH 有关，pH 为 3.0~5.0 时最稳定。

本品主要抑制蛋白质的合成，对大多数革兰阳性菌和某些厌氧的革兰阴性菌有抗菌作用。抗菌谱与林可霉素相同，临床上用于厌氧菌引起的腹腔和妇科感染。对组织渗透力强，是金黄色葡萄球菌骨髓炎的首选治疗药物。

三、磷霉素

磷霉素是由链霉菌属 *Streptomyces fradiace* 等菌所产生的抗生素，结构简单，现已化学全合成。药用品有钙盐和二钠盐两种。

磷霉素钠

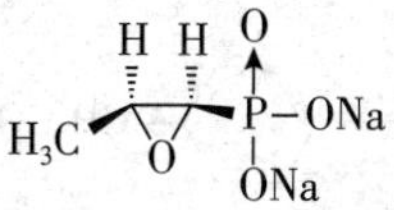

化学名：（-）-(1*R*，2*S*)-1，2-环氧丙基膦酸二钠盐。

本品为白色结晶性粉末；在水中易溶，在甲醇中微溶，在乙醚或苯中几乎不溶；比旋度为 -4.2°~-5.5°（50mg/ml 水溶液）。

本品与高氯酸试液共热后，加钼酸铵试液、1-氨基-2-萘酚-4-磺酸试液，摇匀溶液即显蓝色。

本品为广谱抗生素，能与一种细菌细胞壁合成酶相结合，阻碍细菌利用有关物质合成细胞壁的反应，从而起杀菌作用。主要用于治疗败血症、脑膜炎、肺炎、急性尿路感染及肾盂肾炎等。本品毒性低，且与其他抗生素无交叉耐药性。本品注射使用。磷霉素钙微溶于水，供口服。

实训四　青霉素钠和硫酸链霉素的性质

一、实训目的

1. 认识青霉素钠和硫酸链霉素的结构与化学性质及其鉴别方法。
2. 学会验证青霉素钠和硫酸链霉素性质的方法与操作技能。
3. 了解影响抗生素稳定性的因素。

二、实训试药及器材

药品：青霉素钠、硫酸链霉素。

试剂：盐酸试液、氢氧化钠试液、次溴酸钠试液、氯化钡试液、硫酸、硝酸、酸性硫酸铁铵试液、0.1%8-羟基喹啉乙醇液。

仪器材料：铂丝、试管、乳钵、吸管、烧杯、酒精灯。

三、实训原理

1. 青霉素钠　本品为弱酸强碱盐，易溶于水，遇盐酸试液立即生成微溶于水的游离酸分子形式。

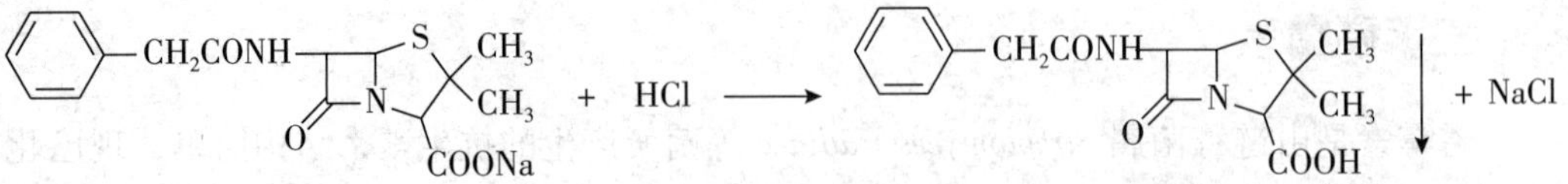

本品的 β-内酰胺环易水解，在碱溶液中加热，分解生成青霉醛和青霉胺，溶液冷却后变浑浊。

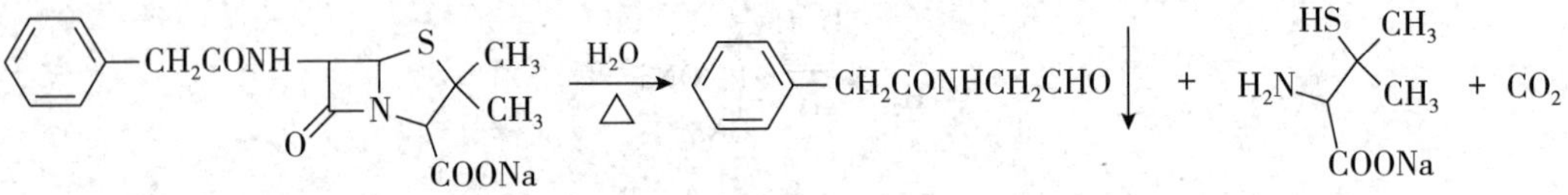

钠盐火焰反应，焰色呈鲜黄色。

2. 硫酸链霉素　本品在碱性条件下苷键破裂，水解成链霉胍和链霉糖。链霉糖在碱性条件下缩合重排为麦芽酚，与三价铁离子形成紫红色配合物。链霉胍可与8-羟基喹啉和次溴酸反应显橙红色。

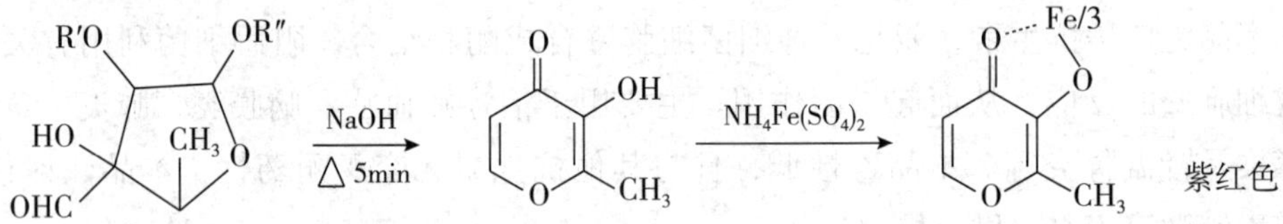

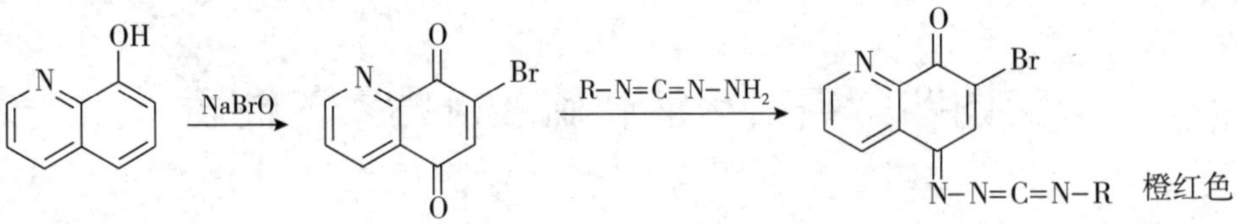

本品显硫酸盐的鉴别反应。

四、操作步骤

（一）青霉素钠的性质

1. 取青霉素钠约 50mg，加水 1ml 使溶解，加稀盐酸 5 滴，摇匀，观察并记录现象。

2. 取青霉素钠约 0.1g，加水 2ml 使溶解，加入 2 滴氢氧化钠试液，水浴加热 1 小时，放冷，观察并记录现象。

3. 青霉素钠呈钠盐的火焰反应 用铂丝蘸取少量药品，在火焰上燃烧，观察并记录现象。

（二）硫酸链霉素的性质

1. 硫酸链霉素约 0.5mg，加水 4ml 振摇溶解后，加氢氧化钠试液 2ml 与 0.1% 8-羟基喹啉的乙醇溶液 1ml，放冷至约 15℃，加次溴酸钠试液 3 滴，观察并记录现象。

2. 取硫酸链霉素约 20mg，加水 5ml 溶解后，加氢氧化钠试液 0.3ml，置水浴上加热 5 分钟，加硫酸铁铵溶液（取硫酸铁铵，加 0.5mol/L 的硫酸液 5ml，使溶解即成）0.5ml，观察并记录现象。

3. 取硫酸链霉素约 0.2mg，加蒸馏水 2ml 溶解后，加氯化钡试液，即生成白色沉淀，分离沉淀加入盐酸或硝酸试液，观察并记录现象。

五、实训现象与解释

（一）青霉素钠

1. 现象：

解释：

2. 现象：

解释：

3. 现象：

解释：

（二）硫酸链霉素

1. 现象：

解释：

2. 现象：

解释：

3. 现象：

解释：

六、注意事项

1. 青霉素钠有引湿性，遇酸、碱、氧化剂等分解变质，故应在实验使用前开封。
2. 本实验青霉素过敏者须注意不得接触青霉素。

七、思考题

1. 青霉素钠不稳定的结构因素是什么？
2. 硫酸链霉素能发生哪些显色反应？
3. 钠盐、硫酸盐的鉴别分别用什么试剂？

目标检测

一、A 型题（最佳选择题）

1. 具有酚羟基结构的药物是（　　　）
   A. 头孢噻吩　　　　B. 氨苄西林　　　　C. 克林霉素　　　　D. 阿莫西林

2. 青霉素钠水溶液在室温放置会发生的化学变化是（　　　）
   A. 氧化　　　　　　　　　　　　　　B. 水解
   C. 差向异构化　　　　　　　　　　　D. 与空气中 CO_2 反应

3. 克拉霉素属于（　　　）结构类型的抗生素
   A. 大环内酯类　　　B. 氨基糖苷类　　　C. β-内酰胺类　　　D. 四环素类

4. 硫酸链霉素属（　　　）类药物
   A. 大环内酯类　　　B. 氨基糖苷类　　　C. β-内酰胺类　　　D. 四环素类

5. 属于四环素类药物的是（　　　）
   A. 氨苄西林　　　　B. 氯霉素　　　　　C. 多西环素　　　　D. 红霉素

6. 下列药物属于单环 β-内酰胺类抗生素的是（　　　）
   A. 舒巴坦　　　　　B. 氨曲南　　　　　C. 克拉维酸　　　　D. 亚胺培南

7. 青霉素钠分子中的手性碳原子数目是（　　　）
   A. 1　　　　　　　　B. 2　　　　　　　　C. 3　　　　　　　　D. 4

8. 属于天然抗生素的是（　　　）
   A. 青霉素钠　　　　B. 头孢唑林钠　　　C. 盐酸多西环素　　D. 克拉霉素

9. 能与茚三酮试剂作用显色的抗生素是（　　　）
   A. 青霉素钠　　　　B. 头孢唑林钠　　　C. 盐酸多西环素　　D. 硫酸庆大霉素

10. 坂口反应是（　　　）药物的性质
    A. 青霉素　　　　　B. 氯霉素　　　　　C. 链霉素　　　　　D. 红霉素

11. 由于分子多羟基而极性强、口服难吸收的药物是（　　　）
    A. 青霉素钠　　　　B. 头孢氨苄　　　　C. 硫酸庆大霉素　　D. 盐酸多西环素

12. 由于分子稳定性差，口服无效的药物是（　　　）
    A. 青霉素钠　　　　B. 头孢氨苄　　　　C. 硫酸庆大霉素　　D. 盐酸多西环素

13. 能与钙、铁、锌等多种金属离子发生配位反应变色的药物是（　　　）
    A. 青霉素钠　　　　B. 头孢氨苄　　　　C. 硫酸庆大霉素　　D. 盐酸多西环素

14. 因高分子聚合物杂质的存在，可能引起过敏反应的药物是（　　　）
    A. 阿莫西林　　　　B. 阿司匹林　　　　C. 硫酸庆大霉素　　D. 磺胺嘧啶

15. 具有三元环结构的抗生素是（　　　）
    A. 青霉素钠　　　　B. 头孢氨苄钠　　　C. 氯霉素　　　　　D. 磷霉素钠

二、X 型题（多项选择题）

16. 青霉素钠具有下列的性质是（　　）

 A. 在碱性水溶液中，β - 内酰胺环破裂

 B. 有严重的过敏反应

 C. 在酸性介质中很稳定

 D. 环上 6 位具有酰胺基侧链

17. 下述对阿莫西林的描述中，下列正确的是（　　）

 A. 为广谱的半合成青霉素　　　　B. 口服吸收良好

 C. 聚合物杂质可引起过敏反应　　D. 易溶于水，临床用其注射剂

18. 克拉维酸可以对下列（　　）抗菌药物起增效作用

 A. 阿莫西林　　B. 头孢羟氨苄　　C. 克拉霉素　　D. 土霉素

19. 属于大环内酯类抗生素的是（　　）

 A. 阿奇霉素　　B. 克拉霉素　　C. 红霉素　　D. 链霉素

20. 属于 β - 内酰类抗生素的是（　　）

 A. 阿莫西林　　B. 头孢羟氨苄　　C. 克拉维酸　　D. 舒巴坦

（赵美连）

书网融合……

　微课　　　　　　划重点　　　　　　自测题

第四章 合成抗感染药

学习目标

知识要求

1. **掌握** 诺氟沙星、磺胺醋酰钠、对氨基酸钠、异烟肼、甲硝唑、枸橼酸哌嗪、阿苯达唑的结构特点、理化性质、作用与用途。

2. **熟悉** 环丙沙星、左氟沙星、磺胺嘧啶、盐酸乙胺丁醇、硝酸益康唑、阿昔洛韦、盐酸金刚烷胺、盐酸黄连素、呋喃妥因、磷酸氯喹、青蒿素、呋喃丙胺、枸橼酸乙胺嗪的结构特点、理化性质、作用与用途。

3. **了解** 喹诺酮类药物、磺胺类药物的药理作用、构效关系。

能力要求

　　学会运用合成抗感染药物的理化性质解决药物制剂的生产、贮存、检验及使用等工作岗位中的实际问题。

实例分析

　　实例 小吴同学读初二，下午放学在路边卖了一些零食边走边吃，晚上在家中出现上吐下泻并伴有腹部阵发性绞痛。被父母带到医院后医生诊断为急性肠炎。

　　分析 饮食不洁，易引起消化道感染，应使用抗消化道感染药物治疗。

第一节　喹诺酮类抗菌药

一、发展历史

PPT

　　第一代喹诺酮类抗菌药始于 1962 年萘啶酸的发现，随后发现了吡咯酸，两者抗菌谱窄，易产生耐药性，现已被淘汰。

　　第二代喹诺酮类抗菌药吡哌酸于 1973 年合成，抗菌活性强于萘啶酸，不良反应更少，对尿路感染的疗效好，还可用于耳鼻和呼吸道感染等。后来发现的西诺沙星与吡哌酸作用特点相似。 微课

　　第三代喹诺酮类抗菌药始于 1978 年诺氟沙星的发现，抗菌效力比吡哌酸大 10 倍以上，且抗菌谱广，广泛应用于消化道及尿路感染。20 世纪 80 年代以来，相继开发了环丙沙星、氧氟沙星、左氧氟沙星、培氟沙星、依诺沙星、洛美沙星、妥舒沙星、斯帕沙星等喹诺酮类抗菌药。

第四代喹诺酮类抗菌药加替沙星于 1999 年上市，代表药还有巴洛沙星、莫西沙星、吉米沙星等。

二、作用机制及构效关系

1. 作用机制 喹诺酮类抗菌药通过选择性地抑制细菌 DNA 的旋转酶（拓扑异构酶），使细菌 DNA 不能形成超螺旋结构，造成染色体不可逆损伤，产生很强的杀菌作用。

2. 构效关系 喹诺酮类抗菌药的基本结构如下。

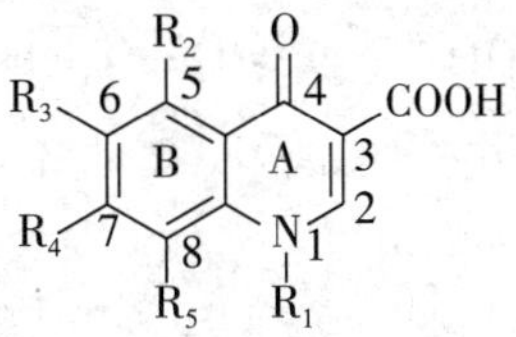

A 环为 4 - 吡啶酮 - 3 - 羧酸结构，又称吡酮酸类或吡啶酮酸类药物。①A 环是抗菌作用的必需结构，变化小；而 B 环可作较大改变，可以是苯环、吡啶环、嘧啶环等。②1 位取代基对抗菌活性影响较大，可以为脂肪烃基和芳烃基。若为脂肪烃基，以乙基或与乙基体积相近的取代基为好；若为脂环烃基，以环丙基最好。③3 位羧基和 4 位酮基是药效必不可少的部分，被其他取代基取代时活性消失。④6 位取代基对抗菌活性影响很重要，对抗菌活性贡献的大小顺序为：—F ＞—Cl ＞—CN ＞—NH$_2$ ＞—H，引入氟原子可使抗菌活性大大增大，是无取代的药物活性的 30 倍。⑤7 位引入侧链可扩大抗菌谱，可以是五元或六元杂环，抗菌活性均增加，其中以哌嗪基取代的活性为最好。⑥8 位引入氯、氟或者甲氧基取代可降低最低抑菌浓度。甲氧基取代可使抗菌活性增强；氟取代可导致光毒性增加。

三、典型药物

诺氟沙星

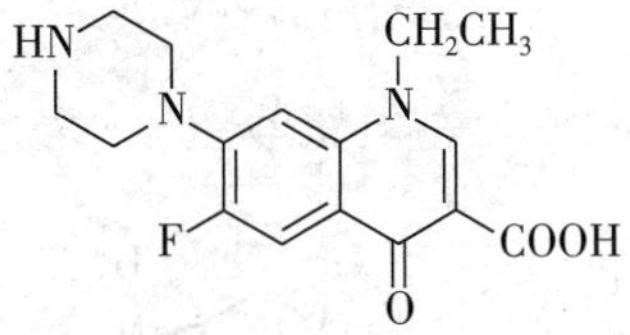

化学名：1 - 乙基 - 6 - 氟 - 4 - 氧代 - 1，4 - 二氢 - 7 - （1 - 哌嗪基）- 3 - 喹啉羧酸，又名氟哌酸。

本品为白色或淡黄色结晶性粉末，无臭，味微苦；在空气中能吸收水分，遇光色渐变深；略溶于二甲基甲酰胺，微溶于水或乙醇，易溶于乙酸、盐酸或氢氧化钠溶液；熔点为 218～224℃。

本品具有叔胺结构，与丙二酸和醋酐反应，显红棕色。

本品显有机氟化物的反应。

本品为最早用于临床的第三代喹诺酮类药物，抗菌谱广，抗菌活性强，与抗生素及同类物之间无明显交叉耐药性。临床主要用于治疗尿道、胃肠道等感染。

你知道吗

诺氟沙星的光分解反应与螯合反应

诺氟沙星在室温下相对稳定，但在光照下会发生哌嗪环的开环分解，应避光保存；这也是发生光敏反应的原因，所以用药后应避免晒太阳。

诺氟沙星结构中 3 位为 -COOH、4 位为 C=O，极易和金属离子如钙，镁、铁等形成螯合物，不仅降低了药物的抗菌活性，而且也使体内的金属离子流失，因此不能与含钙、铁等元素的药品和食品同时服用。

盐酸环丙沙星

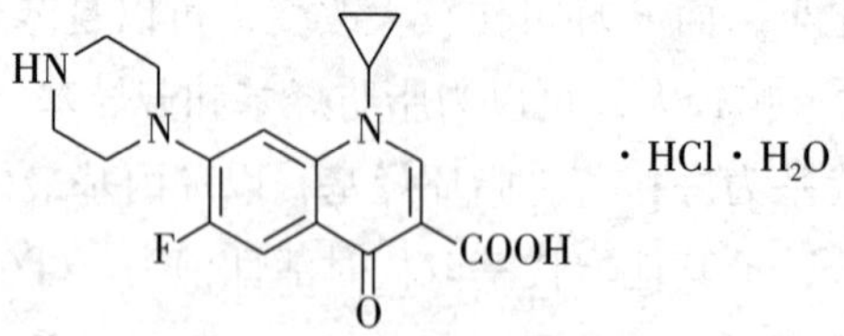

化学名：1 - 环丙基 - 6 - 氟 - 1，4 - 二氢 - 4 - 氧代 - 7 - (1 - 哌嗪基) - 3 - 喹啉羧酸盐酸盐一水合物，又名环丙氟哌酸。

本品为白色或类白色结晶性粉末，味苦；溶于水，微溶于甲醇，极微溶解于乙醇，几乎不溶于三氯甲烷，易溶于氢氧化钠溶液；熔点为 308~310℃。

本品具有叔胺结构，与丙二酸和醋酐反应，显红棕色。

本品显有机氟化物的反应。

本品抗菌谱和诺氟沙星相似，作用优于头孢菌素和氨基糖苷类抗生素，临床广泛用于敏感菌所致的呼吸系统、泌尿系统、消化系统、皮肤、软组织、耳鼻喉等部位的感染。

左氧氟沙星

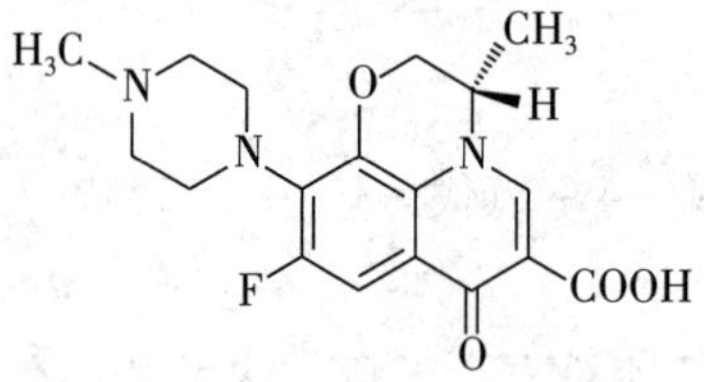

化学名：R (-)-9 - 氟 - 2，3 - 二氢 - 3 - 甲基 - 10 - (4 - 甲基 - 1 - 哌嗪基) - 7 - 氧代 - 7H - 吡啶并 [1，2，3 - de] [1，4] 苯并恶嗪 - 6 - 羧酸，又名左旋氧氟沙

星、左旋氟嗪酸。

本品为白色或淡黄色结晶性粉末,无臭;在水中微溶,乙醇中极微溶解,乙醚中不溶,在冰醋酸中易溶;比旋度为 -92° ~ -99°（10μg/ml 的甲醇溶液）。

本品是氧氟沙星的左旋体,抗菌活性是右旋异构体的 8 ~ 128 倍,更易制成注射剂。

本品临床上用于革兰阴性菌所致的呼吸系统、泌尿系统、消化系统、生殖系统感染。

第二节 磺胺类抗菌药及抗菌增效剂

PPT

一、磺胺类药物发展历史

磺胺类药物是从偶氮染料发展而来的。早在 1908 年就合成对氨基苯磺酰胺（又称磺胺,SN）,但当时仅作为合成偶氮染料的中间体。1932 年多马克发现一种偶氮染料百浪多息对链球菌和葡萄球菌有很好的抑制作用,并治疗了第一例由葡萄球菌引起的败血症,开创了传染疾病化学治疗的新纪元。19 世纪 40 年代,磺胺类药物的开发和广泛使用,使死亡率很高的细菌性传染病得到了控制,从第一种磺胺类药物的出现到许多优良药物的应用以及作用机制学说的建立,只用了十几年的时间。据 1950 年统计,已合成了 5500 余种磺胺类化合物,其中有 20 余种供临床使用,代表药物有磺胺醋酰、磺胺嘧啶、磺胺甲噁唑、磺胺多辛等。

二、结构通式与构效关系

磺胺类抗菌药物属对氨基苯磺酰胺的衍生物。其结构通式如下。

$$R_1-\overset{H}{N}-\!\!\!\!\!\!\bigcirc\!\!\!\!\!\!-SO_2NH-R_2$$

R_1 多为 H,R_2 多为杂环,如嘧啶、异噁唑、噻唑、吡嗪。

依据大量磺胺类药物的结构与药理作用和临床疗效的研究结果,对该类药物的构效关系总结如下。

1. 对氨基苯磺酰胺基是产生抗菌作用必需的基本结构,即苯环上的氨基与磺酰胺基必须处于对位,而邻位或间位异构体无抑菌活性。

2. 苯环被其他芳环取代,或在苯环上引入其他基团,抑菌活性降低或丧失。

3. 芳伯胺基是产生抗菌作用的必需结构,多数磺胺药没有取代基,如有取代基者,R_1NH- 必须在体内易被酶分解或还原为游离的氨基才有效,如 RCONH—,或者 R—N＝N—,O_2N-,否则无效。

4. 磺酰胺基以芳杂环取代时抑菌作用明显增强,单取代化合物有活性,而双取代化合物无活性。

三、典型药物

磺胺醋酰钠

$$H_2N-\text{[苯环]}-SO_2NCOCH_3 \cdot H_2O$$
$$\qquad\qquad\qquad\quad | \\ \qquad\qquad\qquad\quad Na$$

化学名：$N-$［（4-氨基苯基）-磺酰基］-乙酰胺钠一水合物，简称 SA-Na。

本品为白色结晶性粉末；无臭，味微苦；在水中易溶，在乙醇中略溶。

本品为磺胺醋酰的钠盐。磺胺醋酰分子结构中磺酰胺基（—SO_2NH—）显酸性，又有碱性的芳伯胺基，故显酸碱两性，易溶于盐酸、硫酸、氢氧化钠或氨试液。

$$H_2N-\text{[苯环]}-SO_2NHCOCH_3 + NaOH \longrightarrow H_2N-\text{[苯环]}-SO_2NCOCH_3 + H_2O$$

$$H_2N-\text{[苯环]}-SO_2NHCOCH_3 + HCl \longrightarrow HCl \cdot H_2N-\text{[苯环]}-SO_2NHCOCH_3$$

本品水溶液与硫酸铜试液反应，生成蓝绿色的铜盐沉淀，放置后颜色不变。

$$2H_2N-\text{[苯环]}-SO_2NCOCH_3 + CuSO_4 \longrightarrow \text{[铜盐配合物]} + Na_2SO_4 \downarrow$$

本品分子具有芳伯胺结构，能发生重氮化-偶合显色反应。在盐酸条件下与亚硝酸钠反应生成重氮盐，再与碱性的 β-萘酚发生偶合反应，生成红色的偶氮化合物。

$$H_2N-\text{[苯环]}-SO_2NHCOCH_3 \xrightarrow{HCl/NaNO_2} Cl^- N_2^+-\text{[苯环]}-SO_2NHCOCH_3$$

$$\text{[}\beta\text{-萘酚]} \xrightarrow{/NaOH} \text{[偶氮化合物]}$$

本品因芳伯胺结构呈现还原性，在光照、碱性条件和重金属离子可加速其氧化变质，生成有色的偶氮化合物或氧化偶氮化合物。

本品主要用于结膜炎、角膜炎、泪囊炎、沙眼及其他敏感菌引起的眼部感染。

> 1. 芳伯胺结构具有哪些性质？
> 2. 磺胺醋酰钠暴露在空气中的时间长了会变色，是什么原因？

磺胺嘧啶

$$H_2N-\langle\text{苯环}\rangle-SO_2NH-\langle\text{嘧啶环}\rangle$$

化学名：4 - 氨基 - N - 2 - 嘧啶基苯磺酰胺，简称 SD。

本品为白色结晶或粉末，无臭，无味，遇光色渐变暗；微溶于乙醇或丙酮，不溶于乙醚和三氯甲烷；熔点为 255 ~ 256℃。

本品显酸碱两性。分子中磺酰胺基显酸性，嘧啶环、芳伯胺基显碱性，本品在稀盐酸、氢氧化钠或氨溶液中都能溶解。

本品具芳伯胺的重氮化 - 偶合显色反应，生成橙红色沉淀。

本品钠盐水溶液能吸收空气中的二氧化碳，析出磺胺嘧啶沉淀。

本品钠盐水溶液与硝酸银试液反应，生成磺胺嘧啶银白色沉淀。

$$H_2N-\langle\text{苯环}\rangle-SO_2NH-\langle\text{嘧啶环}\rangle \xrightarrow[\text{AgNO}_3]{\text{NaOH}} H_2N-\langle\text{苯环}\rangle-SO_2N\langle\text{嘧啶环}\rangle \downarrow$$
$$\qquad\qquad\qquad\qquad\qquad\qquad\qquad\qquad\qquad\qquad |\\ \qquad\qquad\qquad\qquad\qquad\qquad\qquad\qquad\qquad\quad Ag$$

本品钠盐水溶液与铜盐反应为黄绿色沉淀，放置后变为紫色。

本品具碱性的嘧啶环结构，与碘 - 碘化钾试液作用，产生棕褐色沉淀。

本品抗菌作用和疗效均较好，对铜绿假单胞菌也有抑制作用。在血中浓度较高，血清蛋白结合率低，易干讲入脑脊髓液中，为预防和治疗流行性脑炎的首选药物。因磺胺类药物的不良反应，现已少用。

磺胺甲噁唑

$$H_2N-\langle\text{苯环}\rangle-SO_2NH-\langle\text{异噁唑环}\rangle-CH_3$$

化学名：4 - 氨基 - N - （5 - 甲基 - 3 - 异噁唑基）苯磺酰胺，又名磺胺甲基异噁唑、新诺明（SMZ）。

本品为白色结晶性粉末，无臭，味微苦；几乎不溶于水，三氯甲烷和乙醚，略溶于乙醇，易溶于丙酮；熔点为 168 ~ 172℃。

本品显酸碱两性，在稀盐酸、氢氧化钠和氨试液中能成盐而溶解。

本品具有芳伯胺基，具有重氮化 - 偶合反应，生成橙红色沉淀。

本品含有磺酰胺基，与硝酸银反应生成白色银盐沉淀，与硫酸铜反应生成草绿色沉淀。

本品抗菌谱与磺胺嘧啶相似，口服易吸收，体内分布广，排泄较慢，一次给药有效浓度可维持12小时。临床主要用于泌尿道、呼吸道和软组织等感染，现已少用。

四、抗菌增效剂

抗菌增效剂是指与抗菌药配伍使用后，能通过不同的作用机制增强抗菌药抗菌活性的药物。

甲氧苄啶

化学名：5-[(3,4,5-三甲氧苯基)-甲基]-2,4-嘧啶二胺，又名甲氧苄氨嘧啶，简称TMP。

本品为白色或类白色结晶性粉末，无臭，味苦；略溶于三氯甲烷，微溶于乙醇或丙酮，几乎不溶于水，易溶于冰醋酸及无机酸；熔点为199~203℃。

本品为抗菌磺胺增效剂，常与SMZ或SD合用，使其抗菌作用增强数倍至数十倍，甚至有杀菌作用。与SMZ合用时，组成复方新诺明，临床治疗呼吸道感染、尿路感染、肠道感染和败血症等。与长效磺胺合用，曾用于耐药恶性疟的防治。

你知道吗

磺胺类药物及TMP的作用机制

关于磺胺类药物的作用机制有许多学说，其中伍德·费尔兹（Wood Fields）学说为人们公认和接受，并且被实验所证实。该学说认为磺胺类药物能与细菌生长所必需的对氨基苯甲酸（PABA）产生竞争性拮抗，干扰细菌的酶系统对PABA的利用，影响了细菌的正常生长，因此有抑菌作用。后证明PABA是微生物合成二氢叶酸的重要原料，磺胺类药物与PABA竞争性拮抗，结果使二氢叶酸代谢受阻，微生物的DNA、RNA及蛋白质的合成受到干扰，影响了细菌的生长繁殖。人体可以从食物中摄取二氢叶酸，所以磺胺类药物对人类的影响较小。

甲氧苄啶（TMP）的作用机制为可逆性地抑制二氢叶酸还原酶，阻碍二氢叶酸还原为四氢叶酸，从而影响微生物DNA、RNA及蛋白质的合成，抑制微生物的生长繁殖。其对人和动物二氢叶酸还原酶的亲和力要比对微生物二氢叶酸还原酶的亲和力弱10000~60000倍，所以对人和动物的影响很小，其毒性也较弱。

甲氧苄啶对磺胺类药物有增效作用，原因是磺胺类药物抑制二氢叶酸合成酶，阻断二氢叶酸的合成，而甲氧苄啶抑制二氢叶酸还原酶，阻断二氢叶酸还原成四氢叶酸，合用时可使细菌体内的四氢叶酸合成受到双重阻断，产生协同抗菌作用，作用可增强数倍至数十倍，故 TMP 称为磺胺增效剂。

第三节 抗结核病药

PPT

结核病是由结核分枝杆菌引起的慢性传染病，可感染皮肤、肠、腹膜、肺、脑、骨骼等部位，以肺结核最为常见。抗结核病药按化学结构分为抗生素类抗结核病药及合成类抗结核病药。

一、抗生素类抗结核病药

结核杆菌是一种有特殊细胞壁的耐酸杆菌，菌体细胞上富有高亲水性的类脂分子，对醇、酸、碱和某些消毒剂具有高度稳定性，结核杆菌对多数药物不敏感。1944 年链霉素问世，成为第一个临床抗结核病的有效药物。

抗生素类抗结核病药包括氨基糖苷类的链霉素、卡那霉素，大环内酰胺类的利福平、利福定、利福喷丁，其他还有紫霉素、卷曲霉素等。

硫酸链霉素为抗结核病的常用药物，通过与细菌核蛋白 30S 亚基结合，使结核杆菌蛋白质的合成受到抑制，临床用于治疗各种结核病，对急、慢性浸润型肺结核有很好的疗效。缺点是结核杆菌对其易产生耐药性，对第Ⅷ对脑神经有显著的损害，严重时可产生眩晕、耳聋等。此外，对肾脏也有毒性。为了克服耐药性，链霉素常与对氨基水杨酸钠或异烟肼合用。

利福平

化学名：3 - [[(4 - 甲基 - 1 - 哌嗪基) 亚氨基] 甲基] - 利福霉素，又名甲哌利福霉素。

本品为鲜红或暗红色结晶性粉末，无臭，无味；易溶于三氯甲烷，溶于甲醇，几乎不溶于水；熔点为 240℃；熔融时分解。

本品分子为二十七元环的大环内酰胺抗生素，含有萘酚结构，水溶液受光照易被空气氧化成醌型化合物而变色。

本品溶于盐酸溶液，再与亚硝酸钠作用，氧化生成醌型化合物，颜色变深。

请你想一想

1. 利福平为什么容易氧化变质？

2. 结核病患者服用利福平以后，为什么尿液、粪便、唾液、泪液、痰液及汗液等常会呈现橘红色？利福平为什么适宜空腹服用？

本品分子含有醛缩氨基哌嗪结构。在强酸中，易在 C = N 处水解，生成醛和氨基哌嗪的衍生物。酸度应控制 pH 在 4.0 ~ 6.5 范围内较稳定。

本品主要用于肺结核及其他结核病，也可用于麻风病。与异烟肼、乙胺丁醇合用，有协同作用，可延缓耐药性的产生。

本品在肠道中吸收迅速，食物可以干扰药物的吸收，宜空腹服用。

本品的代谢物具有色素基团，因而尿液、粪便、唾液、泪液、痰液及汗液等常呈橘红色。

二、合成抗结核病药

1944 年有人发现苯甲酸和水杨酸能强力地促进结核杆菌的呼吸。根据代谢拮抗的原理，1946 年找到了对氨基水杨酸钠，对结核杆菌有选择性抑制作用，但无杀菌作用。

1952 年发现异烟肼对结核杆菌显强大的抑制和杀灭作用，与香草醛缩合得异烟腙，与葡糖醛酸缩合得葡烟腙，抗结核作用都与异烟肼类似，但毒性低，不损害肝脏。

1962 年发现盐酸乙胺丁醇的右旋体，抗结核菌作用较强，与其他抗结核药无交叉耐药性。

对氨基水杨酸钠

化学名：4 - 氨基 - 2 - 羟基苯甲酸钠二水合物，又名 PAS - Na。

本品为白色或类白色结晶或结晶性粉末，无臭，味甜带咸；易溶于水，略溶于乙醇，不溶于乙醚。

本品水溶液不稳定，露置日光中或遇热时色渐变深，可显淡黄、黄或红棕色。原因是本品先脱羧生成间氨基苯酚，再被氧化生成棕色的联苯醌化合物，酸性越强脱羧反应越快。故本品制成粉针剂，应用前加水溶解，遮光下使用。

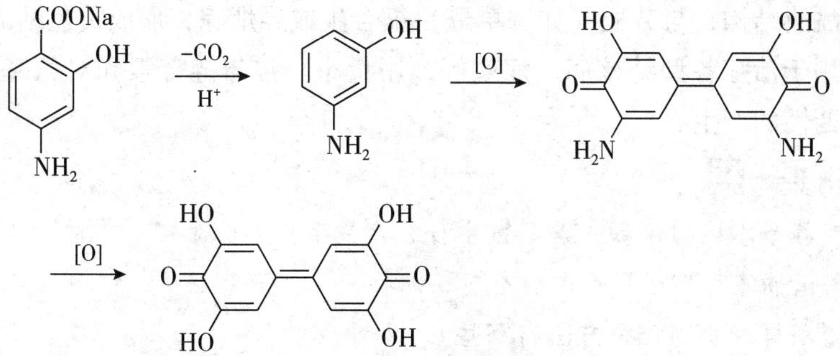

本品具酚结构，与三氯化铁试液作用，生成紫红色络合物。

本品具有芳伯氨基，可发生重氮化－偶合反应，生成红色偶氮化合物。

本品用于各种结核病，易产生耐药性，常与链霉素、异烟肼等合用，可增加疗效，减少耐药性。

异烟肼

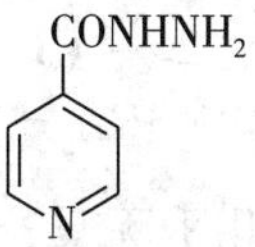

化学名：4－吡啶甲酰肼，又名雷米封。

本品为无色结晶或白色结晶性粉末，无臭，味微甜后苦；在水中易溶，乙醇中微溶，乙醚中极微溶；熔点为 170～173℃。

本品具有酰肼结构，易水解失效，生成烟酰胺和肼，游离肼的存在使毒性增加。光照、重金属、受热、酸、碱等因素都会加快水解速度，故常制成片剂或粉针剂使用。

本品分子的肼基具还原性，遇氨制硝酸银试液，被氧化生成异烟酸酸，放出氮气，并在试管壁产生银镜，也容易被溴、碘、硝酸银和溴酸钾等氧化剂氧化。

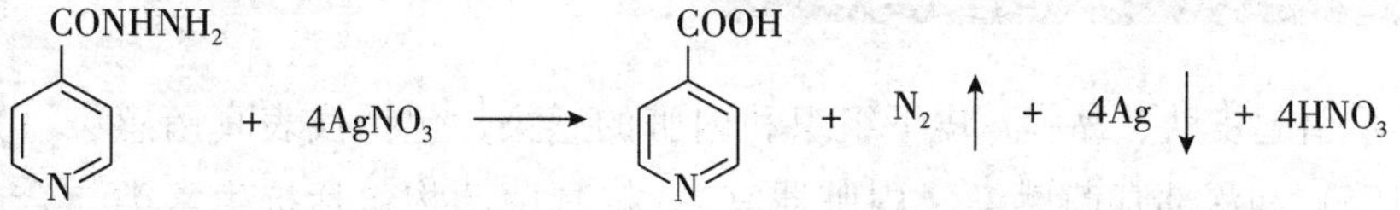

本品酰肼结构显络合性，遇铜离子、铁离子、锌离子等金属离子，会生成有色螯合物。在酸性条件下与铜离子可生成单分子螯合物，显红色；在 pH 为 7.5 时形成双分子螯合物。

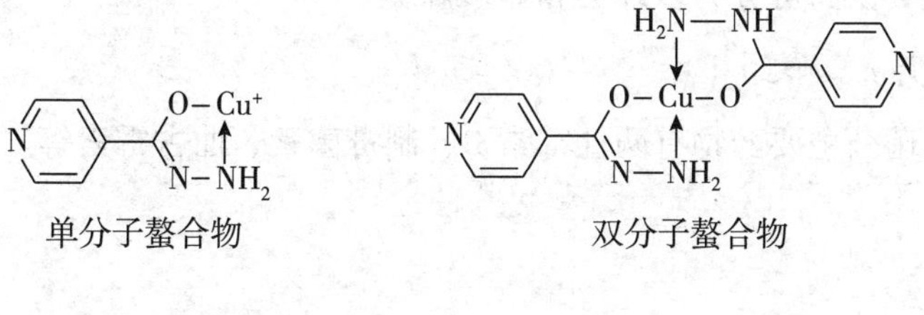

单分子螯合物 　　　　　双分子螯合物

本品的酰肼结构，与芳醛（如香草醛）缩合生成异烟腙，形成黄色结晶性沉淀。

本品常用于治疗各型结核病，疗效好，用量小。常与链霉素和对氨基水杨酸钠合用，减少耐药性的产生。

请你想一想

1. 对氨基水杨酸钠受光照易发生什么变质反应？
2. 异烟肼不稳定的原因是什么？
3. 鉴别异烟肼的化学方法有哪些？

盐酸乙胺丁醇

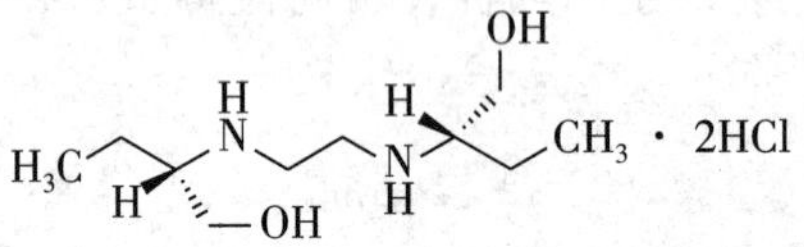

化学名：$(2R，2R') - (+) - 2，2' - (1，2 - 乙二基二亚氨基) - 双 - 1 - 丁醇二盐酸盐。$

本品为白色结晶性粉末，无臭或几乎无臭；在水中极易溶，在乙醇中略溶，在三氯甲烷中极微溶，在乙醚中几乎不溶；熔点为 $199 \sim 204℃$，熔融同时分解。

本品含有两个构型相同的手性碳原子，有三个旋光异构体，药用右旋体，其活性是左旋体的 $200 \sim 500$ 倍，是内消旋体的 12 倍。

本品在氢氧化钠条件下与硫酸铜试液作用，生成深蓝色的螯合物。

本品水溶液与三硝基苯酚反应，生成三硝基苯酚盐沉淀，熔点为 $193 \sim 197℃$。

本品主要用于治疗对异烟肼、链霉素耐药的各型肺结核及肺外结核，多与链霉素、异烟肼合用。

第四节　抗真菌药

PPT

真菌可引起皮肤、黏膜、皮下组织和内脏的感染，包括浅表真菌感染（皮肤、毛发、指甲等）和深部真菌感染（内脏器官）。抗真菌药物包括抗生素类与合成类抗真菌药。

一、抗生素类抗真菌药

抗生素类抗真菌药可分为多烯类和非多烯类。

（一）多烯类抗真菌药

多烯类抗真菌药主要药物有两性霉素 B、制霉菌素、曲古霉素等。

两性霉素 B

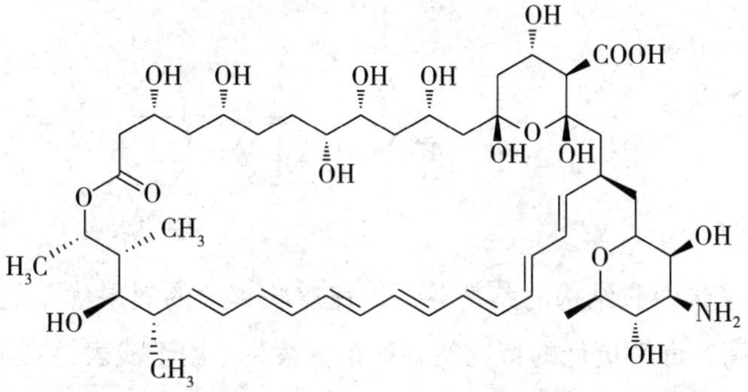

本品为淡黄色或橙黄色粉末，几无臭；不溶于水、丙酮、乙醚和三氯甲烷，极微溶于酸、碱及甲醇，微溶于二甲基甲酰胺，溶于丙二醇、二甲亚砜。

本品分子结构中含有七个共轭双键的亲脂性大环内酯环和一个氨基糖。

本品遇光、热、酸、碱均不稳定，pH 为 5~7 时最稳定。

本品用于治疗深部真菌感染，也可用于治疗皮肤和黏膜浅部真菌感染。但对肾脏、肝脏及血液系统有毒性。

（二）非多烯类抗真菌药

非多烯类由于其生物利用度低和毒性大，主要用于浅表真菌感染，如灰黄霉素和西卡宁。

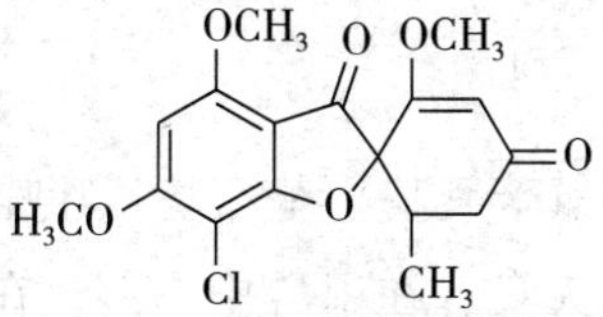

灰黄霉素 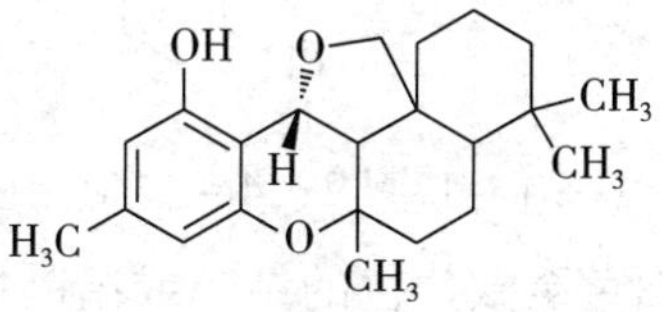　　　　西卡宁

二、合成类抗真菌药

自 1970 年发现克霉唑以来，咪唑类、三氮唑类抗真菌药物迅速发展，相继发现了咪康唑、益康唑、酮康唑、氟康唑、伊曲康唑等，均为广谱抗真菌药，既可用于治疗皮肤真菌感染，也可口服治疗深部真菌感染。

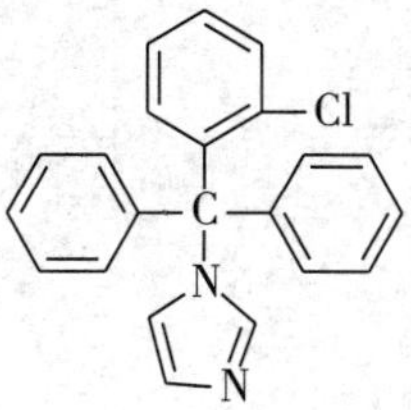

克霉唑 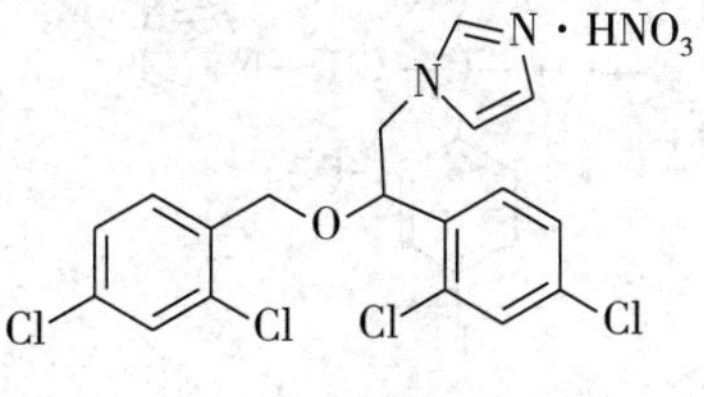　　　　硝酸咪康唑 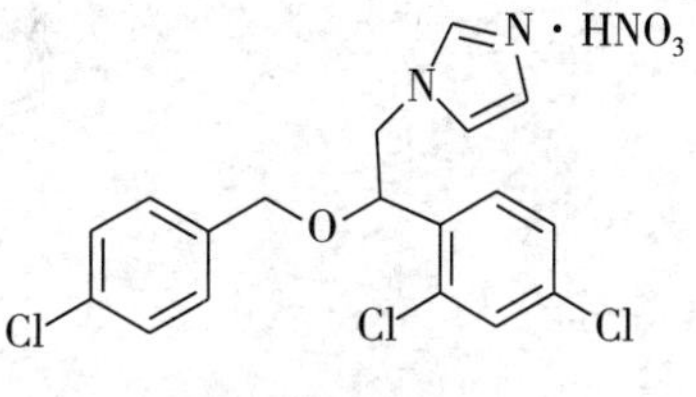　　　　硝酸益康唑

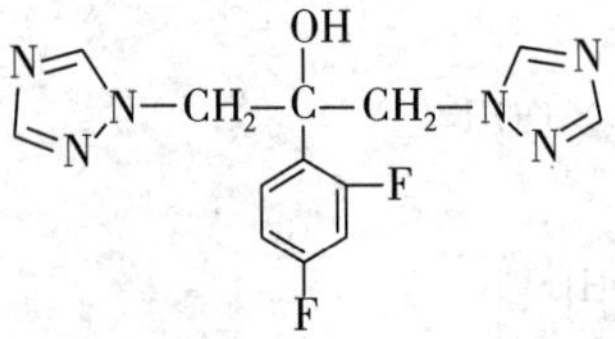

氟康唑 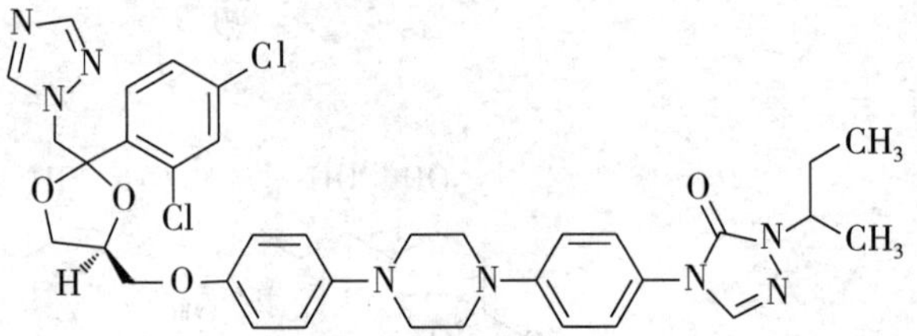　　　　　　　　　伊曲康唑

1981 年发现了烯丙胺结构的萘替芬，治疗皮肤癣菌的效果优于益康唑，继而又发现抗真菌作用更高、毒性更低的特比萘芬和布替萘芬，用于浅表性真菌感染。

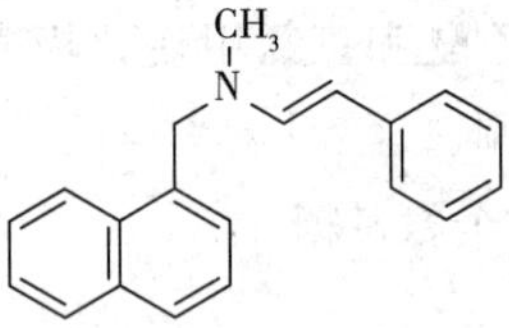

萘替芬 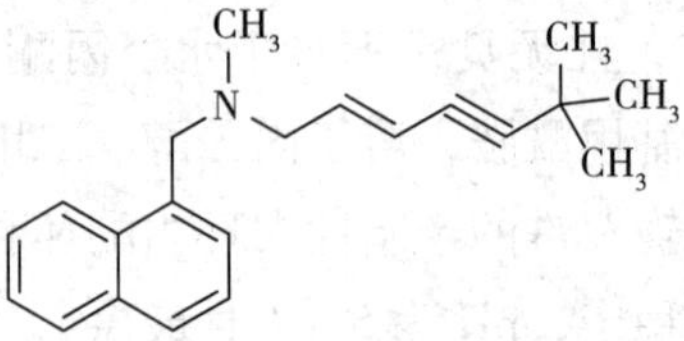　　　　　　　　特比萘芬 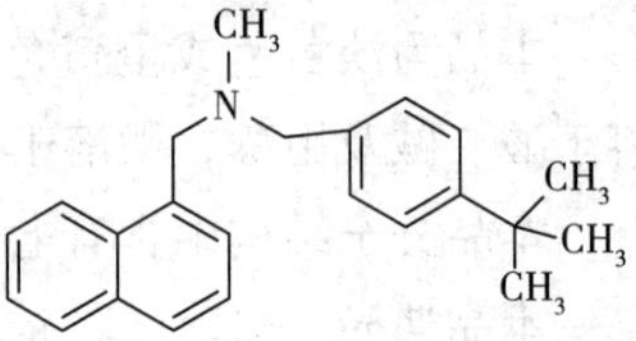　　　　　　　布替萘芬

硝酸益康唑

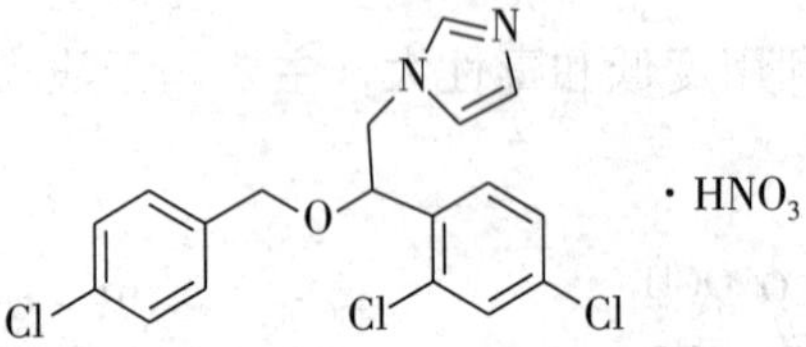

· HNO₃

化学名：（±）-1-［2，4-二氯-β-（4-氯苄氧基）苯乙基］咪唑硝酸盐。

本品为白色至微黄色的结晶或结晶性粉末，无臭；在甲醇中易溶，在三氯甲烷中微溶，在水中极微溶解；熔点为 163～167℃，熔融时同时分解。

本品具有咪唑母核，含有一个手性碳原子，临床使用外消旋体。

本品能抑制真菌细胞内麦角甾醇的合成，临床用于五官、阴道、皮肤等部位的真菌感染。

氟康唑

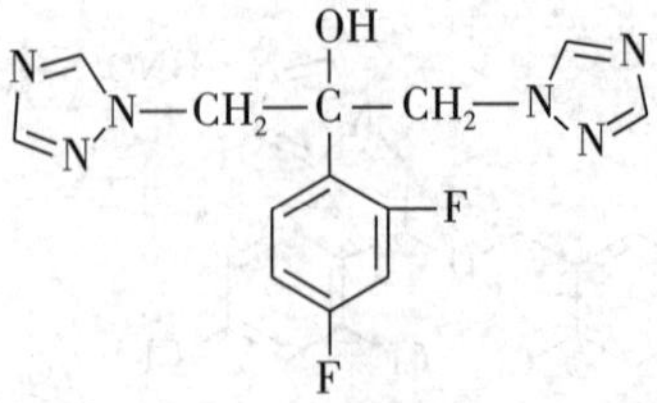

化学名：α-（2，4-二氟苯基）-α-（1H-1，2，4-三唑-1-基甲基）-1H-1，2，4-三唑-1-基乙醇。

本品为白色结晶性粉末；无臭或微带特异臭，味苦；易溶于甲醇，溶于乙醇，微溶于二氯甲烷、水或醋酸，不溶于乙醚；熔点为 137～141℃。

本品分子具有三氮唑结构，显碱性。

本品含氟元素，显有机氟的鉴别反应。

氟康唑是含氟的三氮唑类抗真菌药，特点是与血浆蛋白结合率较低，生物利用度高，并可渗入脑脊液，适用于中枢真菌感染。对白色念珠菌及其他念珠菌、黄曲霉菌、烟曲菌、皮炎芽生菌、粗球孢子菌、荚膜组织胞浆菌等都有效。

第五节　抗病毒药

病毒是病原微生物中最小的一种，大小为 0.02～0.4μm。结构简单，没有细胞器和完整的酶系统，只有核心的核酸（DNA 或 RNA）和蛋白质外壳，本身不具有细胞结构，无法独立进行繁殖，必须寄生在宿主细胞内繁殖。

抗病毒药应用于预防、缓解和治疗病毒性感染，如流感、麻疹、水痘、流行性腮腺炎、脊髓灰质病、病毒性肝炎、狂犬病、疱疹、艾滋病、SARS、禽流感、新冠肺炎等。

抗病毒药的结构分类如下。

1. 核苷类　代表药物有阿糖胞苷、阿糖腺苷、利巴韦林、司他夫啶、齐多夫定、阿昔洛韦、更昔洛韦、泛昔洛韦等。

2. 三环胺类　金刚烷胺、金刚乙胺。

3. 多肽类　沙喹那韦、利托那韦、吲哚那韦等。

4. 其他类　奥司他韦、膦甲酸、干扰素、聚肌胞。

利巴韦林

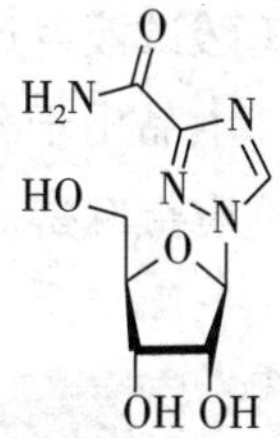

化学名：1－β－D－呋喃核糖基－1H－1，2，4－三氮唑－3－酰胺，又名三氮唑核苷，病毒唑。

本品为白色结晶性粉末，无臭，无味；易溶于水，微溶于乙醇，不溶于三氯甲烷或乙醚；熔点为 166～168℃；比旋度为 －35.0°～－37.0°（40mg/ml 的水溶液）。

本品分子具有甲酰胺结构，与氢氧化钠试液作用，加热至沸，即产生氨气，可使湿润的红色石蕊试纸变蓝。

　　利巴韦林为广谱抗病毒药，主要用于腺病毒等引起的肺炎与支气管炎的早期治疗，也用于防治麻疹、水痘、流行性感冒、急性甲型肝炎等。

阿昔洛韦

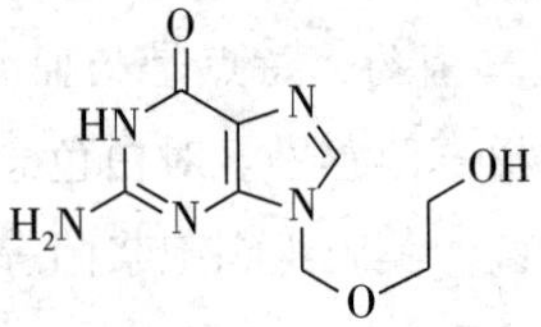

　　化学名：9 -（2 -羟乙氧甲基）鸟嘌呤，又名无环鸟苷。

　　本品为白色结晶性粉末，无臭，无味；熔点为256～257℃；略溶于冰醋酸或热水，极微溶于水，几乎不溶于乙醚或三氯甲烷，溶于稀氢氧化钠溶液，本品钠盐可供注射用。

　　本品是第一个上市的开环核苷类抗病毒药物，为广谱抗病毒药物，是抗疱疹病毒的首选药物，用于治疗疱疹性角膜炎、生殖器疱疹、全身性带状疱疹和疱疹性脑炎及病毒性乙型肝炎等。

盐酸金刚烷胺

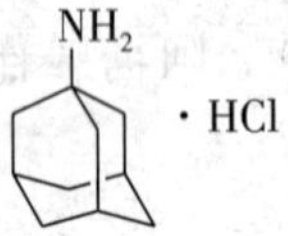

　　化学名：三环 $[3.3.1.1^{3,7}]$ 癸烷 -1 -胺盐酸盐。

请你想一想

　　1. 利巴韦林的水溶性好吗？

　　2. 阿昔洛韦是否显酸碱两性？

　　本品为白色结晶性粉末，无臭，味苦；易溶于水或乙醇。

　　本品具伯胺结构，能发生有机碱沉淀反应，遇硅钨酸试液，产生白色沉淀。

　　本品用于各种病毒性流感的预防和治疗，也用于抗震颤麻痹。

PPT

第六节　抗寄生虫病药

　　抗寄生虫病药是指用于预防和治疗肠虫、滴虫、血吸虫、血丝虫、阿米巴原虫等寄生虫感染的药物。

一、抗肠虫病药

　　常见的肠道寄生虫有蛔虫、钩虫、蛲虫、绦虫及鞭毛虫等。抗肠虫药按化学结构可分为哌嗪类、咪唑类、嘧啶类和酚类，临床主要使用药物有枸橼酸哌嗪、左旋咪唑、甲苯达唑、阿苯达唑等。

枸橼酸哌嗪

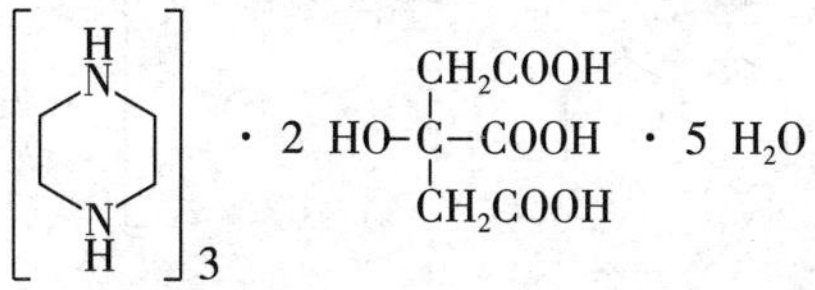

本品又名驱蛔灵。

本品为白色结晶性粉末，无臭，味酸，微有引湿性；易溶于水，极微溶于甲醇，不溶于乙醇、三氯甲烷、乙醚。

本品分子具有仲胺结构，在盐酸条件下，与亚硝酸钠共热，生成亚硝基哌嗪，呈黄色小叶状结晶性沉淀。

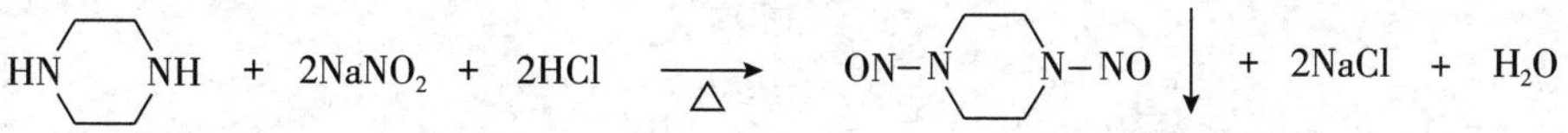

本品含枸橼酸，水溶液与高锰酸钾试液作用后，再加入饱和硫酸汞试液，产生白色沉淀。

本品用于驱除肠内蛔虫、蛲虫。

阿苯达唑

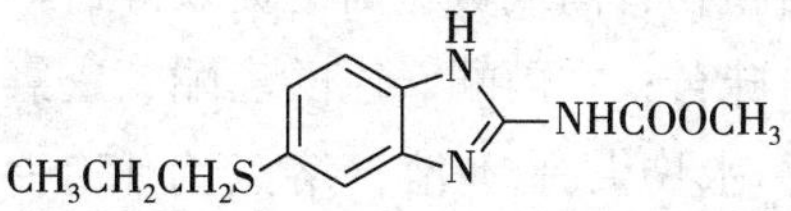

化学名：[5-（丙硫基）-1H-苯并咪唑-2-基] 氨基甲酸甲酯，又名肠虫清。

本品为白色或类白色粉末，无臭，无味；在丙酮或三氯甲烷中微溶，乙醇中几乎不溶，水中不溶，冰醋酸中溶解；熔点为 206～212℃。

本品具硫醚结构，经灼烧分解生成硫化氢气体，可使湿润的醋酸铅试纸变黑。

本品具咪唑环结构，显碱性，溶于稀硫酸后，遇碘化铋钾试液，产生红棕色沉淀。

本品为高效、广谱抗肠虫药，用于治疗蛔虫、钩虫、蛲虫、鞭毛虫等肠道寄生虫病。

二、抗疟药

抗疟药有三种化学结构类型，即喹啉类、嘧啶类、萜类。喹啉类抗疟药有奎宁、氯喹、伯氨喹等；嘧啶类抗疟药有乙胺嘧啶；萜类抗疟药有青蒿素、蒿甲醚、青蒿酯等。

磷酸氯喹

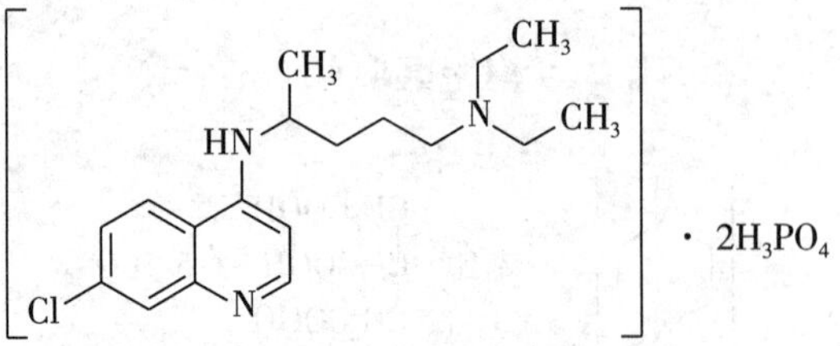

化学名：N^1，N^1 - 二乙基 - N^4 - (7 - 氯 - 4 - 喹啉基) - 1，4 - 戊二胺二磷酸盐。

本品为白色结晶性粉末，无臭；在水中易溶，在乙醇、三氯甲烷或乙醚中几乎不溶；熔点为 193～196℃，熔融时分解。

本品具叔胺、喹啉环结构，显碱性，遇有机碱沉淀剂苦味酸试液，产生黄色沉淀。

本品为磷酸盐的鉴别反应。遇硝酸银试液，生成黄色的磷酸银沉淀。

本品能杀灭红细胞内的疟原虫，用于控制疟疾症状。

青蒿素

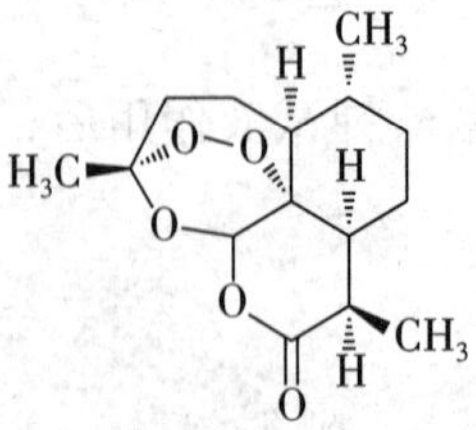

本品萜内酯分子从菊科植物青蒿或黄花蒿中提取得到。

本品为无色针状结晶，味苦；在丙酮、乙酸乙酯、三氯甲烷、苯或冰醋酸中易溶，甲醇、乙醇、乙醚中溶解，水中几乎不溶；熔点为 150～153℃；比旋度为 +75°～+78°。

本品分子具有过氧键结构，显氧化性，遇碘化钾 - 淀粉试液，立即显紫色。

本品有内酯结构，在无水乙醇溶液中，与盐酸羟胺试液、氢氧化钠试液一起加热微沸，放冷后，再与盐酸、三氯化铁试液作用，生成异羟肟酸铁，立即显深紫红色。

本品为高效、速效抗疟疾药物，用于各种疟原虫感染。

<u>你知道吗</u>

青蒿素——"中国神药"

我国抗疟新药的研究源于 1967 年 5 月 23 日成立的"五二三项目"。当时屠呦呦团队与我国多个系统的科研人员在极为艰苦的科研条件下共同协作研究。他们从古籍晋朝葛洪所著《肘后备急方》治疟药方中获得灵感。于 1971 年从天然中草药青蒿中成功提取出对疟原虫感染的有效单体。在 1972 年确定了其熔点为 156～157℃，分子式为 $C_{15}H_{22}O_5$，分子量 282，并将其命名为青蒿素。1975 年中国科学院确定了青蒿素的立体结构，是一种倍半萜内酯。1985 年完成全合成，在研究青蒿素的各类衍生物时，发现二氢青蒿素更加稳定并且比青蒿素的疗效好 10 倍。用药后，病人的疟疾复发率更低，经醚化得到药物蒿甲醚，比青蒿素的抗疟疾活性强 10～20 倍。

20 世纪 80 年代青蒿素及其衍生物在中国治愈数千疟疾病人，引起了全世界的关注。2005 年世界卫生组织宣布了青蒿素联合疗法。从此青蒿素被广泛采用，为世界抗疟事业作出了巨大贡献。因为毒性更小，青蒿素替代磷酸氯喹成为抗疟疾首选药物，至今全球数亿人因这种"中国神药"而受益。青蒿素拯救了世界上数百万人的生命，被西方媒体誉为"二十世纪后半叶最伟大的医学创举"。

2015 年 10 月，屠呦呦因为发现抗疟疾药物青蒿素。被授予诺贝尔生理学或医学奖。

三、抗血吸虫病药和抗丝虫病药

血吸虫病是血吸虫通过中间宿主钉螺传播的一种血液系统寄生虫病。抗血吸虫病药物主要有呋喃丙胺、吡喹酮、硝硫氰胺等药物。

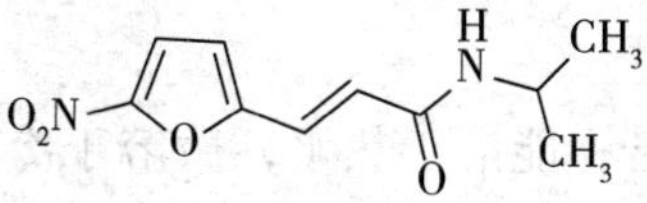

呋喃丙胺

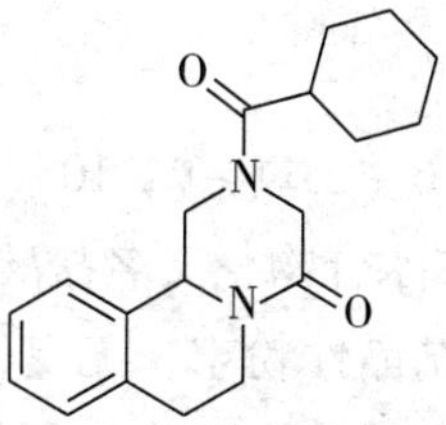

吡喹酮

血丝虫主要感染淋巴系统和结缔组织。抗丝虫病药主要有乙胺嗪、左旋咪唑、甲苯哒唑、呋喃嘧酮等。

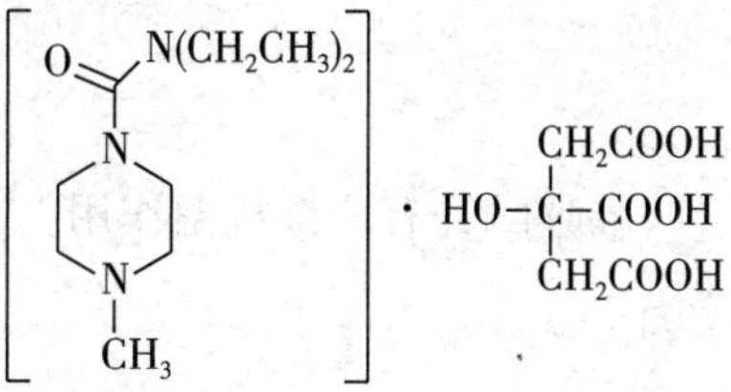

枸橼酸乙胺嗪

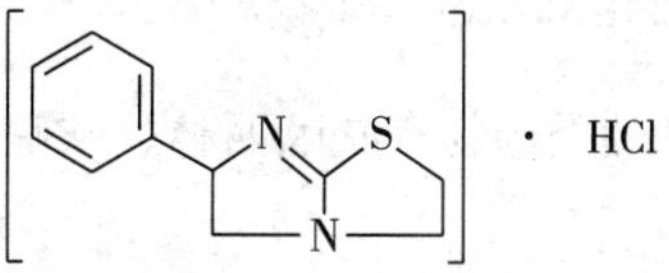

盐酸左旋咪唑

呋喃丙胺

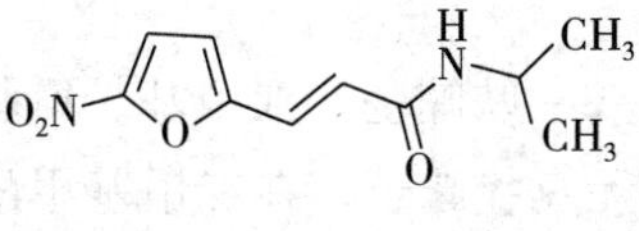

化学名：5-硝基-2-呋喃亚甲基乙酰异丙胺。

本品为淡黄色鳞片状结晶，无臭，无味；露置日光下色渐变深；在水中不溶，在乙醇中微溶，在丙酮和三氯甲烷中略溶；熔点为 187 ~ 188℃。

本品具硝基呋喃结构，与氢氧化钠溶液作用显红色；加热后，颜色变深。

本品因酰胺结构具水解性，加入氢氧化钠溶液煮沸，产生胺的臭味，可使湿润的红色石蕊试纸变成蓝色。

本品为抗血吸虫病药物，对血吸虫的幼虫和成虫均有杀灭作用。

第七节　其他抗感染药

PPT

一、异喹啉类

盐酸小檗碱

$$\left[\begin{array}{c} \end{array} \right]\cdot Cl^- \cdot 2H_2O$$

化学名：5，6 - 二氢 - 9，10 - 二甲氧基苯并 [*g*] - 1，3 - 苯并二氧戊环 [5，6 - *α*] 喹嗪盐酸盐二水合物，又名盐酸黄连素。

本品为黄色结晶性粉末，无臭，味极苦；能溶于热水，微溶于冷水或乙醇，不溶于乙醚；本品硫酸盐或枸橼酸卤在水中溶解度较大。

本品加热至 220℃，分解并显棕红色。

本品与氢氧化钠作用，生成小檗碱呈红色，再与丙酮作用，缩合物为黄色结晶。

本品为抗菌药，用于治疗肠炎、细菌性痢疾。

二、硝基呋喃类

硝基呋喃类药物有呋喃西林、呋喃妥因、呋喃唑酮，有广谱抗菌作用。

呋喃妥因

化学名：1 - [[(5 - 硝基 - 2 - 呋喃基) 亚甲基] 氨基] - 2，4 - 咪唑烷二酮。

本品为黄色结晶性粉末，无臭，味苦，在二甲基甲酰胺中溶解，丙酮中微溶，乙醇中极微溶解，水或三氯甲烷中几乎不溶。

本品芳杂环上有硝基结构，与氢氧化钠试液作用，呈现深橙红色。

本品有二酰亚胺结构，显酸性，能溶于氨试液，再加入硝酸银试液，生成黄色银盐沉淀。

本品抗菌谱较广，用于治疗泌尿系统感染，如肾盂肾炎、膀胱炎及前列腺炎等。

三、硝基咪唑类

硝基咪唑类药物有甲硝唑、替硝唑、奥硝唑等，有较强的抗厌氧菌、抗阿米巴原虫、滴虫引起的感染。

甲硝唑

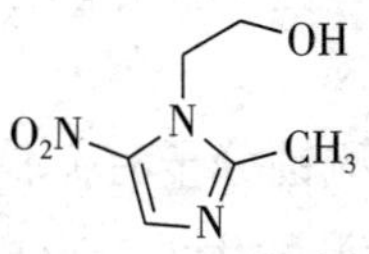

化学名：2 – 甲基 – 5 – 硝基咪唑 – 1 – 乙醇，又名甲硝基羟乙唑，灭滴灵。

本品为白色或微黄色的结晶或结晶性粉末，有微臭，味苦而略咸；在乙醇中略溶，在水或三氯甲烷中微溶，乙醚中极微溶解；熔点为 159～163℃。

本品芳杂环上有硝基结构，与氢氧化钠试液作用，温热后即显紫红色，滴加稀盐酸成酸性后溶液变成黄色，再加氢氧化钠试液后变成橙红色。

本品溶于硫酸后，遇有机碱沉淀剂苦味酸，生成黄色沉淀。

本品用于厌氧菌引起的系统和局部感染，还用于抗阿米巴病、滴虫病。

实训五　磺胺醋酰钠与异烟肼的性质

一、实训目的

1. 认识磺胺醋酰钠、异烟肼的结构与性质。
2. 学会验证磺胺醋酰钠、异烟肼性质的方法和操作技能。
3. 能够分析和解决实训操作中遇到的实际问题。

二、试药及器材

药品：磺胺醋酰钠滴眼液（15%）、异烟肼。

试剂：硫酸铜试液、醋酸、0.1mol/L 亚硝酸钠溶液、碱性 β – 萘酚试液、氢氧化钠溶液。

仪器材料：试管、量筒、pH 试纸、胶头滴管、酒精灯。

三、实训原理

（一）磺胺醋酰钠

1. 铜盐沉淀反应　磺胺醋酰钠与硫酸铜反应，生成的铜盐为蓝绿色沉淀，放置后颜色不变。

$$2H_2N-\!\!\!\!\bigcirc\!\!\!\!-SO_2NCOCH_3 \underset{Na}{|} + CuSO_4 \longrightarrow \begin{array}{c} H_2N-\!\!\!\!\bigcirc\!\!\!\!-SO_2NCH_2OCH_3 \\ \qquad\qquad\qquad Cu \\ H_2N-\!\!\!\!\bigcirc\!\!\!\!-SO_2NCH_2OCH_3 \end{array} \downarrow + Na_2SO_4$$

2. 重氮化 – 偶合反应　磺胺醋酰钠分子有芳伯胺结构，在盐酸条件下与亚硝酸钠反应生成重氮盐，再与碱性的 β – 萘酚发生偶合反应，生成红色的偶氮化合物。

$$H_2N-\!\!\!\!\bigcirc\!\!\!\!-SO_2NHCOCH_3 \xrightarrow{HCl \,/\, NaNO_2} Cl^-N_2^+-\!\!\!\!\bigcirc\!\!\!\!-SO_2NHCOCH_3$$

$$\xrightarrow{/ \,NaOH} \text{（偶氮化合物结构）} -N=N-\!\!\!\!\bigcirc\!\!\!\!-SO_2NHCOCH_3$$

（二）异烟肼

1. 成腙反应　异烟肼因吡啶环结构显碱性。异烟肼与香草醛缩合，生成黄色的异烟腙结晶。

2. 银镜反应　异烟肼的肼基具有还原性，遇氨制硝酸银发生氧化还原反应，放出氨气，并在试管壁生成银镜。

四、操作步骤

（一）磺胺醋酰钠

1. 取本品滴眼液 2ml 于试管中，滴加硫酸铜试液 5 滴，摇匀，观察并记录现象。

2. 取本品滴眼液 2ml 于试管中，加稀盐酸 2ml 和 0.1mol/L 亚硝酸钠溶液 1ml，再滴加碱性 β – 萘酚试液 10 滴，观察溶液变化并记录现象。

（二）异烟肼

取异烟肼研细，加水溶解，过滤，取滤液供下列操作。

1. 取滤液 2ml，加 10% 香草醛的乙醇溶液 1ml，摇匀，微热，放冷，观察溶液变化并记录现象。

2. 取滤液 2ml，加氨制硝酸银试液 1ml，摇匀，静置，观察溶液变化并记录现象。

五、实训现象与解释

（一）磺胺醋酰钠

1. 现象：

解释：

2. 现象：

解释：

（二）异烟肼

1. 现象：

解释：

2. 现象：

解释：

六、思考题

1. 磺胺醋酰的分子主要有哪些官能团？
2. 芳伯胺基具有哪些性质？
3. 磺酰胺基具有什么性质？
4. 异烟肼与芳醛反应生成的物质叫什么？
5. 为什么异烟肼能发生银镜反应？

实训六　甲硝唑与阿苯达唑的性质

一、实训目的

1. 认识甲硝唑、阿苯达唑的结构与性质。
2. 学会验证甲硝唑、阿苯达唑性质的操作方法和技能。
3. 能够分析和解决实训操作中遇到的实际问题。

二、试药及器材

药品：甲硝唑、阿苯达唑。

试剂：盐酸试液、稀硫酸试液、苦味酸试液、冰醋酸、氢氧化钠试液、碘化铋钾试液、丙酮、三氯甲烷。

仪器材料：电子秤、试管、玻璃棒、量筒、胶头滴管、酒精灯、醋酸铅试纸、熔点测定仪、紫外–可见分光光度计。

三、实训原理

（一）甲硝唑

1. 本品具有硝基咪唑环结构，在氢氧化钠试液作用下生成硝基负离子化合物而显紫红色。

2. 本品有咪唑环结构，显碱性，易溶于盐酸、硫酸。本品稀硫酸溶液，与有机碱沉淀剂苦味酸试液作用，即生成黄色沉淀。

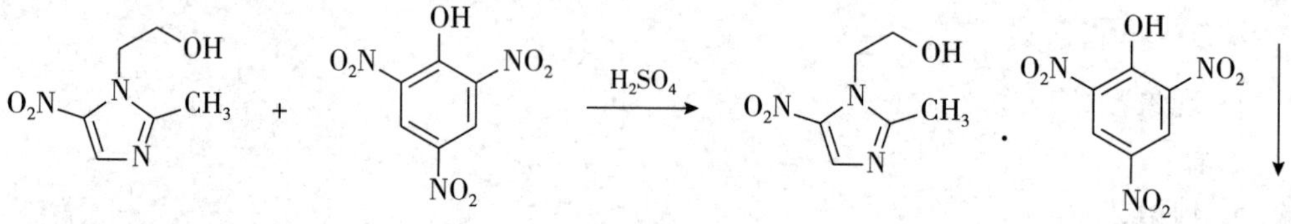

（二）阿苯达唑

1. 本品因咪唑环结构显碱性，本品溶于醋酸、硫酸。本品稀硫酸溶液，与有机碱沉淀剂碘化铋钾试液作用，即生成红棕色沉淀。

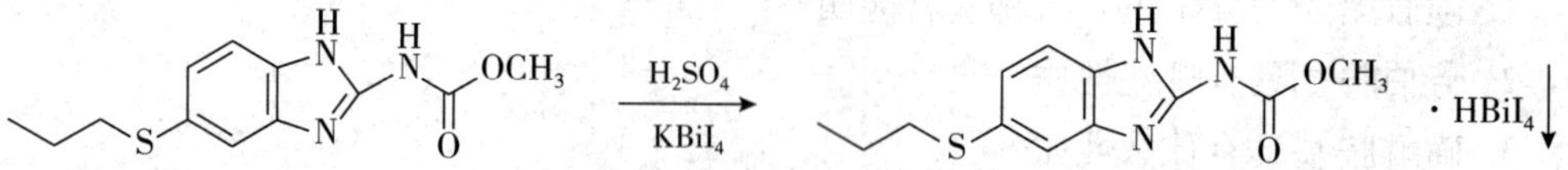

2. 本品有硫醚结构，灼烧分解，产生硫化氢气体，使醋酸铅试纸显黑色。

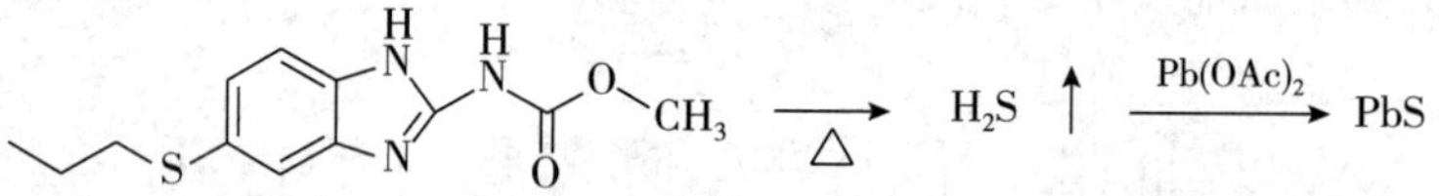

四、操作步骤

（一）甲硝唑

1. 取本品约 10mg，加氢氧化钠试液 2ml，微温，即得紫红色溶液；滴加稀盐酸使成酸性即变成黄色，再滴加过量氢氧化钠试液则变成橙红色。

2. 取本品约 0.1g，加稀硫酸溶液 4ml，应能溶解；加苦味酸试液 10ml，放置后即生成黄色沉淀。

（二）阿苯达唑

1. 取本品约 0.1g，溶于微温的稀硫酸中，滴加碘化铋钾试液，生成红棕色沉淀。

2. 取本品约 0.1g，置于试管底部，将湿润的醋酸铅试纸放于试管口，加热灼烧试管底部，产生的气体能使醋酸铅试纸显黑色。

五、实训现象与解释

（一）甲硝唑

1. 现象：

解释：

2. 现象：

解释：

（二）阿苯达唑

1. 现象：

解释：

2. 现象：

解释：

六、思考题

1. 甲硝唑与氢氧化钠试液作用会显色吗？

2. 阿苯达唑在试管中炽灼会产生的气体是什么物质？

3. 什么叫有机碱沉淀反应？有机碱沉淀剂有哪些？

目标检测

一、A 型题（最佳选择题）

1. 诺氟沙星属于（ ）结构类型的药物

   A. 氨基糖苷类   B. 核苷类   C. 喹诺酮类   D. 非核苷类

2. 与诺氟沙星不符合的描述是（ ）

   A. 具有羧基结构   B. 用氧瓶燃烧法显氟的特征反应

   C. 具酸碱两性的性质   D. 性质极不稳定

3. 属于第三代喹诺酮类抗菌药是（ ）

   A. 萘啶酸   B. 环丙沙星   C. 吡哌酸   D. 利福喷汀

4. 具有手性碳原子的抗菌药是（ ）

   A. 诺氟沙星   B. 环丙沙星   C. 氧氟沙星   D. 磺胺嘧啶

5. 没有芳杂环结构的药物是（ ）

   A. 普鲁卡因   B. 磺胺嘧啶   C. 磺胺醋酰   D. 呋喃丙胺

6. 不能发生重氮化 - 偶合反应的药物是（ ）

   A. 磷酸氯喹   B. 乙胺嘧啶   C. 磺胺甲噁唑   D. PAS - Na

7. 与硫酸铜反应，生成黄绿色沉淀的是（ ）

  A. 甲氧苄啶 B. 磺胺嘧啶 C. 乙胺嘧啶 D. 甲苯磺丁脲

8. 异烟肼贮存保管不当，毒性会增大是因为（ ）

  A. 水解生成异烟酸和游离肼   B. 被空气氧化生成异烟酸和氮气

  C. 光照发生聚合生成有毒杂质   D. 光照分解产生吡啶

9. 属于共轭多烯类抗真菌药的是（ ）

  A. 硫酸链霉素 B. 利福平   C. 灰黄霉素   D. 两性霉素 B

10. 能与氨制硝酸银试液反应，有银镜生成的药物是（ ）

  A. 异烟肼   B. 利福平   C. 灰黄霉素   D. 两性霉素 B

11. 受光照影响最易分解变质的药物是（ ）

  A. 对氨基水杨酸钠   B. 硫酸链霉素

  C. 利福平   D. 磺胺嘧啶

12. 易与三氯化铁试液发生络合显色反应的药物是（ ）

  A. 异烟肼   B. 硫酸链霉素

  C. 对氨基水杨酸钠   D. 磺胺嘧啶

13. 属咪唑类抗真菌药物的是（ ）

  A. 诺氟沙星 B. 益康唑   C. 呋喃唑酮   D. 磺胺嘧啶

14. 能发生重氮化－偶合显色反应，又能与三氯化铁试液发生络合显色反应的药物是（ ）

  A. 硫酸链霉素 B. 利福平   C. 异烟肼   D. 对氨基水杨酸钠

15. 属于大环内酰胺类抗真菌药的是（ ）

  A. 硫酸链霉素 B. 利福平   C. 灰黄霉素   D. 两性霉素 B

16. 与氢氧化钠试液作用，呈橙红色的是（ ）

  A. 诺氟沙星 B. 甲硝唑   C. 异烟肼   D. 磺胺嘧啶

17. 易水解变质的药物是（ ）

  A. 诺氟沙星 B. 甲硝唑   C. 异烟肼   D. 磺胺嘧啶

18. 属于核苷类抗病毒药的是（ ）

  A. 阿昔洛韦 B. 金刚烷胺   C. 益康唑   D. 呋喃妥因

19. 灼烧后产生的气体能使醋酸铅试纸变黑的抗肠道寄生虫药物是（ ）

  A. 枸橼酸哌嗪 B. 阿苯达唑   C. 甲硝唑   D. 青蒿素

20. 加碘化钾试液，再加淀粉指示剂，即显紫色的抗疟药是（ ）

  A. 乙胺嘧啶 B. 磷酸氯喹   C. 阿苯达唑   D. 青蒿素

21. 具有苯并咪唑环结构的抗寄生虫药物的是（ ）

  A. 乙胺嘧啶 B. 磷酸氯喹   C. 阿苯达唑   D. 青蒿素

22. 不含氮元素，显中性的药物是（ ）

  A. 青蒿素   B. 甲硝唑   C. 异烟肼   D. 诺氟沙星

23. 下列描述正确的是（ ）

A. 阿苯达唑遇氢氧化钠试液会显色　　B. 甲硝唑具硝基苯结构

C. 磷酸氯喹不与硝酸银试液反应　　D. 青蒿素具有内酯环与过氧键结构

24. 具有吡啶－4－酮－3－羧酸结构的药物是（　　）

A. 磷酸氯喹　　　　B. 甲硝唑　　　　C. 异烟肼　　　　D. 诺氟沙星

25. 属于天然生物碱类药物的是（　　）

A. 磷酸氯喹　　　　B. 盐酸小檗碱　　　C. 异烟肼　　　　D. 青蒿素

二、X型题（多项选择题）

26. 与磺胺嘧啶相符合的描述包括（　　）

A. 能发生重氮化－偶合显色反应

B. 与硝酸银试液反应生成白色沉淀

C. 能溶解于氢氧化钠溶液

D. 能与硫酸铜试液反应，生成有色沉淀

27. 显酸碱两性的药物的是（　　）

A. 诺氟沙星　　　　B. 磺胺嘧啶　　　C. 甲硝唑　　　　D. 阿苯达唑

28. 下列叙述正确的有（　　）

A. 诺氟沙星能发生重氮化－偶合显色反应

B. 甲硝唑能与三氯化铁发生络合显色反应

C. 磺胺嘧啶能溶解于氢氧化钠溶液

D. 异烟肼能与硫酸铜试液发生络合显色反应

29. 对氨基水杨酸钠具有的官能团结构是（　　）

A. 芳伯胺基　　　　B. 叔胺基　　　　C. 酚羟基　　　　D. 酰氨基

30. 关于异烟肼的叙述，正确的是（　　）

A. 有酰肼结构　　　　　　　　B. 有吡啶环

C. 能发生银镜反应　　　　　　D. 易溶于水

（刘开林　熊　豚）

书网融合……

e 微课　　　　划重点　　　　自测题

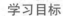

第五章 镇痛药和镇咳祛痰药

学习目标

知识要求

1. **掌握** 盐酸吗啡、盐酸哌替啶、磷酸可待因、乙酰半胱氨酸的化学结构、理化性质、作用用途。

2. **熟悉** 镇痛药、镇咳药及祛痰药的类型与代表药物；熟悉盐酸枸橼酸芬太尼、盐酸溴己新、枸橼酸喷托维林的结构特点、化学性质、作用用途。

3. **了解** 镇痛药的来源、分类、代表药、作用特点与成瘾性；代表药阿扑吗啡、盐酸美沙酮、喷他佐辛、氢溴酸右美沙芬、磷酸苯丙哌林、盐酸氨溴索等的结构特点、用途。

能力要求

学会运用镇痛药、镇咳药及祛痰药的理化性质解决药物制剂的生产、贮存、检验及使用等工作岗位中的实际问题。

 实例分析

实例 张某，62岁，肺癌中期。患者疼痛难忍，医生给予吗啡注射，效果显著。患者的疼痛得以改善，但是患者出现了呕吐、便秘等不良反应。医生解释这是吗啡使用过程可能出现的不良反应，让患者在这些症状减轻后继续使用吗啡。

分析 吗啡主要作用于中枢神经系统的阿片受体而呈现镇痛及多种药理作用，连续使用易产生耐药性、成瘾性，也称麻醉性（或成瘾性）镇痛药，一旦停药即出现戒断症状，易被滥用，应按国家颁布的《麻醉药物管理条例》管理。因此张某应注意不要长期使用吗啡。

镇痛药是一类作用于中枢神经系统，选择性地抑制痛觉中枢的药物，由于存在麻醉性副作用，所以称为麻醉性镇痛药，但不同于全身麻醉药，不影响意识，也不影响触觉和听觉。镇痛药和非甾体类抗炎药也不同，非甾体类抗炎药作用部位主要在外周，镇痛效果相对较弱，只对常见的慢性钝痛有良好作用，而对手术后等的剧烈锐痛几乎无效。本章讨论的镇痛药作用于中枢神经系统的阿片受体，镇痛作用强，一般用于严重创伤或烧伤等急性锐痛，但副作用较为严重，反复应用后易产生成瘾性、耐受性以及呼吸抑制等，受国家颁布的《麻醉药物管理条例》的管制。

吗啡、可待因在镇痛的同时还具有中枢性镇咳作用，所以本章包括镇咳药、祛痰药。

PPT

第一节　镇痛药

一、吗啡

吗啡是罂粟的未成熟的蒴果浆汁干燥物阿片中的 25 种生物碱之一，含量最多高达 20%，1804 年从阿片中提取得到吗啡纯品，1847 年确定分子式，1927 年阐明化学结构，1952 年完成全合成，1968 年证明其绝对构型，20 世纪 70 年代后逐渐揭示其作用机制。阿片中还含有可待因、那可丁、蒂巴因、罂粟碱等生物碱。

盐酸吗啡

· HCl · 3H₂O

化学名：17 - 甲基 - 4，5α - 环氧 - 7，8 - 二脱氢吗啡喃 - 3，6α - 二醇盐酸盐三水合物。 微课

吗啡是阿片生物碱的主要成分，其制备方法均从阿片中提取。

本品为白色有丝光的针状结晶或结晶性粉末，无臭，味苦，遇光易变质；溶于水，极易溶于沸水，略溶于乙醇，几乎不溶于三氯甲烷或乙醚；熔点为 200℃；比旋度为 -110.0° ~ -115.0°（20mg/ml 的水溶液）。

吗啡结构由 A、B、C、D、E 五环稠合而成，具有 5 个手性碳原子（C_5、C_6、C_9、C_{13}、C_{14}）。

吗啡分子中具有酚羟基和叔胺结构，呈酸碱两性，既可溶于无机酸，又可溶于碱溶液。

吗啡因酚结构显还原性，易被空气氧化变质。吗啡水溶液在 pH 为 4 时较稳定，在中性或碱性条件下易被氧化变色，生成毒性大的双吗啡（伪吗啡），其氧化产物还有吗啡 N - 氧化物。

本品稳定性与溶液的 pH 有关，在日光（紫外线）、重金属离子存在下可催化此反应，故在配制注射剂时，调节 pH 为 3 ~ 5，并充氮、二氧化碳以驱氧，加亚硫酸氢钠、焦亚硫酸氢钠、抗坏血酸及 EDTA - 2Na 作稳定剂。

双吗啡　　　　　　　N-氧化吗啡

盐酸吗啡水溶液遇铁氰化钾试液，被氧化为双吗啡，铁氰化钾被还原为亚铁氰化钾，再加入三氯化铁试液，生成蓝色的亚铁氰化铁（普鲁士蓝）。可待因无此反应，以此将它们区别。

$$K_3[Fe(CN)_6] \xrightarrow{吗啡} K_4[Fe(CN)_6] \xrightarrow{FeCl_3} Fe_4[Fe(CN)_6]_3$$

本品的酚结构具络合性，水溶液与三氯化铁试液反应，显蓝色。

本品具芳环结构，与甲醛硫酸试液反应呈紫堇色，后变为蓝色；与钼硫酸试液反应呈紫色。

本品为 μ 受体强激动药，具有镇痛、镇咳、镇静等作用，小剂量至中等剂量可用于减轻持续性钝痛，中至大剂量可减轻创伤或内脏引起的锐痛，临床上主要用于抑制剧烈疼痛，亦用于麻醉前给药。

吗啡可引起眩晕、呕吐、便秘、嗜睡和呼吸抑制等不良反应。连续使用可成瘾产生耐受性和依赖性，一旦停药可产生戒断症状故需慎用。

你知道吗

吗啡的衍生物

吗啡的镇痛作用很强，但易成瘾，并有抑制呼吸中枢的副作用。从20世纪30年代开始，人们开始对吗啡进行结构改造，合成了许多衍生物。

1. 吗啡在硫酸、盐酸或磷酸中加热，经脱水、分子重排，生成阿扑吗啡。阿扑吗啡可被稀硝酸氧化成邻醌化合物，呈红色；也可被碘溶液氧化，生成翠绿色化合物，在水及醚存在时，醚层为深宝红色，水层为绿色。据此可检查吗啡中有无阿扑吗啡的存在。

2. 吗啡3位酚羟基烷基化通常导致镇痛活性降低。例如，可待因和乙基吗啡镇痛作用约为吗啡的1/10，临床上主要用于镇咳。

3. 将吗啡分子中两个羟基酯化，其二乙酸酯称为海洛因镇痛作用强于吗啡，受体激动作用强于吗啡，欣快感更强，被定为禁用的毒品。

可待因　　　　　　　　乙基吗啡　　　　　　　　海洛因

4. 将吗啡结构中7、8位间双键氢化还原，6位醇羟基氧化成酮称为二氢吗啡酮，镇痛作用为吗啡3～5倍。在二氢吗啡酮分子中14位引入羟基称为羟基二氢吗啡酮，镇痛作用为吗啡10倍。但成瘾性也增大。将二氢吗啡酮氮原子上甲基换成烯丙基，得纳洛酮，为吗啡的专一性拮抗药。

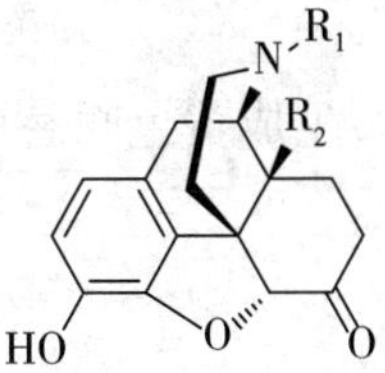

药名	R_1	R_2
二氢吗啡酮	CH_3	H
羟基二氢吗啡酮	CH_3	OH
纳洛酮	$CH_2CH=CH_2$	OH

5. 将吗啡的 17 位上的甲基用其他烷基，链烯烃或芳烃基取代，可使生理活性产生明显的改变，如换成烯丙基，得丙烯吗啡，镇痛作用降低，却有较强的中枢拮抗作用，无成瘾性，可作为吗啡中毒的解毒剂。

6. 在吗啡碳环的 6 位与 14 位之间引入一桥链乙烯基，使镇痛效力成倍地增加，如埃托啡，动物实验其镇痛效果为吗啡的 1000～10000 倍，临床实验为吗啡的 200 倍。主要用于野生大动物的捕捉和控制及研究阿片受体的工具药。

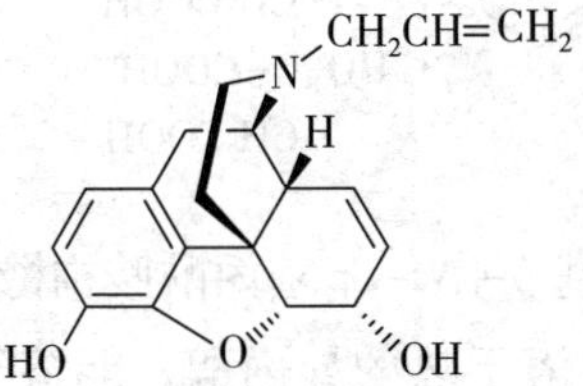

烯丙吗啡 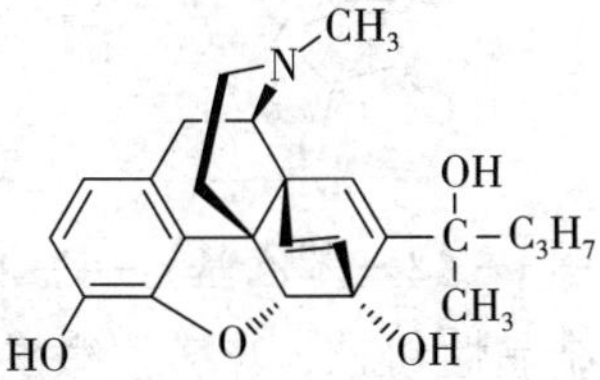　　　　　　　埃托啡

二、合成镇痛药

20 世纪 20 年代吗啡化学结构阐明以后，对吗啡分子进行结构简化，发展了合成镇痛药。可分为哌啶类、氨基酮类、吗啡喃类、苯吗喃类和其他类等。

（一）哌啶类

哌啶类镇痛药有盐酸哌替啶、枸橼酸芬太尼等，结构简单，但空间结构与药理作用与吗啡相似。

盐酸哌替啶

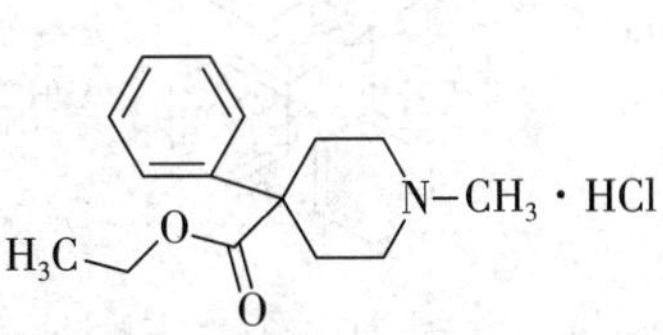

化学名：1－甲基－4－苯基－4－哌啶甲酸乙酯盐酸盐，又名度冷丁。

本品为白色结晶性粉末，味微苦、易吸潮，遇光易变质；易溶于水或乙醇，溶于三氯甲烷，几乎不溶于乙醚；熔点为 186～190℃。

本品水溶液用碳酸钠试液碱化，有哌替啶生成，初呈油滴状，放置后渐凝为固体，熔点为 30～31℃。

哌替啶为酯类药物，但由于空间位阻效应，水溶液短时间煮沸不致分解。

本品与甲醛－硫酸试液反应，显橙红色。

本品水溶液与苦味酸（三硝基苯酚）的乙醇溶液反应，生成黄色哌替啶苦味酸盐沉淀，熔点为 188～191℃。

本品显氯化物的鉴别反应。

哌替啶为 μ 受体激动药，镇痛作用约为吗啡的 1/10，作用维持时间较短，因受首过效应影响，采用注射给药。临床主要用于创伤、手术后、癌症晚期等引起的剧烈疼痛，也用于麻醉前给药起镇静作用。

不良反应与吗啡相似但较轻，有成瘾性不宜长期使用。

枸橼酸芬太尼

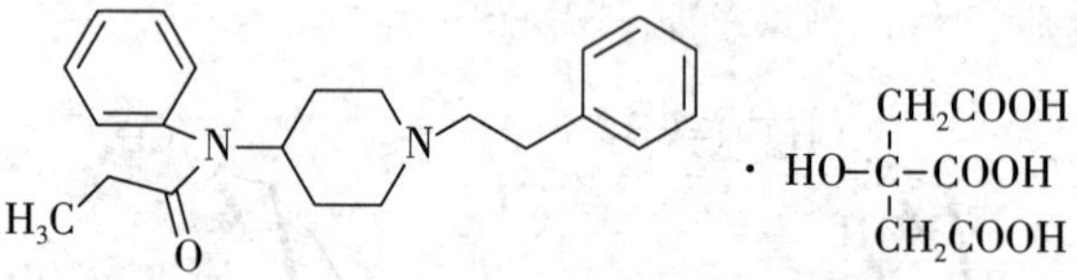

化学名：N－[1－（2－苯乙基）－4－哌啶基]－N－苯基丙酰胺枸橼酸盐。

本品为白色结晶性粉末，味苦、微酸；易溶于热的异丙醇，能溶于水和甲醇，微溶于三氯甲烷和乙醚；熔点为 149～151℃。

本品与甲醛－硫酸试液反应，显橙红色。

本品水溶液与苦味酸反应，生成黄色的苦味酸盐沉淀，熔点为 173～176℃。

本品显枸橼酸盐的鉴别反应。

本品为强效镇痛剂，镇痛作用是吗啡的 80～100 倍。用于外科手术前后的镇痛、诱导麻醉和癌症晚期的镇痛。

（二）氨基酮类

盐酸美沙酮

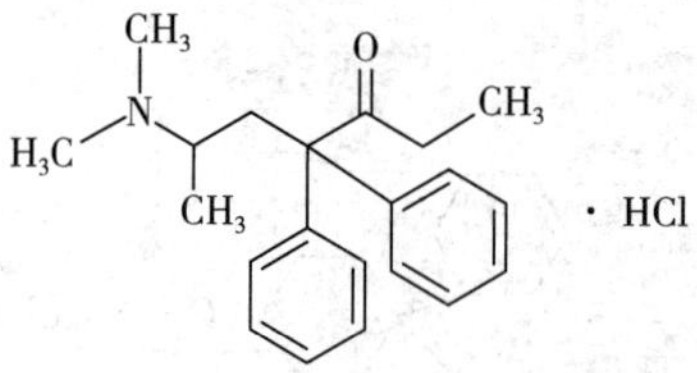

化学名：6－二甲氨基－4，4－二苯基－3－庚酮盐酸盐，又名盐酸美散痛、盐酸阿米酮。

本品为无色结晶或白色结晶性粉末，无臭、味苦；溶于水，易溶于乙醇，几乎不溶于乙醚；熔点为 230～234℃。

本品具酮基结构，但由于空间位阻效应，反应活性低，不能生成缩氨基脲，也不能被异丙醇铝或钠汞齐还原。

本品水溶液与甲基橙试液发生生物碱沉淀反应，生成黄色复盐沉淀。

本品分子有一个手性碳，临床用其外消旋体，但仅左旋体有效。

本品临床用于创伤、癌症剧痛及外科手术后止痛。本品的有效剂量与中毒剂量比较接近，安全度小。耐受性、成瘾性发生较慢，戒断症状略轻，可用于对吗啡、海洛因成瘾的戒毒。

（三）苯吗喃类

吗啡除去 C 环和 E 环称为苯吗喃，C 环裂开后需在原处保留小的烃基作为 C 环的残基，立体构型与吗啡更相似。代表药物喷他佐辛（镇痛新）具有激动 - 拮抗双重作用，成瘾性小，为第一个非麻醉性镇痛药，属拮抗性镇痛药。非那佐辛为 μ 受体激动药，镇痛作用约为吗啡 10 倍。

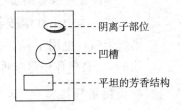

喷他佐辛　　　　　　　　非那佐辛　　　　　　　　布托菲诺

（四）吗啡烃类

吗啡结构中去掉 E 环后称为吗啡烃，代表药物布托啡诺镇痛作用强于吗啡约 5 倍，临床用于中度至重度疼痛止痛和辅助麻醉。长期使用也可产生依赖性。

你知道吗

镇痛药的构效关系

1954 年，根据吗啡及合成镇痛药的共同药效构象，提出了三点结合的阿片受体模型。按照这一受体模型，镇痛药分子应包含以下三个结构部分。

```
┌─────────────┐
│    ⬭        │------ 阴离子部位
│             │
│    ◯        │------ 凹槽
│             │
│   ▭         │------ 平坦的芳香结构
└─────────────┘
```

1. 分子中具有一个平坦的芳香结构部分，与受体的平坦区通过范德华力相结合。

2. 分子中具有一个碱性中心。在生理 pH 条件下，大部分电离为阳离子，并能够与受体表面的阴离子部位结合。

3. 碱性中心与芳环几乎处在同一平面上，烃基部分（吗啡结构中的 C_{15}/C_{16}）凸出于平面的前方，正好与受体的凹槽相适应。

第二节　镇咳药

呼吸道感受器受到刺激时，咳嗽中枢被兴奋后反射性引起咳嗽。咳嗽药可通过抑制咳嗽反射弧中的各个环节而止咳。镇咳药按作用部位可分为中枢性镇咳药和外周性镇咳药。

一、中枢性镇咳药

磷酸可待因

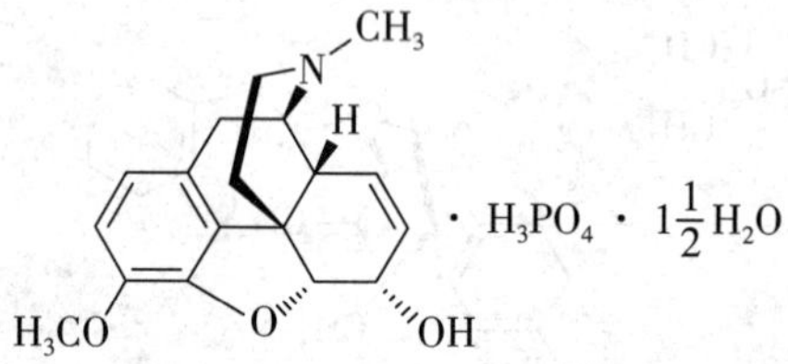

化学名：17-甲基-3-甲氧基-4，5α-环氧-7，8-二脱氢吗啡喃-6α-二醇盐酸盐倍半水合物。

本品以吗啡为原料经甲基化反应制得。

本品为白色细微的针状结晶或结晶性粉末，无臭、味苦，在空气中逐渐风化；易溶于水，微溶于乙醇，极微溶于三氯甲烷或乙醚；干燥后熔点为154~158℃。

本品与甲醛-硫酸试液反应，显红紫色。

本品与含亚硒酸的硫酸试液反应即显绿色，逐渐变为蓝色。

本品与三氯化铁试液不显色，但如与硫酸共热后，由于醚键断裂后生成吗啡，遇三氯化铁生成蓝色络合物。

本品显磷酸盐的鉴别反应。

本品为中枢性镇咳药，适用于各种原因引起的剧烈干咳。也用于轻、中度疼痛，镇咳作用是吗啡的1/4，镇痛作用是吗啡的1/10。

> **请你想一想**
>
> 如何用化学方法区别盐酸吗啡与磷酸可待因？

枸橼酸喷托维林

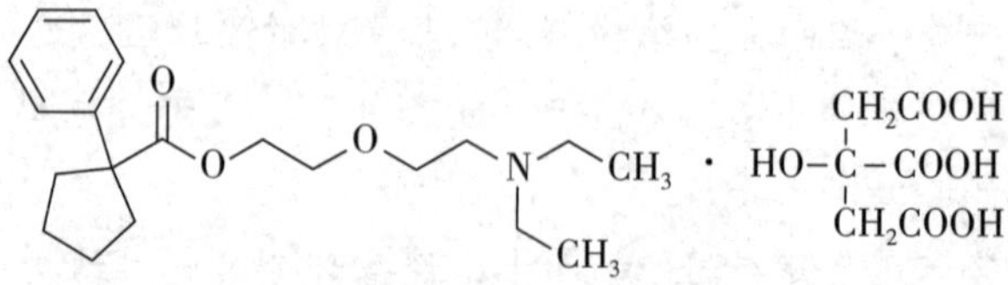

化学名：1-苯基环戊烷甲酸-2-（2-二乙氨基乙氧基）乙酯枸橼酸盐，又名咳必清、枸橼酸维静宁。

本品为白色或近白色结晶性粉末；无臭，味苦；易溶于水和三氯甲烷，溶于乙醇；

熔点为 90~91℃。

在酸性溶液中，与亚铁氰化钾生成亚铁氰酸盐的黄白色结晶性沉淀，与重铬酸钾生成黄色的重铬酸盐沉淀。

本品显枸橼酸盐的鉴别反应。

本品有选择性抑制咳嗽反射弧中枢的作用，用于急性咳嗽。

氢溴酸右美沙芬

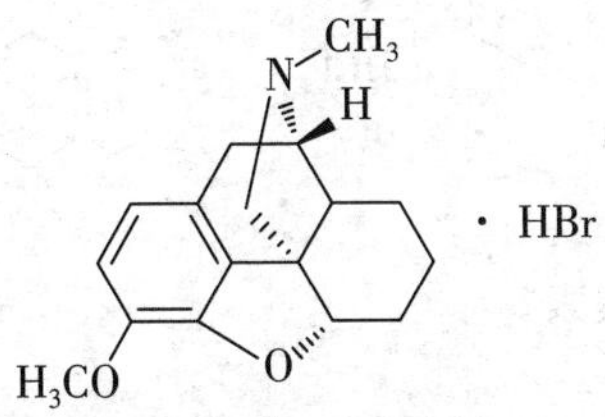

化学名：2 - 甲氧基 - 17 - 甲基（9α，13α，14α）- 吗啡喃氢溴酸盐。

本品为白色或类白色结晶性粉末，无臭；在乙醇中易溶，在三氯甲烷中溶解，在水中略溶，在乙醚中不溶；比旋度 +28°~ +30°（20mg/ml 的水溶液）。

本品分子中具有叔胺结构，能发生生物碱沉淀反应。

本品显溴化物的鉴别反应，能与硝酸溶液、硝酸银试液，产生黄色沉淀。

本品为中枢性镇咳药。用于上呼吸道感染引起的少痰咳嗽。过量会引起神志不清、气管痉挛、呼吸抑制。

二、外周性镇咳药

磷酸苯丙哌林

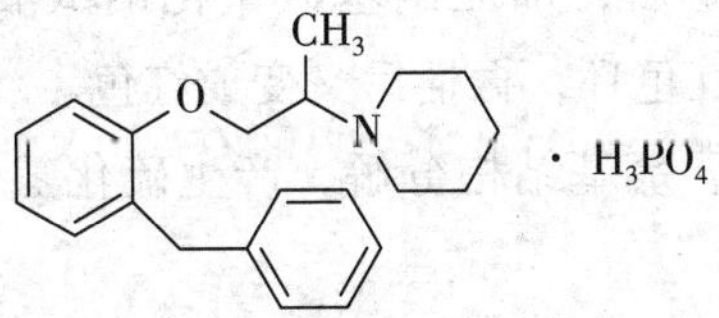

化学名：1 -［2 -（2 - 苄基苯氧基）- 1 - 甲基乙基］哌啶磷酸盐。

本品为白色或类白色粉末，微带特臭，味苦；在水中易溶，在乙醇、三氯甲烷略溶，在丙酮或乙醚中不溶；熔点为 148~153℃。

本品的水溶液与稀盐酸、硫氰酸铬铵试液作用，生成粉红色沉淀。

本品水溶液与 2% 对二甲氨基苯甲醛试液作用，数分钟后显粉红色至红色。

本品为非麻醉性镇咳药，作用较可待因强 2~4 倍。临床上主要用于治疗急、慢性支气管炎及临床上各种原因引起的刺激性咳嗽。

本品使用后可出现口咽发麻、乏力、头晕、上腹不适、食欲缺乏、皮炎等不良反应。

PPT

第三节　祛痰药

祛痰药是指可以使痰液容易咳出的药物。常用的有乙酰半胱氨酸、盐酸溴己新、盐酸氨溴索、愈创木酚甘油醚等药物。

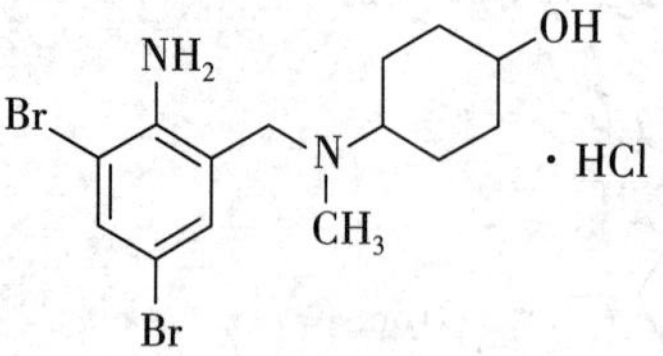

盐酸氨溴索 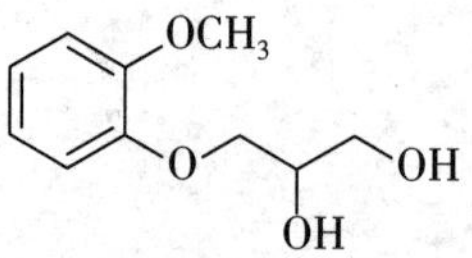　　　　　　　愈创木酚甘油醚

乙酰半胱氨酸

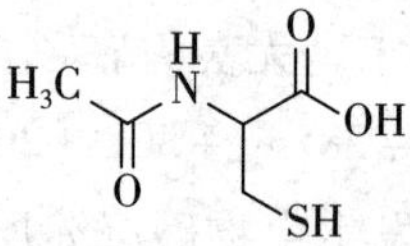

化学名：N–乙酰基 –L–半胱氨酸，又名痰易净。

本品为白色或类白色结晶性粉末，有类似蒜的臭气，有引湿性；在水或乙醇中易溶；熔点为 $104 \sim 110℃$；比旋度为 $+21.0° \sim +27.0°$。

本品分子有羧基结构，水溶液显酸性。

本品分子有巯基结构，用氢氧化钠溶液溶解后，加醋酸铅试液，加热煮沸，溶液渐显黄褐色，继而分解产生黑色沉淀硫化铅。

本品用氢氧化钠溶液溶解后，加亚硝基铁氰化钠试液数滴，摇匀，即显深红色；放置后渐显黄色，上层留有红色环，振摇后又变成红色。

本品在干燥试管中炽灼，巯基结构分解，产生硫化氢气体，使试管口湿润的醋酸铅试纸变黑。

本品为黏氮溶解药，可使痰液中的黏蛋白二硫键断裂，使其黏度降低，易于咳出。用于痰液黏稠引起的呼吸困难、咳痰困难患者。

盐酸溴己新

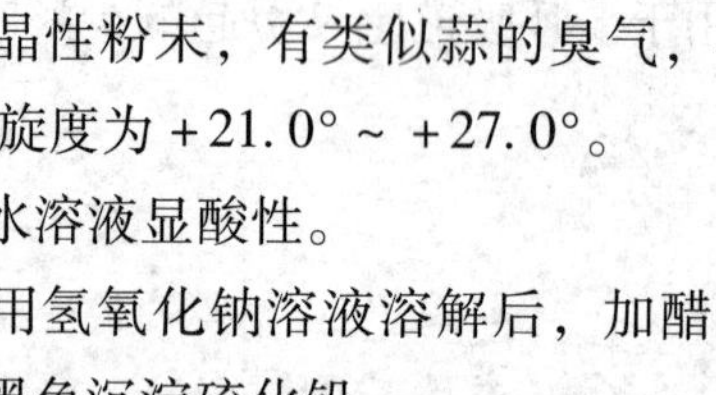

化学名：N–环己基–N–甲基–2–氨基–3，5–二溴苯甲胺盐酸盐，又名必嗽平。

本品为白色或微黄色结晶性粉末；无臭，无味，微溶于水、乙醇；熔点为 240 ~ 244℃。

本品具有芳香性伯胺基的特征反应，与盐酸及亚硝酸钠试液作用，重氮化生成重氮盐，再与碱性 β - 萘酚试液发生偶合反应，生成偶氮化合物，呈猩红色沉淀。

体内主要代谢产物为 N - 去甲基 - 反式 - 4 - 羟基衍生物、N - 去甲基化合物及四氢喹唑啉环化合物等，30% 从尿中排出。

本品可使痰液中的黏多糖纤维分解和断裂，使其黏度降低，易于咳出。适用于各种支气管炎、肺气肿、矽肺症、慢性肺炎、支气管扩张症等患者。

实训七 盐酸溴己新与乙酰半胱氨酸的性质

一、实训目的

1. 认识盐酸溴己新、乙酰半胱氨酸的结构与性质。
2. 学会验证盐酸溴己新、乙酰半胱氨酸性质的操作方法和技能。
3. 能够分析和解决实训操作中遇到的实际问题。

二、试药及器材

药品：盐酸溴己新、乙酰半胱氨酸片。

试剂：盐酸试液、硝酸试液、亚硝酸钠试液、碱性 β - 萘酚试液、硝酸银试液、氨试液、10% 氢氧化钠、醋酸铅试液、亚硝基铁氰化钠试液、碘试液或高锰酸钾试液。

仪器材料：研钵、烧杯、玻璃棒、漏斗、滤纸、试管、量筒、pH 试纸、胶头滴管、水浴锅。

三、实训原理

（一）盐酸溴己新

1. 溴己新有芳伯胺结构，能发生重氮化 - 偶合反应而显色。

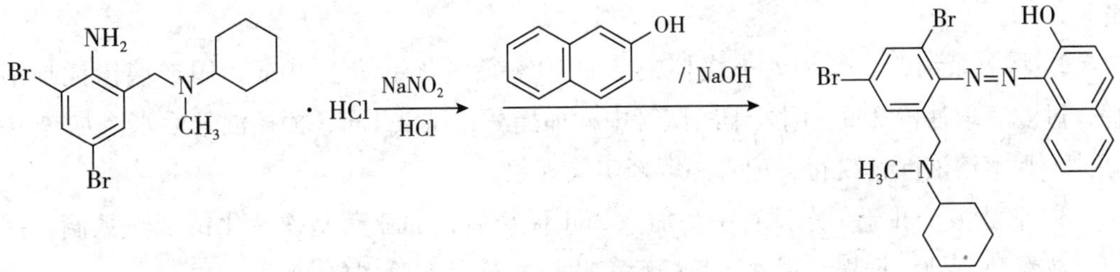

2. 盐酸盐类药物含大量氯离子，与硝酸银试液反应生成白色沉淀氯化银，沉淀能与氨水反应，生成氯化二氨合银，沉淀溶解消失。

$$Cl^- + Ag^+ \longrightarrow AgCl\downarrow$$

$$AgCl + NH_3 \cdot H_2O \longrightarrow [Ag(NH_3)_2]^+ + Cl^-$$

（二）乙酰半胱氨酸

1. 乙酰半胱氨酸具巯基（-SH）结构，有类似蒜的臭气；羧基（-COOH）显酸性，羧基、酰胺基是亲水性结构，本品溶于水和乙醇。

$$HS-CH_2CHCOOH$$
$$\underset{NHCOCH_3}{|}$$

2. 乙酰半胱氨酸与氢氧化钠成盐而易溶于水；巯基（-SH）能与铅离子（Pb^{2+}）成盐，并进一步分解，渐显黄褐色，最后生成硫化铅（PbS）黑色沉淀。

3. 乙酰半胱氨酸的巯基（-SH）易与亚硝基化试剂（亚硝基铁氰化钠或亚硝酸）反应，生成红色的亚硝酰硫醇酯类化合物。

$$HS-CH_2-\underset{\underset{NHCOCH_3}{|}}{CH}-COOH \xrightarrow{Na_2[Fe(CN)_5(NO)]} O=N-S-CH_2-\underset{\underset{NHCOCH_3}{|}}{CH}-COOH$$

4. 乙酰半胱氨酸的巯基（—SH）具有还原性，易被碘试液或高锰酸钾试液氧化，从而发生褪色现象。

四、操作步骤

（一）盐酸溴己新

1. 取本品 10mg，置于试管中，加水 1ml 振摇溶解，加稀盐酸 1ml，加 0.1mol/L 亚硝酸钠溶液约 1ml，充分振摇，滴加碱性 β-萘酚试液 10 滴，摇匀，观察并记录现象。

2. 取本品 10mg，置于试管中，加水 1ml 振摇溶解，滴入硝酸 2 滴，加入硝酸银试液 1 滴，振摇，观察并记录现象。加入氨试液 1ml，观察并记录现象。

（二）乙酰半胱氨酸

1. 取本品 3 片，在研钵中研细，嗅气味，记录现象；取 0.1g（或米粒体积）的细粉于试管中，加蒸馏水 2ml，振摇溶解，用 pH 试纸检测溶液的酸碱性，记录结果并解释。

2. 将剩余细粉全部倒入小烧杯中，加 10% 氢氧化钠溶液 10ml，用玻璃棒搅拌溶解，过滤。取滤液 2ml，倒入干净试管中，加醋酸铅试液 1ml，振摇混匀后水浴加热 10 分钟，观察溶液颜色变化，记录并解释实验现象。

3. 取滤液 1ml 于干净试管中，加水 2ml 稀释后，加亚硝基铁氰化钠试液数滴，摇匀，放置数分钟，振摇，观察溶液颜色变化，并记录实验现象。

4. 取滤液 2ml 于干净试管 A 中，取 2ml 蒸馏水于另一支试管 B 中，分别加入碘试液（可用高锰酸钾试液代替碘试液）1 滴，摇匀，观察并记录实验现象。

五、实训现象与解释

（一）盐酸溴己新

1. 现象：

解释：

2. 现象：

解释：

（二）乙酰半胱氨酸片

1. 气味：　　　　　　　　　　　　pH =＿＿

解释：

2. 现象：

解释：

3. 现象：

解释：

4. 现象：A 管（　　　　　　　　　），B 管（　　　　　　　　　　　　）

解释：

六、思考题

1. 盐酸溴己新能否发生重氮化 – 偶合显色反应？
2. 氯化物的鉴别反应需要哪些试液？
3. 乙酰半胱氨酸因具有什么结构显酸性？
4. 乙酰半胱氨酸与醋酸铅反应生成的黑色沉淀是什么物质？
5. 乙酰半胱氨酸与亚硝基铁氰化钠试液反应显红色，是其什么结构发生了反应？
6. 乙酰半胱氨酸是否能使碘试液（或高锰酸钾试液）褪色？为什么？

目标检测

一、**A** 型题（最佳选择题）

1. 盐酸吗啡注射液放置过久，颜色会变深，发生了的化学反应是（　　　）

    A. 加成反应　　　　B. 氧化反应　　　　C. 水解反应　　　　D. 中和反应

2. 吗啡在光照下即能被空气氧化变质，这与吗啡具有（　　　）结构有关

    A. 甲基　　　　　　B. 乙基　　　　　　C. 酚羟基　　　　　D. 酯基

3. （　　　）药物与甲醛 – 硫酸试液作用显紫堇色

    A. 盐酸吗啡　　　　　　　　　　　B. 盐酸美沙酮

    C. 盐酸溴己新　　　　　　　　　　D. 乙酰半胱氨酸

4. 遇三氯化铁试液会显色的镇痛药是（　　　）
   A. 哌替啶　　　　　B. 吗啡　　　　　　C. 喷他佐辛　　　　D. 芬太尼

5. 属于吗啡为原料半合成的药物是（　　　）
   A. 哌替啶　　　　　B. 美沙酮　　　　　C. 可待因　　　　　D. 右美沙芬

6. 盐酸吗啡注射液中主要存在的杂质是（　　　）
   A. 双吗啡　　　　　B. 阿扑吗啡　　　　C. 乙基吗啡　　　　D. 可待因

7. 具有酯结构的镇痛药是（　　　）
   A. 盐酸哌替啶　　　B. 盐酸吗啡　　　　C. 盐酸美沙酮　　　D. 盐酸溴己新

8. 与硝酸银试液作用，会产生黄色沉淀的药物是（　　　）
   A. 磷酸可待因　　　B. 盐酸哌替啶　　　C. 盐酸美沙酮　　　D. 盐酸溴己新

9. 具有巯基结构的药物是（　　　）
   A. 盐酸吗啡　　　　B. 盐酸美沙酮　　　C. 盐酸溴己新　　　D. 乙酰半胱氨酸

10. 能发生重氮化 – 偶合反应的药物是（　　　）
    A. 盐酸吗啡　　　　B. 盐酸美沙酮　　　C. 盐酸溴己新　　　D. 乙酰半胱氨酸

11. 具有酚结构的镇痛药是（　　　）
    A. 盐酸吗啡　　　　B. 盐酸美沙酮　　　C. 盐酸溴己新　　　D. 氢溴酸右美沙芬

12. 盐酸哌替啶遇（　　　）试液会显橙红色
    A. 三氯化铁　　　　B. 硫酸　　　　　　C. 甲醛 – 硫酸　　　D. 硝酸

13. 具有酯结构的镇咳药物是（　　　）
    A. 可待因　　　　　B. 喷托维林　　　　C. 右美沙芬　　　　D. 苯丙哌林

14. 具有酸性官能团的祛痰药物是（　　　）
    A. 愈创木酚甘油醚　　　　　　　　　　B. 溴己新
    C. 乙酰半胱氨酸　　　　　　　　　　　D. 氨溴索

15. 不属于吗啡半合成转化得到的药物是（　　　）
    A. 磷酸可待因　　　B. 盐酸哌替啶　　　C. 阿扑吗啡　　　　D. 烯丙吗啡

二、X 型题（多项选择题）

16. 属于吗啡半合成衍生物的是（　　　）
    A. 喷他佐辛　　　　　　　　　　　　　B. 美沙酮
    C. 可待因　　　　　　　　　　　　　　D. 阿扑吗啡

17. 为了防吗啡氧化变质，除调溶液 pH 外，还有的措施是（　　　）
    A. 充入氮气作稳定剂　　　　　　　　　B. 加入焦亚硫酸钠作稳定剂
    C. 加入 EDTA – 2Na 作稳定剂　　　　　D. 遮光密闭保存

18. 区别盐酸吗啡与磷酸可待因，可选择的试剂是（　　　）
    A. 三氯化铁　　　　　　　　　　　　　B. 硝酸 – 硝酸银
    C. 甲醛 – 硫酸　　　　　　　　　　　　D. 氯化钡

19. 关于乙酰半胱氨酸的描述，正确的有 （　　　）

　　A. 有类似蒜的臭气

　　B. 易溶于水，水溶液显酸性

　　C. 与醋酸铅试液共热会产生黑色沉淀

　　D. 遇亚硝基铁氰化钠试液会显红色

20. 关于磷酸可待因的描述，正确的有 （　　　）

　　A. 是阿片中所含生物碱之一

　　B. 可用吗啡为原料半合成得到

　　C. 遇硝酸银试液产生黄色沉淀

　　D. 与三氯化铁试液作用不显色

（赵美连）

书网融合……

微课　　　划重点　　　自测题

第六章　麻醉药

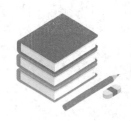

学习目标

知识要求

1. **掌握**　麻醉乙醚、盐酸普鲁卡因、盐酸利多卡因的化学结构、理化性质和用途。
2. **熟悉**　盐酸氟烷、甲氧氟烷、盐酸氯胺酮、盐酸布比卡因、达克罗宁的结构特点、理化性质和用途。
3. **了解**　麻醉药的发展历史、局麻药的构效关系。

能力要求

　　学会运用麻醉药物的理化性质解决药物制剂的生产、贮存、检验及使用等工作岗位中的实际问题。

实例分析

　　实例　小张在某医院药品库房上班 3 年，今天又到每月药品盘点时间，发现有两件盐酸普鲁卡因注射液只有 3 个月就过有效期了，必须再次填写《近效期药品通知单》上报药剂科主任，心中感慨"盐酸普鲁卡因注射液的有效期时间比较短，如果能和盐酸利多卡因注射液一样有效期长达 3 年，就不会这样麻烦了"。

　　分析　盐酸普鲁卡因性质不稳定，在贮存过程中容易水解变质，其注射液在正常贮存条件下有效期为两年，而利多卡因的稳定性较好，注射液的有效期更长。

　　麻醉药是指使整个机体或机体局部暂时、可逆性失去知觉及痛觉的药物。根据药物作用范围的不同，将麻醉药分为全身麻醉药和局部麻醉药两大类。

第一节　全身麻醉药

PPT

　　全身麻醉药简称全麻药，作用于中枢神经系统，可逆性引起患者意识、感觉和反射运动消失。全身麻醉药根据给药途径又分为吸入性麻醉药和静脉麻醉药两大类，用于外科手术前麻醉。

一、吸入性麻醉药

　　吸入性麻醉药是一类气体或者容易挥发的液体药物，通过吸入给药进入肺部，经过交换进入血液，最后转运到脑部产生全身麻醉作用。

　　最早应用的吸入式麻醉药有麻醉乙醚（1842 年发现）、氧化亚氮（1844 年发现）、三氯甲烷（1847 年发现）。乙醚的特点是麻醉作用优良，伴有良好的镇痛及肌肉松弛作用，但具有易燃易爆、对呼吸黏膜刺激性较大、诱导和苏醒缓慢等缺点。氧化亚氮，即一氧化二氮，又称笑气，有良好的镇痛作用仍在临床使用。三氯甲烷因毒性大，已被淘汰。后来发现的药物氟烷、甲氧氟烷、异氟烷、恩氟烷等，克服了乙醚的易燃易爆性质，但对心、肝、肾有一定毒性，因此有待寻找更好的新药。

$$CH_3CH_2OCH_2CH_3 \qquad N_2O \qquad CHCl_3 \qquad \begin{array}{c} F \ Cl \\ | \ | \\ F-C-C-H \\ | \ | \\ F \ Br \end{array}$$

乙醚 　　　　氧化亚氮 　　　　氯仿 　　　　氟烷

$$\begin{array}{c} F \ Cl \\ | \ | \\ H_3CO-C-C-H \\ | \ | \\ F \ Cl \end{array} \qquad \begin{array}{c} H \ F \\ | \ | \\ F_2HCO-C-C-F \\ | \ | \\ Cl \ F \end{array} \qquad \begin{array}{c} F \ Cl \\ | \ | \\ F_2HCO-C-C-H \\ | \ | \\ F \ F \end{array}$$

甲氧氟烷 　　　　异氟烷 　　　　恩氟烷

麻醉乙醚

$$CH_3CH_2OCH_2CH_3$$

化学名：乙醚。

本品为无色澄明易流动的液体。有特臭，味灼烈、微甜。本品与乙醇、三氯甲烷、苯、石油醚、脂肪油或挥发油均能任意混合，在水中溶解。熔点为 33.5 ~ 35.5℃。相对密度为 0.713 ~ 0.718。

本品有极强的挥发性与燃烧性，蒸气与空气混合后，遇火能爆炸。在空气和日光影响下逐渐氧化变质，生成过氧化物，过氧化物不稳定，加热易爆炸，应避光保存。

本品受光照和空气影响，可氧化产生醛类、过氧化物杂质，会对呼吸道有刺激，能引起肺水肿。

本品为常用的全身麻醉药。镇痛作用及肌肉松弛作用较好，毒性低，但对呼吸道有一定刺激性，诱导时间长。

你知道吗

现代麻醉技术的问世

1846 年 10 月 16 日是人类麻醉史上值得纪念的一天。在麻省总医院的圆形手术厅，莫顿与外科医生约翰·C·沃伦博士，共同进行了一次麻醉法的公开演示。一大群医生和医学生众目睽睽之下，莫顿给患者吉尔伯特·阿博特的口鼻罩上特制的乙醚吸入器，阿博特挣扎了一下，随后进入麻醉状态。由沃伦教授开始手术，手术进行了 25 分钟，病人没有任何疼痛的感觉，大家也没有听到以往手术时那撕心裂肺的喊叫声。手术成功的消息迅速传遍了美国各地，纽约、芝加哥、圣路易斯等城市的医院都开始采用此技术。此后短短数月，这项技术在欧洲各国风行起来。一位美国作家、诗人、医学家霍尔姆斯给莫顿写信，建议手术应命名为"麻醉"，即"失去知觉"的意思。

氟烷

$$
\begin{array}{ccc}
F & Cl & \\
| & | & \\
F-C- & C- & H \\
| & | & \\
F & Br &
\end{array}
$$

化学名：1，1，1-三氟-2-氯-2-溴乙烷。

本品为无色澄明、易流动的重质液体。挥发性强，有类似三氯甲烷的香气，味甜；能与乙醇、乙醚、三氯甲烷混溶，水中微溶；不易燃，常压下与氧混合不易爆炸；相对密度为 1.871～1.875。

本品遇光、热和湿空气可缓慢分解生成氢卤酸（氢氟酸、盐酸、氢溴酸），因此常加 0.01% 麝香草酚为稳定剂。

本品显有机氟化物的鉴别反应。与金属钠作用进行有机破坏，生成氟化钠，在酸性条件下，溶液中的氟离子与茜素磺酸钠和硝酸氧锆的混合液反应，红紫色的茜素磺酸锆转化为黄色的茜素磺酸负离子；如果在醋酸-醋酸钠缓冲液条件下，氟离子与茜素氟蓝试液、硝酸亚铈试液作用，显蓝紫色。

本品不溶于浓硫酸，加硫酸试液后，本品比重大于浓硫酸，应在硫酸下层，与甲氧氟烷相区别。

本品用于全身麻醉及麻醉诱导。麻醉作用强而迅速，对黏膜无刺激性，麻醉诱导时间短，恢复快，对呼吸道黏膜刺激性小。但有损害肝功能的危险存在，不可反复吸入，前后两次用药，相隔应在 3 个月以上，肝炎患者应尽量避免使用。

甲氧氟烷

$$
\begin{array}{ccc}
Cl & F & \\
| & | & \\
H-C- & C- & OCH_3 \\
| & | & \\
Cl & F &
\end{array}
$$

化学名：1，1-二氟-2，2-二氯乙基甲醚。

本品为无色澄明液体。有水果气味，挥发性较低；沸点 104.6℃；相对密度 1.4262。室温下不燃不爆，有氧、空气、光线、湿气、碱、石灰存在时都比较稳定。

本品全麻效能最强，有明显的肌肉松弛作用，镇痛效果好。诱导和苏醒较氟烷慢，比乙醚快，对呼吸道刺激性小。

本品能产生急、慢性肝损伤，对肾功能有显著影响。

二、静脉麻醉药

静脉麻醉药是由静脉注射进入血液，随血液循环进入神经中枢后产生全身麻醉作用的一类药物。通常是一些水溶性的盐类化合物，具有无诱导期、麻醉作用迅速、对呼吸道无刺激作用、不良反应少、使用方便的特点，目前在临床上占有重要地位。但不易掌握麻醉深度。

最早应用的静脉麻醉药为一些超短时的巴比妥类药物，包括含硫巴比妥类，如硫喷妥钠、硫戊巴比妥钠以及 N - 甲基取代巴比妥类，如海索比妥钠和美索比妥钠等；非巴比妥类静脉麻醉药，如盐酸氯胺酮、依托咪酯。

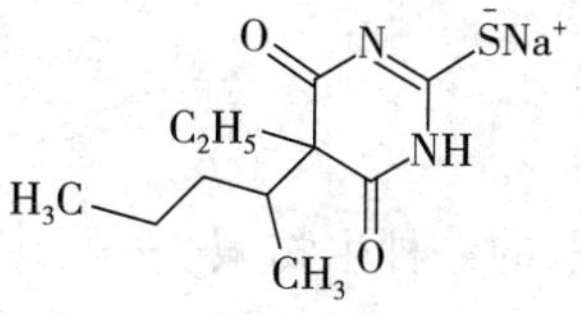

硫喷妥钠 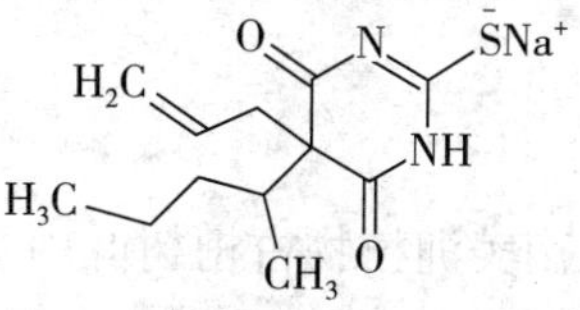 硫戊巴比妥钠 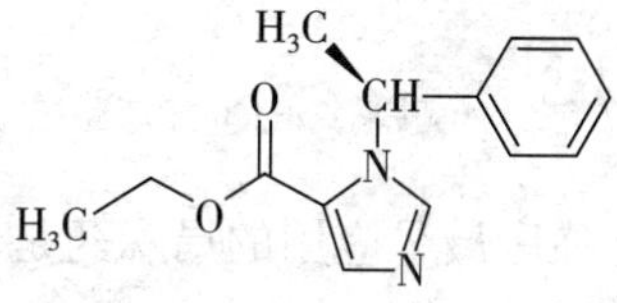 依托咪酯

盐酸氯胺酮

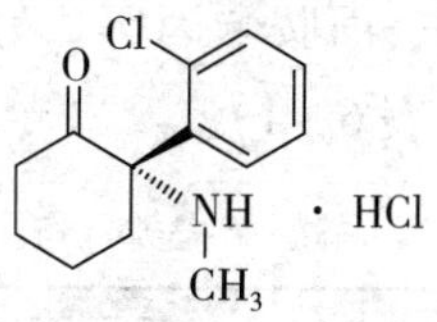

化学名：2 - (2 - 氯苯基) - 2 - (甲氨基) 环己酮盐酸盐。

本品为白色结晶粉末，无臭；在水中易溶，在热乙醇中溶解，在苯、乙醚中不溶；熔点为 259 ~ 263℃，熔融时同时分解。

本品含有一个手性碳，常用外消旋体。

本品分子具有碱性的仲胺结构，水溶液加入碳酸钠溶液，产生游离的氯胺酮，呈现白色沉淀。

本品的水溶液显盐酸盐的鉴别反应，水溶液加硝酸成酸性后，加硝酸银试液，生成白色沉淀。

本品水溶液（0.3mg/ml）通过紫外 - 可见分光光度法测定，显示在 269nm 和 277nm 波长处有最大吸收。

本品是静脉全身麻醉药，麻醉作用迅速并具有镇痛作用，但维持时间短，适用于短时间的小手术。氯胺酮能选择性阻断痛觉，麻醉时呈浅睡状态，痛觉消失，意识模糊。但意识和痛觉分离，甚至出现古怪和不愉快的感觉，这被称作分离麻醉。

本品不良反应以血压升高和脉搏增快为最常见。苏醒期间可有幻梦或幻觉，青壮年（15 ~ 45 岁）更多见。由于本品易产生幻觉，被滥用为毒品，俗称 K 粉，按 I 类精神药品管理。

请你想一想

1. 乙醚、氟烷容易燃烧吗？乙醚在长期贮存过程中可能产生什么杂质？

2. 什么是 K 粉？其有什么危害？

PPT

第二节　局部麻醉药

局部麻醉药简称局麻药，是一类局部使用时能够阻断神经冲动从局部向大脑传递的药物，在意识清醒的情况下，使局部痛觉等暂时消失。局部麻醉药普遍应用于口腔科、眼科、妇科和外科小手术中，以暂时解除疼痛。

一、局麻药的发展史及代表药

临床最早应用的局麻药是从南美洲植物古柯树叶中提取的一种生物碱——可卡因，1884 年正式应用于临床。由于可卡因吸收后毒性大、安全性差、有成瘾性，使用受到限制。1904 年根据可卡因的化学结构特点，人工合成了低毒性的普鲁卡因，结构衍生又发现了氯普鲁卡因、丁卡因、丙氧卡因等。1943 年合成了酰胺类局麻药利多卡因，结构衍生得到布比卡因、三甲卡因、丙胺卡因等。另外，还衍生得到其他结构特点的药物，如二甲异喹、达克罗宁等（表 6 - 1）。

表 6 - 1　局部麻醉的结构类型与主要代表药物

芳酸酯类	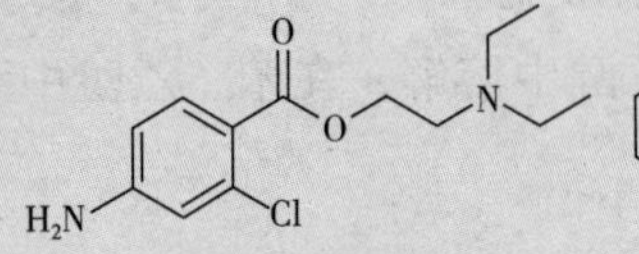 氯普鲁卡因	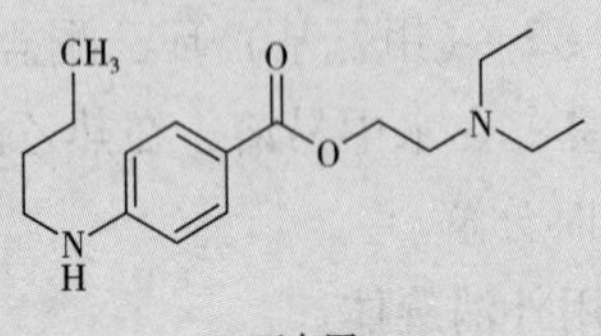 丁卡因	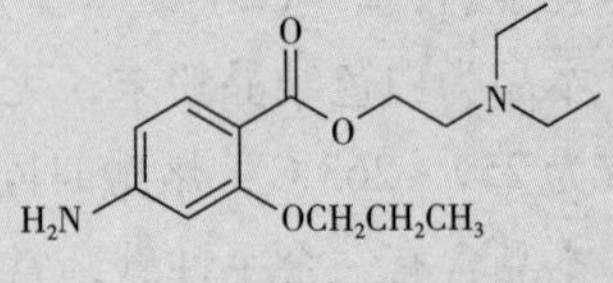 丙氧卡因
酰胺类	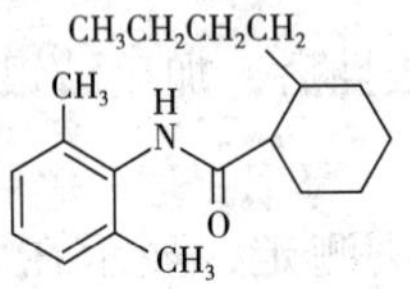 布比卡因	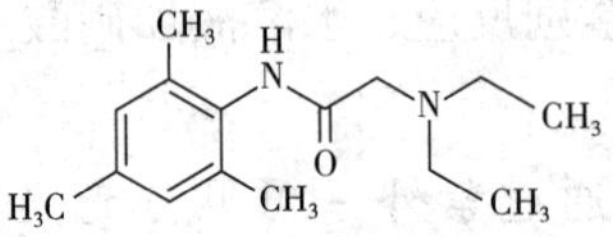 三甲卡因	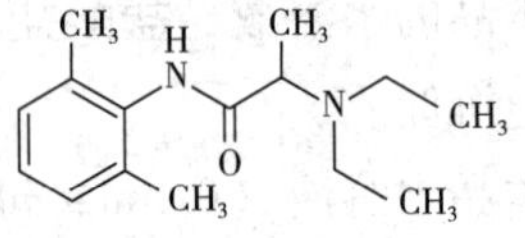 丙胺卡因
其他类	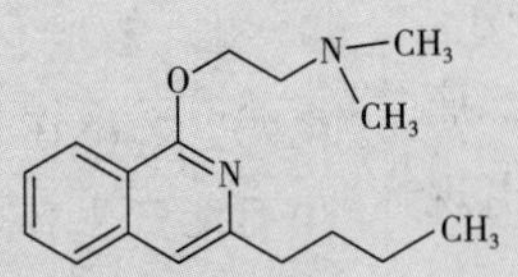 二甲异喹		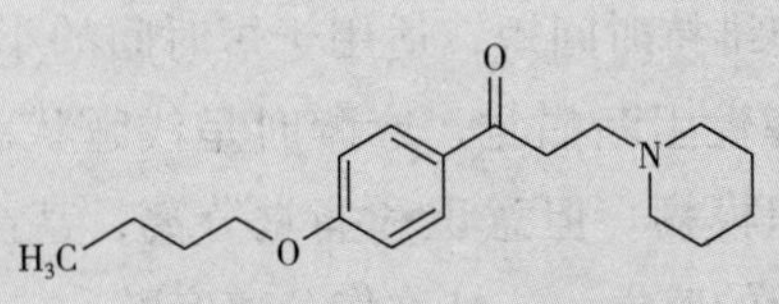 达克罗宁

盐酸普鲁卡因

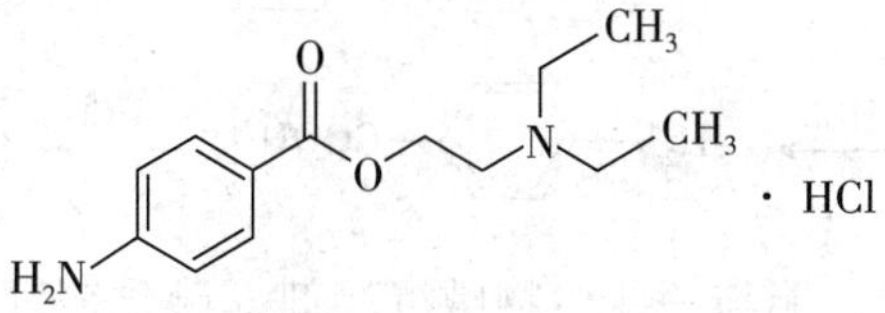

化学名：4 – 氨基苯甲酸 – 2 –（二乙氨基）乙酯盐酸盐，又名盐酸奴佛卡因。

本品为白色结晶或结晶性粉末，无臭，味微苦而麻舌；在水中易溶，在乙醇中略溶，在三氯甲烷中微溶，在乙醚中几乎不溶；熔点为 154～157℃。 微课

本品结构中含芳伯氨基，可发生重氮化 – 偶合反应。在稀盐酸中与亚硝酸钠试液生成重氮盐，再加碱性 β – 萘酚试液，生成猩红色的偶氮染料。

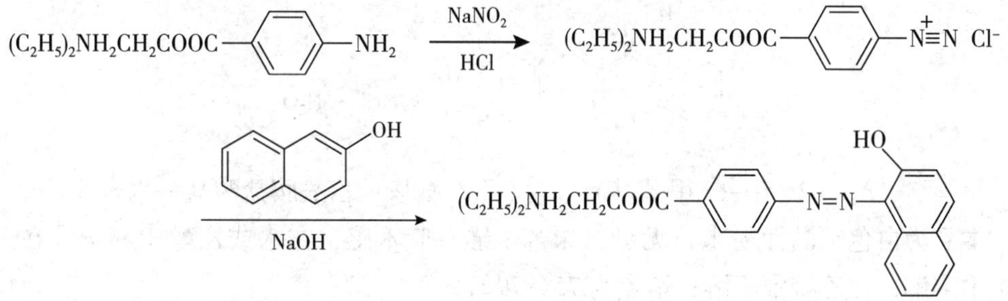

本品芳伯胺结构，还能与对二甲氨基苯甲醛缩合，生成黄色的希夫氏碱。

本品因有芳伯胺基，易被氧化变色，pH 及温度升高、紫外线、氧、重金属离子等均可加速氧化。所以注射剂制备中要控制 pH 和温度，通入惰性气体，加入抗氧剂及金属离子掩蔽剂等稳定剂。

本品具有酯键，水溶液不稳定，酸、碱和体内酯酶均能促使其水解，生成对氨基苯甲酸和二乙氨基乙醇。在 pH 为 3～3.5 最稳定，pH 小于 2.5 或 pH 大于 4，水解速率都加快。对氨基苯甲酸在一定条件下可脱羧生成有毒的苯胺。

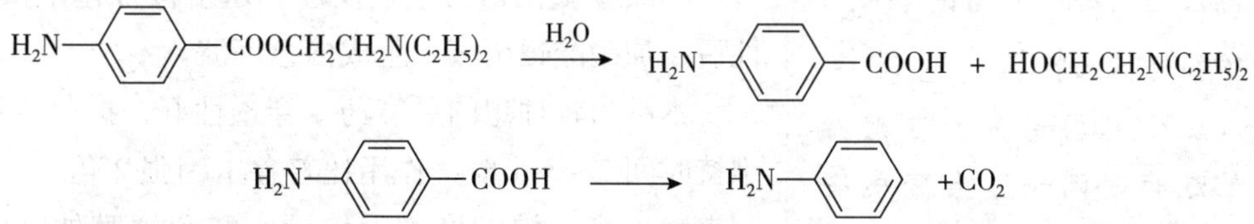

本品水溶液加氢氧化钠试液，析出普鲁卡因白色沉淀。加热，酯键水解，产生二乙胺基乙醇（蒸气使红色石蕊试纸变蓝）和对氨基苯甲酸钠，放冷，加盐酸酸化，即析出对氨基苯甲酸白色沉淀，此沉淀能在适量的盐酸中溶解。

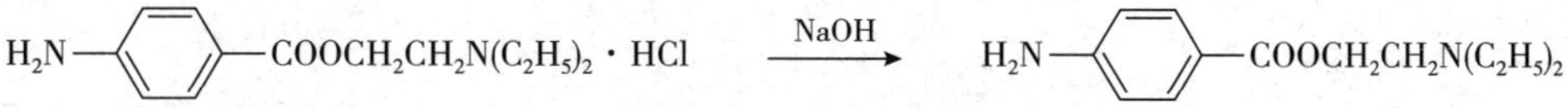

$$H_2N-\!\!\!\diagdown\!\!\!\diagup\!\!\!-COOCH_2CH_2N(C_2H_5)_2 \xrightarrow[\triangle]{NaOH} H_2N-\!\!\!\diagdown\!\!\!\diagup\!\!\!-COONa + HOCH_2CH_2N(C_2H_5)_2 \uparrow$$

$$H_2N-\!\!\!\diagdown\!\!\!\diagup\!\!\!-COOCNa \xrightarrow{HCl} H_2N-\!\!\!\diagdown\!\!\!\diagup\!\!\!-COOH \downarrow \xrightarrow{HCl} HCl \cdot H_2N-\!\!\!\diagdown\!\!\!\diagup\!\!\!-COOH$$

本品具有叔胺的结构，能与一些生物碱沉淀剂（碘化铋钾、碘化汞钾、苦味酸等）生成沉淀。

本品的水溶液显氯化物的鉴别反应。

本品具有良好的局部麻醉作用，毒性小，无成瘾性。主要用于浸润麻醉和蛛网膜下腔麻醉，对皮肤黏膜穿透力弱，不适用于表面麻醉。

盐酸利多卡因

化学名：N-（2，6-二甲苯基）-2-（二乙氨基）乙酰胺盐酸盐一水合物。

本品为白色结晶性粉末；无臭，味苦，继有麻木感；在水或乙醇中易溶，在三氯甲烷中溶解，在乙醚中不溶；熔点为75～79℃。

本品结构中有酰胺键，比酯键稳定，而且酰胺基的邻位有两个甲基，空间位阻较大，因此化学性质稳定，在酸性或碱性溶液中均不易被水解，体内酶降解的速率也较慢，作用时间比普鲁卡因长1倍。

本品可与铜、钴等离子形成有色配合物。在碳酸钠试液条件下，可与硫酸铜试液形成蓝紫色螯合物，再加三氯甲烷振摇后放置，三氯甲烷层显黄色。

请你想一想

1. 为什么盐酸利多卡因比盐酸普鲁卡因作用强、维持时间长？

2. 盐酸普鲁卡注射液因贮存时间长了会变质失效，为什么？

本品分子中含有叔胺结构，能和三硝基苯酚试液生成黄色沉淀。

本品显氯化物的鉴别反应，水溶液加硝酸成酸性后，加硝酸银试液，生成白色沉淀。

本品为较理想的局麻药，穿透性好，扩散性强，维持时间2～3小时，作用比普鲁卡因强2倍，常用于表面麻醉、浸润麻醉、传导麻醉和硬膜外麻醉。

本品作用于细胞膜的钠离子通道，可作为抗心律失常药使用，用于治疗室性心律失常。

盐酸达克罗宁

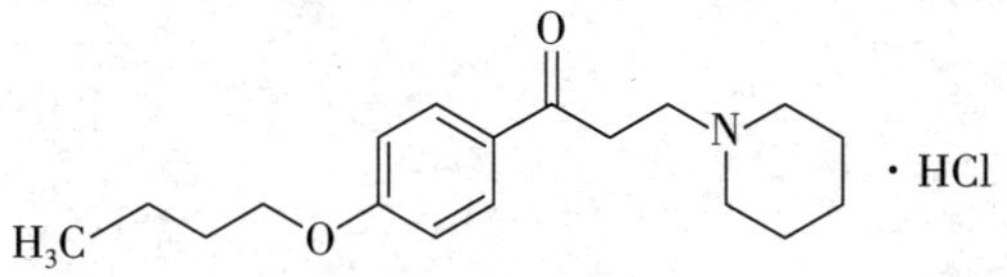

化学名：1-（4-丁氧基苯）-3-（1-哌啶基）-1-丙酮盐酸盐。

本品为白色结晶或白色结晶性粉末；略有气味，味微苦，随后有麻痹感；易溶于三氯甲烷，溶于乙醇，略溶于水，微溶于丙酮，几乎不溶于乙醚和正己烷；熔点为172～176℃。

本品结构中的羰基比普鲁卡因的酯基和利多卡因的酰胺基都稳定。

本品分子中含有叔胺结构，能和三硝基苯酚试液生成沉淀。

本品分子具有酮基，加二硝基苯肼试液振摇溶解后，生成腙类衍生物，溶液显橙色。

本品的水溶液显氯化物的鉴别反应。

本品具有很强的表面麻醉作用，对黏膜穿透力强，见效快，作用较持久，毒性较普鲁卡因低。但由于刺激性大，不宜作静脉注射和肌内注射，只用作表面麻醉。对皮肤有止痛、止痒及杀菌作用。

二、局麻药的基本结构与构效关系

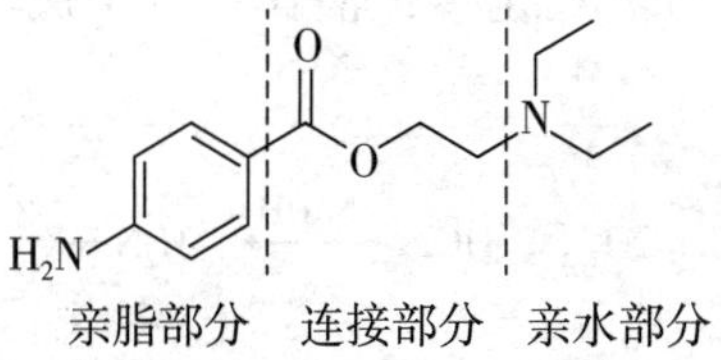

亲脂部分　连接部分　亲水部分

局麻药的基本结构可以归纳成三个部分，即由亲脂部分、亲水部分和介于两者之间的连接部分组成。

（1）亲脂部分　局部麻醉作用强的化合物均为苯的衍生物，若苯环的邻对位引入给电子取代基，如羟基、烷氧基、氨基时，局部麻醉作用增强。邻位上的基团可以增加立体位阻，延长作用时间。

（2）亲水部分　通常是仲胺或叔胺，因仲胺的刺激性较大，大部分药物都是叔胺。为了增加局麻药的溶解度和增强稳定性，多制成盐类。

（3）连接部分　由极性基团和碳链组成。烷基部分的碳原子数为2～3时，麻醉作用最强。

实训八　普鲁卡因与利多卡因的性质

一、实训目的

1. 认识盐酸普鲁卡因、盐酸利多卡因的结构与性质。
2. 学会验证盐酸普鲁卡因、盐酸利多卡因性质的方法和操作技能。
3. 能够分析和解决实训操作中遇到的实际问题。

二、试药及器材

药品：盐酸普鲁卡因注射液、盐酸利多卡因注射液。

试剂：50%氢氧化钠试液、盐酸试液、红色石蕊试纸、亚硝酸钠试液、碱性 β - 萘酚；苦味酸试液、硫酸铜试液。

仪器材料：试管、胶头滴管、量筒、玻璃棒、电子秤、漏斗、滤纸、蓝色石蕊试纸、pH 试纸。

三、实训原理

（一）盐酸普鲁卡因

1. 碱性　普鲁卡因不溶于水，分子含叔胺结构（$R_1NR_2R_3$），显碱性，其盐酸盐易溶解于水；盐酸普鲁卡因与氢氧化钠试液作用，生成不溶于水的游离碱分子普鲁卡因。

$$H_2N-\!\!\!\bigcirc\!\!\!-COOCH_2CH_2N(CH_2CH_3)_2 \cdot HCl \xrightarrow{\text{NaOH}} H_2N-\!\!\!\bigcirc\!\!\!-COOCH_2CH_2N(CH_2CH_3)_2 \downarrow$$

2. 水解性　本品含酯结构，在碱液中水解生成对氨基苯甲酸钠和二乙氨基乙醇，加热过程中，碱性的二乙氨基乙醇气体使红色石蕊试纸变蓝，酸化后产生对氨基苯甲酸沉淀。

$$H_2N-\!\!\!\bigcirc\!\!\!-COOCH_2CH_2N(CH_2CH_3)_2 \xrightarrow[\triangle]{\text{NaOH}} H_2N-\!\!\!\bigcirc\!\!\!-COONa + HOCH_2CH_2N(CH_2CH_3)_2 \uparrow$$

$$H_2N-\!\!\!\bigcirc\!\!\!-COOCNa + HCl \longrightarrow H_2N-\!\!\!\bigcirc\!\!\!-COOH \downarrow + NaCl$$

3. 芳伯胺性质　本品结构中有芳伯胺基，具有重氮化 - 偶合显色反应的性质，在稀盐酸中与亚硝酸钠反应生成重氮盐，再加碱性 β - 萘酚试液生成猩红色偶氮染料。

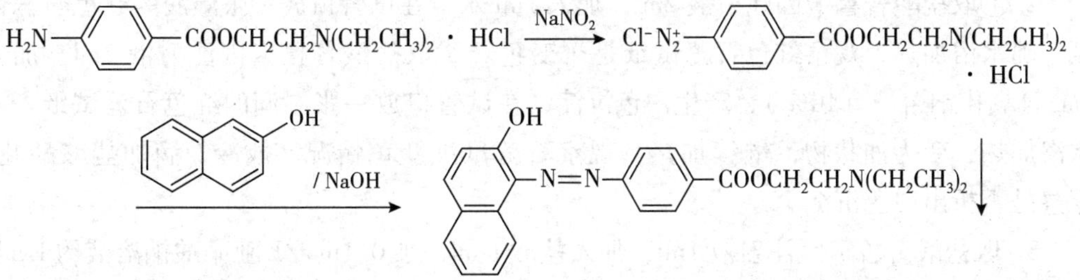

4. 氯化物的鉴别反应　本品含大量氯离子，与硝酸银反应，生成氯化银白色沉淀，沉淀能溶解于氨水。

$$Cl^- \quad + \quad Ag^+ \quad \longrightarrow \quad AgCl \downarrow$$

$$AgCl \quad + \quad 2NH_3 \cdot H_2O \quad \longrightarrow \quad [Ag(NH_3)_2]^+ \quad + \quad Cl^- \quad + \quad H_2O$$

（二）盐酸利多卡因

1. 本品具有叔胺结构显碱性，与有机碱沉淀剂苦味酸试液反应，生成黄色复盐沉淀。

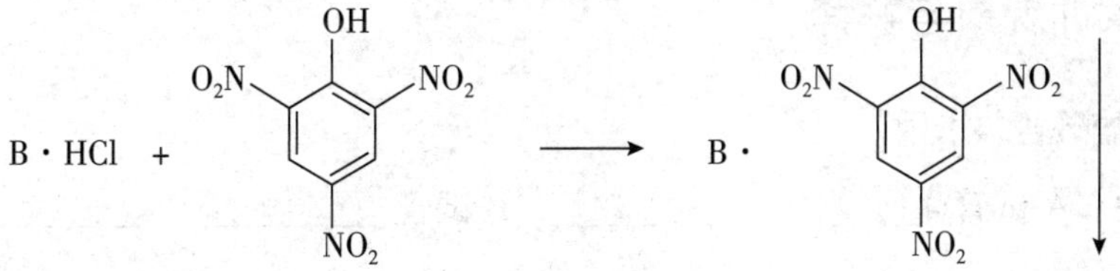

2. 本品与硫酸铜反应生成蓝紫色络合物，络合物在三氯甲烷中显黄色。

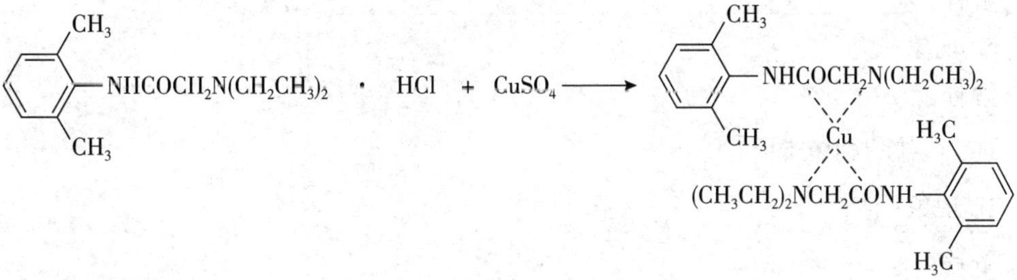

3. 本品显氯化物的鉴别反应。

四、操作步骤

（一）盐酸普鲁卡因

1. 取干净试管，加入盐酸普鲁卡因注射液 2ml（1 支），逐滴加入氢氧化钠溶液，产生白色沉淀，将浑浊液分为两份（试管 A、B），向 A 试管加入氢氧化钠溶液 2ml，向 B 试管加入盐酸 2ml，振摇，观察并记录现象。

2. ①取盐酸普鲁卡因注射液 2ml，加入 1ml 水，在试管口放一张湿润的红色石蕊试纸，沸水浴加热，观察红色石蕊试纸是否变色。②取盐酸普鲁卡因注射液 2ml，加入 1ml 氢氧化钠溶液（10%），产生白色沉淀，在试管口放一张湿润的红色石蕊试纸，沸水浴加热，变为油状物，继续加热，观察石蕊试纸变色情况。放冷，滴加盐酸酸化，观察是否析出白色沉淀。

3. 取盐酸普鲁卡因注射液 1ml，加入盐酸 1 ml，加 0.1mol/L 亚硝酸钠溶液约 1 ml，充分振摇，滴加碱性 β-萘酚试液 10 滴，摇匀，观察并记录现象。

（二）盐酸利多卡因

1. 取盐酸利多卡因注射液 2ml 于试管中，滴加三硝基苯酚（苦味酸）试液 2ml，振摇，观察并记录现象。

2. 取盐酸利多卡因注射液 2ml 于试管中，加水 2ml 稀释，加硫酸铜试液 0.2ml 与碳酸钠试液 1ml，观察溶液的呈色现象；加三氯化甲烷 2ml，振摇后放置，观察有机层的呈色现象。

3. 取盐酸利多卡因注射液 1ml，滴入硝酸 2 滴，加入硝酸银试液 1 滴，振摇，观察并记录现象。加入氨试液 1ml，观察并记录现象。

五、实训现象与解释

（一）盐酸普鲁卡因

1. 现象：A 试管_____，B 试管_____

解释：

2. 现象：①_____，②_____

解释：_____

3. 现象：

解释：

（二）盐酸利多卡因

1. 现象：

解释：

2. 现象：

解释：

3. 现象：

解释：

六、思考题

1. 普鲁卡因具有哪三种官能团结构？分别有哪些性质？

2. 如何鉴别氯化物？

3. 盐酸利多卡因与硫酸铜试液可发生什么反应？

4. 什么叫有机碱沉淀反应？

目标检测

一、A型题（最佳选择题）

1. 属于麻醉乙醚含有的杂质的是（　　　）

　　A. 甲醇　　　　　　B. 甲醛　　　　　　C. 对氨基苯甲酸　　D. 过氧化物

2. 不具有挥发性的麻醉药是（　　　）

　　A. 异氟烷　　　　　B. 氟烷　　　　　　C. 利多卡因　　　　D. 麻醉乙醚

3. 盐酸普鲁卡因是通过对（　　　）天然生物碱的结构进行简化而得到的

　　A. 吗啡　　　　　　B. 阿托品　　　　　C. 奎宁　　　　　　D. 可卡因

4. 分子中具有芳伯胺结构的药物是（　　　）

　　A. 可卡因　　　　　B. 盐酸普鲁卡因　　C. 盐酸利多卡因　　D. 丁卡因

5. 不能燃烧，并且常温条件下为液态的药物是（　　　）

　　A. 氯胺酮　　　　　B. 麻醉乙醚　　　　C. 氟烷　　　　　　D. 利多卡因

6. 属于易燃易爆的液体药物的是（　　　）

　　A. 氯胺酮　　　　　B. 麻醉乙醚　　　　C. 氟烷　　　　　　D. 利多卡因

7. 属于酰胺类局部麻醉药的是（　　　）

　　A. 达克罗宁　　　　B. 普鲁卡因　　　　C. 利多卡因　　　　D. 氯胺酮

8. 盐酸利多卡因化学性质比较稳定是由于分子中苯环的酰胺基邻位有两个（　　　）

　　A. 乙基　　　　　　B. 甲基　　　　　　C. 丙基　　　　　　D. 甲氧基

9. 利多卡因能与（　　　）试剂反应会生成蓝紫色络合物

　　A. 硫酸铜　　　　　B. 三氯化铁　　　　C. 亚硝酸钠　　　　D. 硝酸氧锆

10. 能发生重氮化 – 偶合显色反应的药物是（　　　）

　　A. 盐酸胺碘酮　　　　　　　　　　　　B. 盐酸利多卡因

　　C. 盐酸普鲁卡因　　　　　　　　　　　D. 盐酸达克罗宁

11. 盐酸普鲁卡因的结构类型是（　　　）

　　A. 氨基醚类　　　　B. 酰胺类　　　　　C. 巴比妥类　　　　D. 芳酸酯类

12. 盐酸达克罗宁具有（　　　），加二硝基苯肼试液振摇溶解后，溶液显橙色

　　A. 酰胺基　　　　　B. 酮基　　　　　　C. 对氨基　　　　　D. 酯键

13. 下列有关氟烷的描述中，不正确的是（　　　）

　　A. 遇光、热可缓慢分解　　　　　　　　B. 水中微溶

　　C. 溶于浓硫酸　　　　　　　　　　　　D. 用于全身麻醉

14. 在普鲁卡因注射液中含有的杂质是（　　　）

　　A. 乙醇　　　　　　B. 过氧化物　　　　C. 对氨基酚　　　　D. 对氨基苯甲酸

15. 化学稳定性最差的药物是（　　　）

　　A. 氟烷　　　　　B. 普鲁卡因　　　　C. 利多卡因　　　　D. 布比卡因

二、X 型题（多项选择题）

16. 易挥发的全身麻醉药有（　　　）

　　A. 麻醉乙醚　　　B. 氟烷　　　　　　C. 氯胺酮　　　　　D. 恩氟烷

17. 局麻药的结构类型有（　　　）

　　A. 酰胺类　　　　B. 芳酸酯类　　　　C. 乙二胺类　　　　D. 丙胺类

18. 局部麻醉药的基本结构的主要组成部分是（　　　）

　　A. 亲脂部分　　　B. 中间连接部分　　C. 亲水部分　　　　D. 六元杂环部分

19. 下列叙述中与盐酸利多卡因相符的有（　　　）

　　A. 易水解　　　　　　　　　　　　　B. 酰胺类局麻药

　　C. 苯环有两个甲基　　　　　　　　　D. 有叔胺基

20. 下列叙述中与普鲁卡因相符的是（　　　）

　　A. 有酯键和芳伯胺基　　　　　　　　B. 易水解失效

　　C. 可发生重氮化 – 偶合反应　　　　　D. 有叔胺结构

（陈红燕）

书网融合……

微课　　　　　　　划重点　　　　　　　自测题

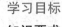 **第七章 抗精神障碍药**

学习目标

知识要求

1. **掌握** 地西泮、苯巴比妥、苯妥英钠、盐酸氯丙嗪的化学结构、理化性质、作用用途。

2. **熟悉** 苯二氮䓬类、巴比妥类药物的结构特征、共同理化性质，奥沙西泮、艾司唑仑、甲丙氨酯、卡马西平、氯氮平、司可巴比妥等药物的结构特点、理化性质、作用用途。

3. **了解** 苯二氮䓬类、巴比妥类药物的发展历史、结构类型、基本结构与构效关系；抗抑郁药、抗焦虑药、抗躁狂药的类型与代表药物。

能力要求

学会运用抗精神障碍药物的理化性质解决药物制剂的生产、贮存、检验及使用等工作岗位中的实际问题。

实例分析

实例 患者，男性，21岁。因和女朋友分手，失恋后想不开，1小时前吃了一瓶苯巴比妥片，家人及时发现并将其送到了医院。

医师检查后给予患者人工呼吸，并给氧治疗及用1:5000高锰酸钾溶液洗胃，还用25%山梨醇200ml静脉注射。

分析 苯巴比妥是酸性药物，主要经肾排泄，5%碳酸氢钠静脉滴注碱化尿液、用25%山梨醇200ml静脉注射利尿，可以加速毒物从尿液的排泄。

第一节 镇静催眠药

PPT

镇静催眠药属中枢神经系统抑制药物。小剂量时产生镇静作用，较大剂量时可促进并维持睡眠。临床上常用的镇静催眠药按化学结构可分为苯并二氮杂䓬类、巴比妥类、氨基甲酸酯类、其他类，现在临床镇静催眠药主要应用苯并二氮杂䓬类。巴比妥类详见第二节。

一、苯并二氮杂䓬类

20世纪50年代后各种苯并二氮杂䓬结构药物的问世。Stembach在合成苯并庚氧二嗪时，没有成功，但却意外合成一种白色结晶。Stembach研究了这些结晶的活性，发现其具有很好的安定作用，这就是氯氮䓬（利眠宁）。由此开发了一类新的安定药物。该类药物因其毒副作用和成瘾性小、安全范围大，在临床上几乎取代了巴比妥类药物，成为镇静、催眠、抗焦虑的首选药物。

通过对氯氮䓬进行深入的研究，发现其结构中的肼基和氮上的氧不是活性必需基团，通过结构简化合成了地西泮（安定），地西泮合成方法更简单，活性更强。根据这个思路合成了一类 1，4 – 苯并二氮䓬 – 2 酮类的药物（表 7 – 1）。

利眠宁　　　　　地西泮　　　　　1,4-苯并二氮䓬-2-酮类基本结构

表 7 – 1　1，4 – 苯并二氮䓬 – 2 – 酮类代表药物

名称	R_1	R_2	R_3	R_4
奥沙西泮	H	OH	H	Cl
劳拉西泮	H	OH	Cl	Cl
硝西泮	H	H	H	NO_2
氯硝西泮	H	H	Cl	NO_2
氟西泮	$(CH_2)_2N(C_2H_5)_2$	H	F	Cl
氟地西泮	CH_3	H	F	Cl

在苯并二氮䓬环 1，2 – 位上并入三氮唑环，可增强药物对受体的亲和力和代谢的稳定性，其生理活性也更强，如艾司唑仑（舒乐安定）、阿普唑仑和三唑仑。

艾司唑仑　　　　　阿普唑仑　　　　　三唑仑

构效关系：苯并二氮䓬分子中七元环内的亚胺及内酰胺为生理活性所必需的结构。1，3，7 – 和 2′ – 位上的取代基对药效的发挥较为有利，尤其是 7 – 和 2′ – 位引入吸电子基团能显著增强疗效。B 环 C_7 位引入吸电子基团后，与受体的亲和力增加，抗惊厥活性增强。其活性强弱次序为—NO_2＞—Br＞—CF_3＞—Cl。苯并二氮䓬环的苯环被其

他杂环（吡啶、噻吩等）取代，仍有较好的生理活性。1，2-位用杂环稠合，可提高药物的代谢稳定性。

地西泮

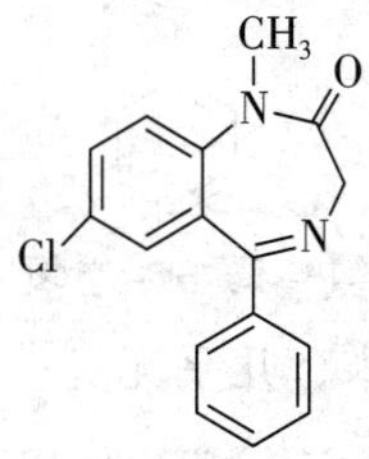

化学名：1-甲基-5-苯基-7-氯-1，3-二氢-2H-1，4-苯并二氮杂䓬-2-酮，又名安定。

本品为白色或类白色结晶性粉末；无臭，味微苦；易溶于三氯甲烷或丙酮，溶于乙醇，在水中几乎不溶；熔点为 130～134℃。

本品分子具有烯亚胺结构，显碱性。能溶于硫酸，溶液在紫红灯（365nm）下检视，显黄绿色荧光。

本品分子具有烯亚胺及内酰胺结构，显水解性。遇酸或碱及加热的条件下，易水解开环，生成 2-甲氨基-5-氯-二苯甲酮和甘氨酸。

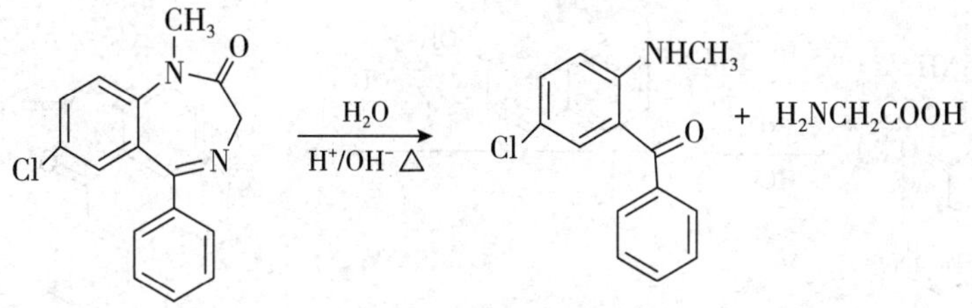

有机氯化物的鉴别：本品用氧瓶燃烧法进行有机破坏后，以稀氢氧化钠溶液为吸收液，燃烧完全后，用稀硝酸酸化，缓慢煮沸，水溶液加硝酸成酸性后，加硝酸银试液，生成白色沉淀，沉淀溶于氨水而不溶于硝酸。

本品可进行生物碱沉淀反应，遇碘化铋钾-盐酸试液生成橙红色沉淀。

本品具有抗焦虑、镇静、催眠、抗惊厥、抗癫痫及中枢性肌肉松弛作用。主要用于焦虑症、失眠，还可用于癫痫和惊厥。

常见不良反应有嗜睡、头晕、乏力等，大剂量可有共济失调、震颤。长期连续用药可产生依赖性和成瘾性，停药可能发生撤药症状，表现为激动或忧郁。青光眼、重症肌无力、肝肾功能不全慎用。驾驶机动车和高空作业人员、老年人、婴儿患者慎用。服药期间忌饮酒。本品应避光、密封保存。

奥沙西泮

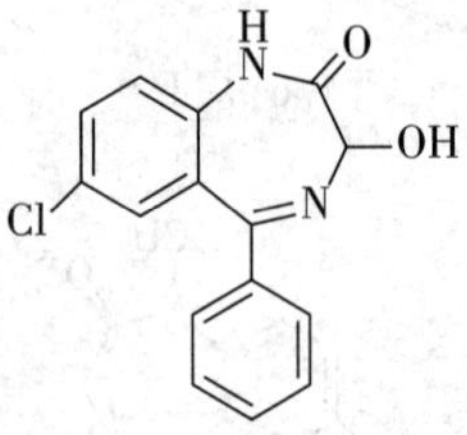

化学名：5 - 苯基 - 3 - 羟基 - 7 - 氯 - 1，3 - 二氢 - 2H - 1，4 - 苯并二氮杂䓬 - 2 - 酮。

本品为白色或类白色结晶性粉末，几乎无臭；微溶于乙醇、三氯甲烷或丙酮，极微溶于乙醚，几乎不溶于水；对光稳定；熔点为 198 ~ 202℃。 🅔 微课

本品分子有一个手性碳原子，右旋体作用比左旋体强，目前使用其外消旋体。

本品在酸或碱溶液中加热水解，生成 2 - 苯甲酰基 - 4 - 氯苯胺，经重氮化后与碱性 β - 萘酚发生偶合反应，生成橙红色的偶氮化合物。

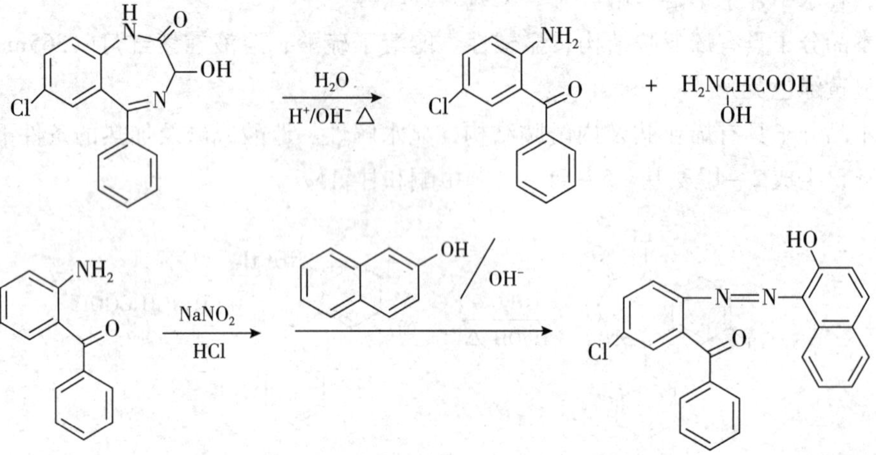

本品加乙醇制成每 1ml 中含 10μg 的溶液，照分光光度法测定，在 229nm 的波长处有最大吸收值。

本品主要用于治疗焦虑症，也用于失眠和癫痫的辅助治疗。

艾司唑仑

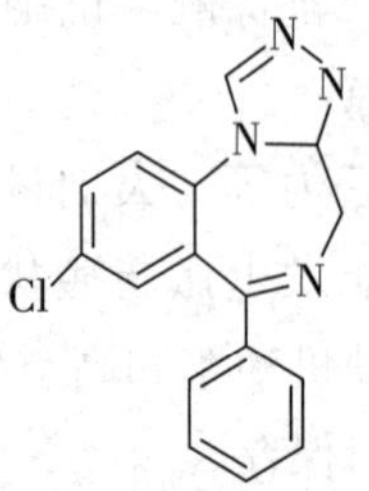

化学名：6 - 苯基 - 8 - 氯 - 4H - [1，2，4] - 三氮唑 [4，3 - α] （1，4）苯并二氮杂䓬。

本品为白色或类白色结晶性粉末，无臭，味微苦；易溶于三氯甲烷或醋酐，溶于

甲醇，略溶于乙酸乙酯或乙醇，几乎不溶于水；熔点为229~232℃。

本品在稀盐酸溶液中加热煮沸，放冷，溶液显芳香第一胺类的性质反应。

本品用稀硫酸处理后，置紫外光灯（365nm）下检视，显天蓝色荧光。

本品主要用于抗焦虑、失眠。也用于紧张、恐惧及抗癫痫和抗惊厥。常见不良反应有口干、嗜睡、头晕、乏力等，大剂量可有共济失调、震颤。用药期间不宜饮酒。对其他苯二氮药物过敏者，可能对本药过敏。癫痫患者突然停药可导致发作。

二、其他类

其他结构类型的镇静催眠药还有甲丙氨酯、水合氯醛、格鲁米特、甲喹酮等。

$$CCl_3-CH(OH)_2$$

水合氯醛　　　　　格鲁米特　　　　　甲喹酮

甲丙氨酯

$$H_3C-CH_2OCONH_2$$
$$H_3CH_2CH_2C-CH_2OCONH_2$$

化学名：2-甲基-2-丙基-1，3-丙二醇二氨基甲酸酯，又名安宁。

本品为白色结晶性粉末；几乎无臭，味苦；易溶于乙醇或丙酮，略溶于乙醚，在水中微溶；熔点为103~107℃。

本品分子具有酯基和酰胺基结构，在酸或碱性溶液中加热易水解，分别生成二氧化碳或氨气及油状的2-甲基-2-丙基-1，3-丙二醇。

$$H_3C-CH_2OCONH_2 \quad \xrightarrow[\triangle]{H_2SO_4} \quad H_3C-CH_2OH \quad + \quad (NH_4)SO_4+CO_2\uparrow$$
$$H_3CH_2CH_2C-CH_2OCONH_2 \qquad\qquad H_3CH_2CH_2C-CH_2OH$$

$$\xrightarrow[\triangle]{NaOH} \quad H_3C-CH_2OH \quad + \quad Na_2CO_3 \quad + \quad NH_3\uparrow$$
$$H_3CH_2CH_2C-CH_2OH$$

本品主要用于镇静催眠和抗焦虑，尤其适用于老年失眠患者。常见嗜睡，可见头痛、无力、眩晕、低血压和心悸。长期使用会产生依赖性，肾功能不全慎用，服药勿饮酒，孕妇、哺乳期妇女、6岁以下儿童禁用。应密封保存。

第二节 抗癫痫病药

PPT

癫痫是由多种原因引起的脑细胞异常放电并向周围脑组织扩散，导致大脑功能失调的综合征。临床上根据癫痫病发作时的表现分为强直-阵挛性发作（大发作）、失神性发作（小发作）、复合性局限性发作（精神运动性发作）和单纯局限性发作（局限性发作）。

抗癫痫药是能够抑制脑细胞异常放电或抑制异常放电向周围脑组织扩散的一类药物，按结构特点分为巴比妥类、苯二氮䓬类、乙内酰脲类及其他类。

一、巴比妥类

巴比妥类药物作用于网状兴奋系统的突触传递过程，阻断脑干的网状结构上行激活系统，使大脑皮质细胞的兴奋性下降，产生镇静、催眠和抗惊厥作用。

（一）巴比妥类药物的结构和分类

巴比妥类药物为巴比妥酸（丙二酰脲）的衍生物，巴比妥酸本身无生理活性，当 5 位碳上的两个氢原子被烃基取代后才呈现活性。不同的取代基起效快慢和作用时间不同。通常按作用时间将其分为长时效、中时效、短时效和超短时效四种类型（表 7 - 2）。

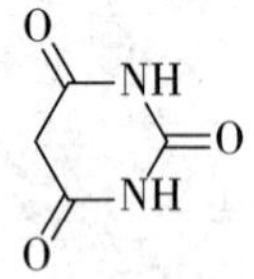

巴比妥酸 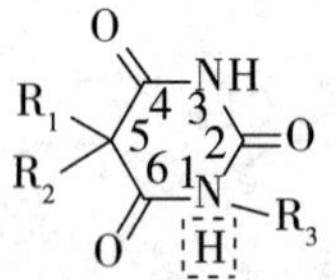　　　　　　　巴比妥类药物的通式

表 7 - 2　常用的巴比妥类药物

类别	名称	化学结构	用途
长时效	苯巴比妥	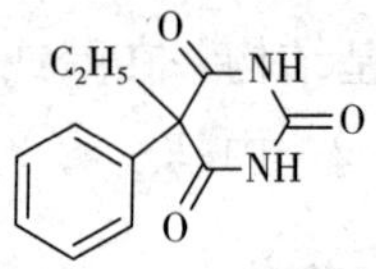	镇静催眠、抗癫痫
中时效	异戊巴比妥	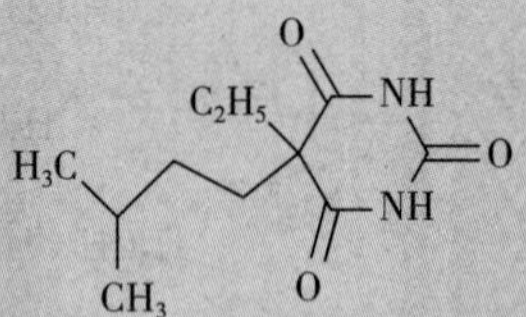	镇静催眠
短时效	司可巴比妥	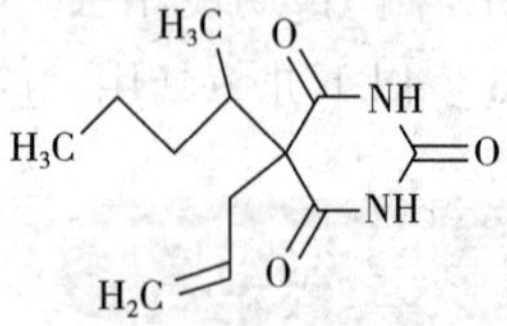	催眠、麻醉前给药

续表

类别	名称	化学结构	用途
超短时效	硫喷妥钠	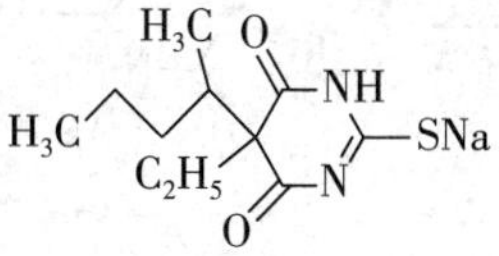	催眠、麻醉前给药

（二）巴比妥类药物的理化性质

1. 性状　本类药物一般为白色结晶或结晶性粉末；加热多能升华；难溶于水，易溶于乙醇等有机溶剂；含硫巴比妥类药物，有不适臭味。

2. 弱酸性　本类药物具有"—CO—NH—CO—"结构，能形成烯醇式结构，显弱酸性。可与碳酸钠或氢氧化钠形成钠盐。本类药物的钠盐水溶液不稳定，易吸收空气中的二氧化碳而析出巴比妥类沉淀。

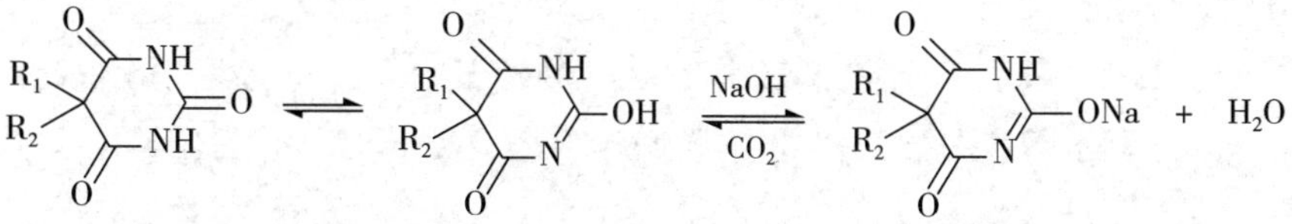

3. 水解性　本类药物为环状酰脲结构，易发生水解，且水解速度及水解产物与 pH 和温度有关。随着 pH 值的升高，水解速度加快。如与氢氧化钠共热，水解生成无效产物，并放出氨气，可使红色的石蕊试纸变蓝。其钠盐在吸湿情况下也可发生水解反应，生成无效产物。故本类药物一般做成粉针剂使用。

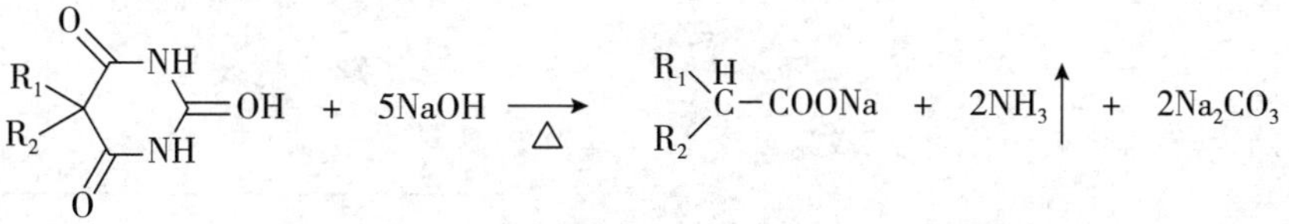

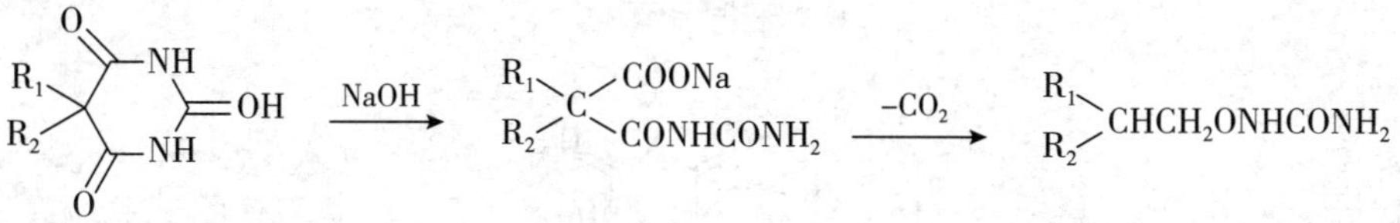

4. 与铜吡啶试液反应　本类药物含有丙二酰脲结构，能与重金属盐形成有色物质或难溶性盐类。能与吡啶 - 硫酸铜溶液作用显紫堇色，含硫巴比妥则显绿色。

5. 与银盐反应　本类药物在碳酸钠溶液中与硝酸银试液作用，生成可溶性的一银盐，继续加入过量的硝酸银试液，可生成不溶性的二银盐，该沉淀可溶于氨试液中。

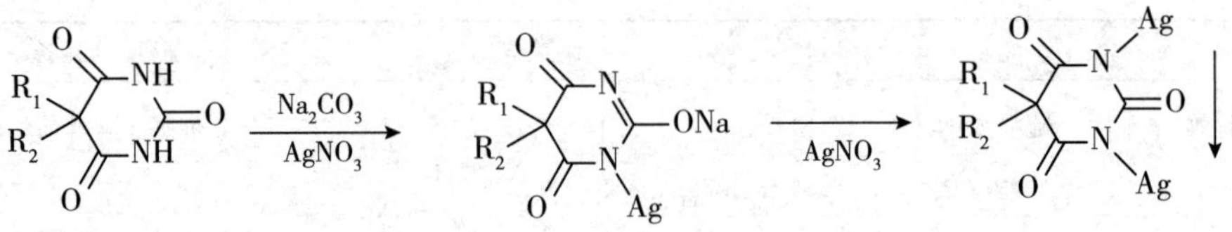

你知道吗

巴比妥类药物的构效关系

巴比妥类药物是非特异性结构类型的药物,其作用强弱、快慢及时间的长短主要取决于其理化性质、酸性解离常数、脂水分配系数等。

1. 巴比妥酸和5位单取代巴比妥类在生理pH条件下,几乎全部解离,口服不易吸收,也不易透过血脑屏障进入大脑中枢,故无镇静催眠作用。而5,5-双取代巴比妥类的酸性比巴比妥酸低,在生理pH条件下不易解离,因此,不仅可以口服吸收,而且易透过血脑屏障发挥作用。

2. 5位碳上两个取代基的碳原子总数以4~8为最好,此时药物有适当的脂水分配系数。当碳原子总数为4时,出现镇静催眠作用;超过8时,作用下降甚至产生惊厥作用。

3. 5位碳上取代基为烯烃、环烯烃时,体内代谢较快,作用时间较短;取代基为烷烃或芳烃时,体内代谢较慢,作用时间相对延长。

4. 在5,5-双取代巴比妥类的一个氮原子上引入甲基,可降低酸性,增加脂溶性,因此起效快,作用时间短,为超短时效镇静催眠药。若两个氮原子上都引入甲基,则产生惊厥作用。

5. 将2位碳上的氧原子以硫原子代替,则脂溶性增加,起效快,作用时间短。如硫喷妥钠为超短时效催眠药,临床上多用作静脉麻醉药。

苯巴比妥

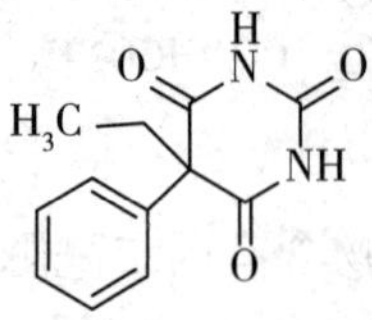

化学名:5-乙基-5-苯基-2,4,6(1H,3H,5H)-嘧啶三酮,又名鲁米那。

本品为白色有光泽的结晶性粉末;无臭,味微苦;能溶于乙醇或乙醚,略溶于三氯甲烷,极微溶于水;熔点为174.5~178℃。

本品的酰亚胺基可互变异构成烯醇式结构,显弱酸性,在氢氧化钠或碳酸钠溶液中溶解,可得到苯巴比妥钠,与酸性药物接触或吸收空气中的二氧化碳,可析出苯巴比妥沉淀。

本品在碳酸钠溶液中与硝酸银试液作用，生成可溶性的一银盐，加入过量的硝酸银试液生成不溶性的二银盐沉淀。

本品与吡啶－硫酸铜试液作用显紫红色。

本品具有苯环，溶于甲醛后，煮沸，再缓缓加入硫酸，分两层，接界面显玫瑰红色。也可与亚硝酸钾－浓硫酸试剂反应，生成橙黄色亚硝基苯衍生物。不含苯基的巴比妥类药物，均无此类反应，可供区别。

本品具有镇静催眠和抗惊厥作用，临床上用于治疗焦虑、失眠，也可治疗惊厥及癫痫大发作。

本品主要副作用为用药后有头晕和困倦等后遗效应，久用可产生耐受性和依赖性，多次连用可出现蓄积中毒以及呼吸抑制等副作用。

二、苯二氮䓬类

苯二氮䓬类药物中的地西泮、硝西泮、氯硝西泮等药物，在临床广泛用于失眠、癫痫的治疗。

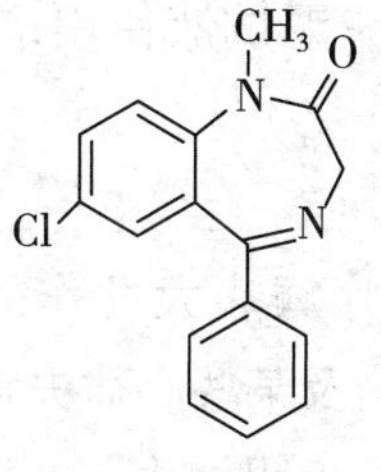

地西泮 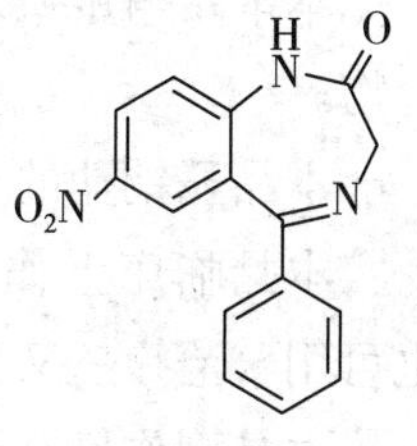　　　　硝西泮 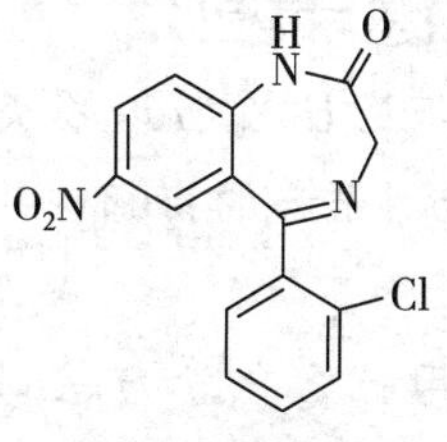　　　　氯硝西泮

三、乙内酰脲类

将巴比妥类药物分子的羰基去掉一个，发现了五元环的乙酰脲类抗癫痫药物，如苯妥英、三甲双酮等。

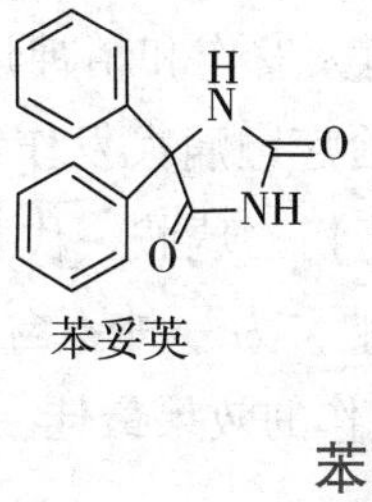

苯妥英 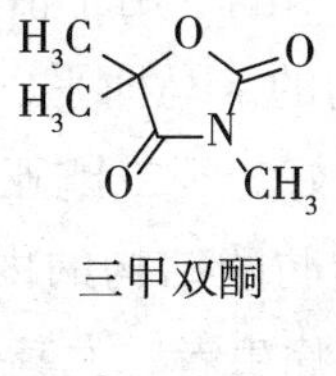　　　　三甲双酮

苯妥英钠

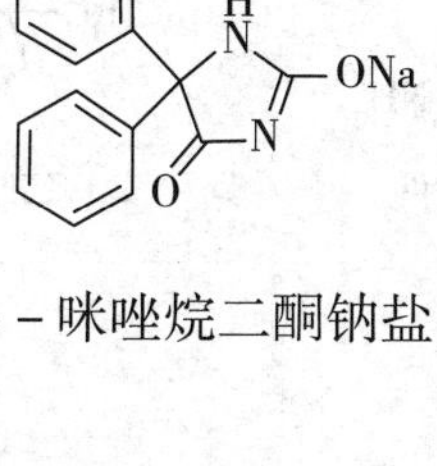

化学名：5，5－二苯基－2，4－咪唑烷二酮钠盐，又名大仑丁钠。

本品为白色粉末，无臭，味苦；微有引湿性；易溶于水，可溶于乙醇，几乎不溶于三氯甲烷或乙醚。

本品水溶液呈碱性，在空气中渐渐吸收二氧化碳析出苯妥英而显浑浊。故临床使用其粉针剂。

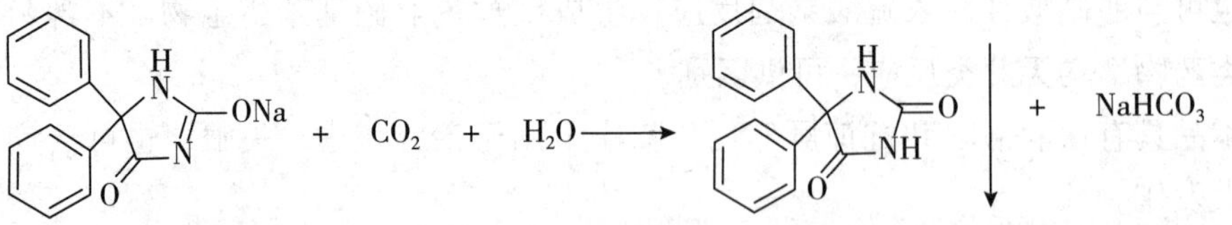

本品水溶液加酸酸化后，析出的苯妥英在氨水中转变成铵盐，遇硝酸银或二氯化汞试液反应生成白色沉淀，此沉淀不溶于氨试液。

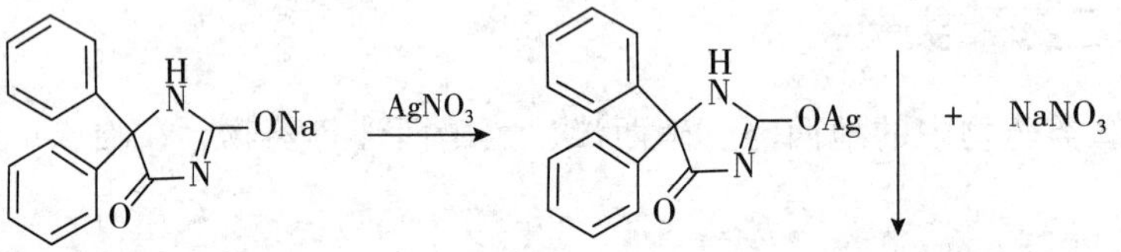

本本品与吡啶－硫酸铜试液作用，生成蓝色络合物。

本品显钠盐的火焰反应。

本品临床上作为治疗癫痫大发作的首选药物，也可用于治疗三叉神经痛及某些心律失常。

本品副作用小，常见齿龈增生，儿童发生率高。神经系统不良反应与剂量相关，常见眩晕、头痛，严重时可引起眼球震颤、共济失调、语言不清和意识模糊。用药期间应检查血象、肝功。避光，密封或严封保存。

请你想一想

1. 苯巴比妥与苯妥英在结构与性质方面有哪些共同点？

2. 用什么化学方法可以区别苯巴比妥钠与苯妥英钠？

四、其他类

苯巴比妥的类似物扑米酮，用于治疗癫痫大发作和精神运动性发作。苯二氮䓬类衍生得到二苯并氮䓬结构的卡马西平，用于治疗癫痫大发作和局限性发作，特别是用于精神运动性发作疗效最好。丁二酰亚胺类药物乙琥胺，代替三甲双酮治疗癫痫小发作效果较好，毒性小。脂肪酸结构的丙戊酸钠，为一种不含氮原子的广谱抗癫痫药，适用于其他药物无效的癫痫患者，尤其以小发作的效果最佳。

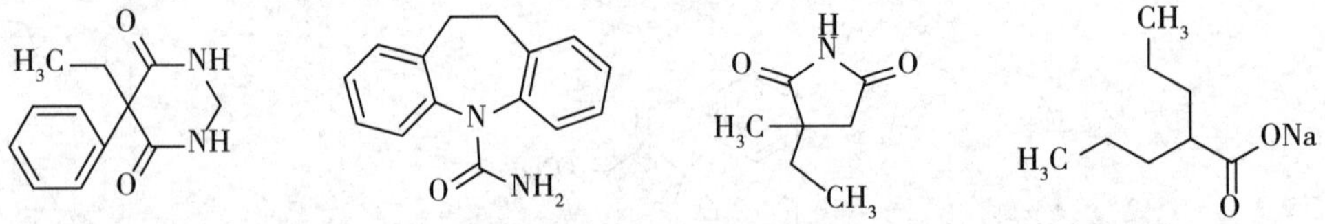

扑米酮　　　　卡马西平　　　　乙琥胺　　　　丙戊酸钠

PPT

第三节　抗精神病药

抗精神病药或称抗精神分裂症药，主要用于治疗各种精神分裂症，减轻患者的激动、敏感、好斗，改善妄想、幻觉、思维及感觉错乱，使患者适应社会生活。按化学结构的不同可分为吩噻嗪类、硫杂蒽类及丁酰苯类等。

一、吩噻嗪类

吩噻嗪类是一类重要的抗精神病药。在研究吩噻嗪类抗组胺药异丙嗪时发现其具有镇静作用，对之进行结构改造，得到了氯丙嗪，具有很强的抗精神失常作用，成为第一个治疗精神病的药物。进行进一步结构改造，得到奋乃静、氟奋乃静、三氟拉嗪、哌普嗪、甲硫达嗪和美索达嗪等抗精神病药物。

盐酸氯丙嗪

化学名：N,N－二甲基－2－氯－10H－吩噻嗪－10－丙胺盐酸盐，又名冬眠灵。

本品为白色或乳白色结晶性粉末，有微臭，味极苦；有引湿性；遇光渐变色；易溶于水、乙醇或三氯甲烷，不溶于乙醚或苯；熔点为194～198℃。

本品分子结构中具有吩噻嗪母核，显还原性，易被氧化变色变质。本品在空气或日光中放置，渐变为红棕色，故在配制其注射液时，应充氮气、二氧化碳等惰性气体，加入对氢醌、连二亚硫酸钠、亚硫酸氢钠或维生素 C 等抗氧剂，应遮光、密封保存。其氧化变质产物主要有如下几种。

本品与硝酸作用后显红色，渐变为淡黄色。

本品显氯化物的鉴别反应。

本品主要用于治疗精神分裂症和躁狂症，也用于止吐、低温麻醉及人工冬眠等。

常见不良反应有口干、上腹不适、食欲缺乏、乏力及嗜睡。可引起直立性低血压、心悸或心电图

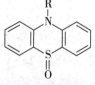

请你想一想

1. 盐酸氯丙嗪性质不稳定与其什么结构有关？容易发生什么变质反应？

2. 盐酸氯丙嗪可与什么试液发生显色反应？

改变。可出现锥体外系反应。心血管疾病患者慎用。若出现迟发性运动障碍，停用所有的抗精神病药。

二、其他类

1. 硫杂蒽类　硫杂蒽类亦称噻吨类，氯普噻吨（泰尔登），抗精神病作用较弱而镇静催眠作用较氯丙嗪强，并有明显的抗抑郁和抗焦虑作用。氨砜噻吨和氟哌噻吨都具有很好的抗精神病作用。珠氯噻醇的作用比氟哌噻吨弱而比氯丙嗪强 20 倍。

2. 丁酰苯类　在研究镇痛药物哌替啶的类似物的过程中，发现了丁酰苯类抗精神失常药物。其中最早用于临床的是氟哌啶醇，是有效的抗精神病药，对躁狂症和忧郁症有效，无吩噻嗪类药物的毒性反应。此后又相继发现了作用更强的三氟哌多、氟哌利多、螺哌隆、替米哌隆等药物，具有较强的抗精神病作用，而其锥体外系或运动系统的副作用则较小。对丁酰苯类药物进行结构改造，发现了匹莫齐特、氟司必林、五氟利多等。

3. 苯酰胺类　苯酰胺类舒必利、硫必利具有与氯丙嗪相似的抗精神病效能，前者能镇吐，后者具有镇痛作用；奈莫必利和瑞莫必利作用强于舒必利，类似于氟哌啶醇，锥体外系和其他副反应较小。

4. 其他非典型抗精神病药　二苯杂䓬类氯噻平、洛沙平疗效及不良反应均和氯丙嗪相似。氯氮平为广谱抗精神病药物，特异性作用于中脑皮层的多巴胺神经元，治疗精神病有效，而较少产生锥体外系副反应。

氯氮平

化学名：8-氯-11-（4-甲基-1-哌嗪基）-5H-二苯并［b, e］［1, 4］二氮杂䓬。

本品为淡黄色结晶性粉末；无臭、无味；易溶于三氯甲烷，溶于乙醇，几乎不溶于水；熔点为 181～185℃。

本品与碳酸钠干燥试管中灼烧，产生的气体可使 1, 2-萘醌-4-磺酸钠试液润湿的试纸显紫蓝色。

本品抗精神病作用强，适用于急性与慢性精神分裂症的各个亚型，对幻觉妄想型、青春型效果好。也可以减轻与精神分裂症有关的情感症状。

PPT

第四节 抗抑郁药

抑郁症是以情感障碍为主要症状的精神疾病，主要表现为情绪低落、悲观失望、社交恐惧、睡眠障碍等，严重者可出现自残或自杀行为。抗抑郁症药按作用机制分为去甲肾上腺素再摄取抑制药、单胺氧化酶抑制药（MAOI）、5-羟色胺（5-HT）再摄取抑制药等（表7-3、表7-4）。

表7-3 常见去甲肾上腺素再摄取抑制药

药品名称	化学结构	主要用途
丙咪嗪	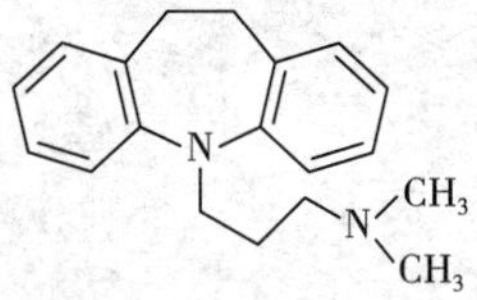	主要用于治疗各种抑郁症，也可用于治疗焦虑症、惊恐症和遗尿症
阿米替林	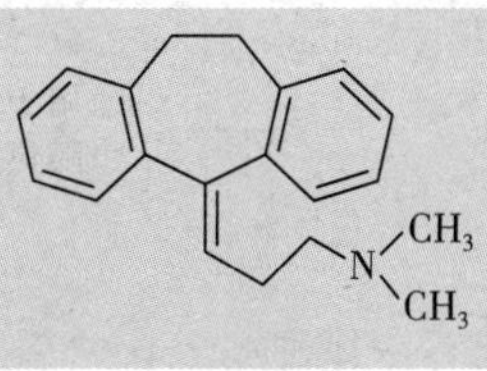	用于各种抑郁症和抑郁状态，对伴有焦虑、不安的患者疗效更好
氯米帕明	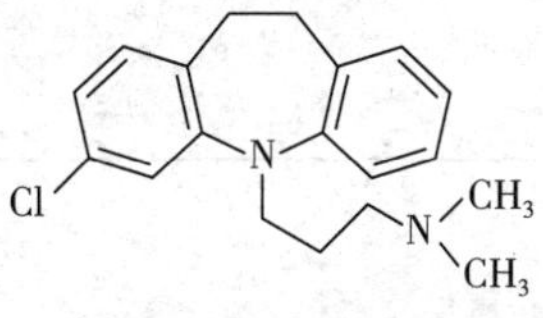	用于治疗各种抑郁状态，也常用于治疗强迫性神经症、恐怖性神经症
多塞平	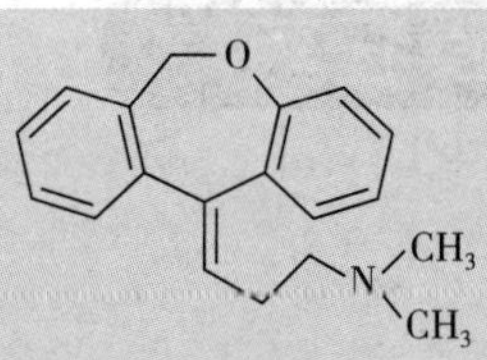	适用于治疗抑郁症和焦虑症。亦可用于治疗消化性溃疡和慢性荨麻疹

表7-4 常见5-羟色胺（5-HT）再摄取抑制药

药品名称	化学结构	主要用途
氟伏沙明	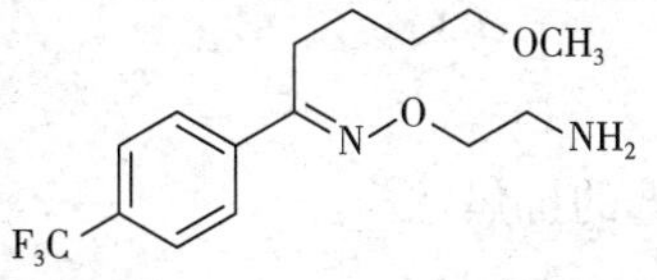	用于抑郁症及相关症状的治疗；强迫症症状治疗
氟西汀	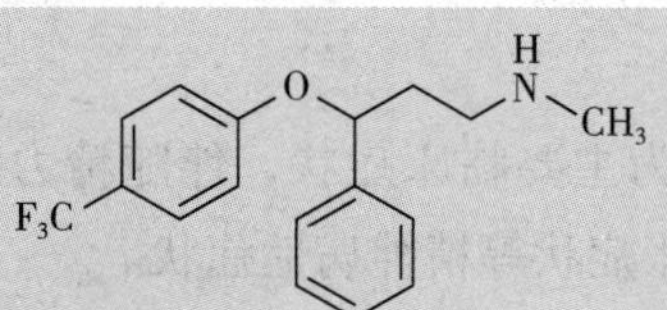	用于治疗各类抑郁症、强迫症、神经厌食症

续表

药品名称	化学结构	主要用途
帕罗西汀	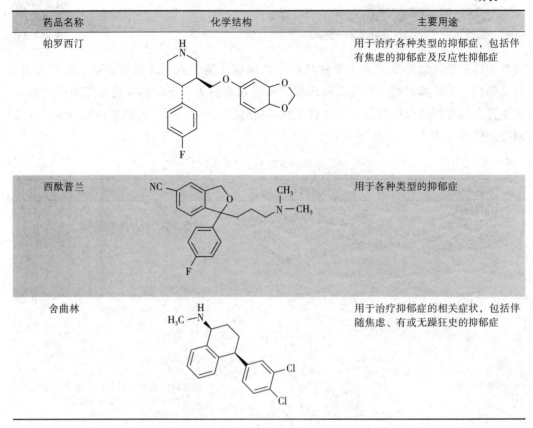	用于治疗各种类型的抑郁症，包括伴有焦虑的抑郁症及反应性抑郁症
西酞普兰		用于各种类型的抑郁症
舍曲林		用于治疗抑郁症的相关症状，包括伴随焦虑、有或无躁狂史的抑郁症

第五节　抗焦虑和抗躁狂药

PPT

一、抗焦虑药

抗焦虑药是一种主要用于缓解焦虑和紧张的药物，按化学结构主要分为四类。

1. 苯二氮䓬类　如安定、去甲羟基安定、硝基安定、氟安定等。

2. 氨甲酸酯类　如甲丙氨酯、卡立普多等。

3. 二苯甲烷类　如定泰乐。

4. 其他类　如芬那露、谷维素。

其中苯二氮䓬类仍然是临床首选的抗焦虑药。

二、抗躁狂药

躁狂症是以情感高涨或易激惹为主要临床症状，伴随精力旺盛、言语增多、活动增多，严重时伴有幻觉、妄想、紧张症状等精神病性症状。

抗躁狂药是指用于治躁狂症的药物。典型药物为碳酸锂；有些药物也可用于治疗躁狂症，习惯上归属其他类别，如抗精神病药中的氯丙嗪、氟哌啶醇等和抗癫痫药中的卡马西平、丙戊酸钠等。

目标检测

一、A 型题（最佳选择题）

1. 苯巴比妥易水解失效，是因为分子具有（　　）结构
   　A. 烯亚胺　　　　　B. 酯基　　　　　C. 醚键　　　　　D. 二酰亚胺基

2. 苯妥英钠的水溶液会与空气中（　　）成分发生沉淀反应
   　A. 氮气　　　　　　B. 水　　　　　　C. 二氧化碳　　　　D. 氧气

3. 地西泮的化学结构中所含的母核是（　　）
   　A. 1，4 - 苯并二氮䓬环　　　　　　B. 二苯并氮杂䓬环
   　C. 氮杂䓬环　　　　　　　　　　　D. 1，5 - 苯并二氮䓬环

4. 可与吡啶 - 硫酸铜试液作用显紫堇色的药物是（　　）
   　A. 地西泮　　　　B. 苯巴比妥钠　　C. 苯妥英钠　　　D. 氯丙嗪

5. （　　）药物与氢氧化钠试液共热，水解放出氨气
   　A. 地西泮　　　　B. 苯巴比妥钠　　C. 丙戊酸钠　　　D. 氯丙嗪

6. 能溶解于硫酸试液，并在紫外灯下会显荧光的药物是（　　）
   　A. 地西泮　　　　B. 苯巴比妥钠　　C. 丙戊酸钠　　　D. 氯丙嗪

7. 向药物的澄清水溶液中滴加 1 滴硝酸银试液，振摇后，溶液呈澄清状态的是（　　）
   　A. 苯巴比妥钠　　B. 苯妥英钠　　　C. 盐酸地西泮　　D. 盐酸氯丙嗪

8. 下列药物与盐酸试液共热，水解液能发生重氮化 - 偶合反应，呈现红色的是（　　）
   　A. 苯巴比妥钠　　B. 苯妥英钠　　　C. 地西泮　　　　D. 奥沙西泮

9. 具有乙内酰脲结构的药物是（　　）
   　A. 苯巴比妥钠　　B. 苯妥英钠　　　C. 地西泮　　　　D. 奥沙西泮

10. 盐酸氯丙嗪不具备的特点是（　　）
    　A. 具碱性的叔胺　　　　　　　　　B. 具吩噻嗪环
    　C. 遇硝酸后显红色　　　　　　　　D. 遇硫酸铜试液显紫堇色

11. 苯巴比妥不具有下列的性质是（　　）
    　A. 呈弱酸性　　　　　　　　　　　B. 溶于碳酸钠试液
    　C. 与吡啶 - 硫酸铜试液成紫堇色　　D. 易被空气氧化变色

12. 分子中含有苯并二氮䓬结构的是（　　）
    　A. 苯巴比妥钠　　　　　　　　　　B. 苯妥英钠
    　C. 艾司唑仑　　　　　　　　　　　D. 氯丙嗪

13. 盐酸氯丙嗪的贮存方式是（　　）

  A. 遮光、密封 B. 冷处   C. 阴凉处   D. 常温、密闭

14. 生成盐酸氯丙嗪注射液时，加入维生素 C 的作用是（　　）

  A. 助溶   B. 调味   C. 抗氧化   D. 防水解

15. 与硫酸试液共热会产生二氧化碳气体的药物是（　　）

  A. 地西泮   B. 甲丙氨酯   C. 氯丙嗪   D. 氯氮平

二、X 型题（多项选择题）

16. 注射剂室温放置易吸收 CO_2 而产生沉淀的药物有（　　）

  A. 苯妥英钠 B. 地西泮   C. 苯巴比妥钠 D. 奋乃静

17. 具有吩噻嗪环结构的药物是（　　）

  A. 氯丙嗪   B. 地西泮   C. 苯巴比妥 D. 奋乃静

18. 具有苯并二氮草结构的药物是（　　）

  A. 奥沙西泮 B. 艾司唑仑   C. 地西泮   D. 卡马西平

19. 巴比妥类药物的性质是（　　）

  A. 显酸性   B. 遇吡啶 – 硫酸酮试液显紫蓝色

  C. 一银盐溶于水，二银盐不溶于水 D. 能溶解于碳酸钠试液

20. 镇静催眠药的结构类型有（　　）

  A. 巴比妥类 B. 乙内酰脲类 C. 苯并氮草类 D. 吩噻嗪类

（陈小兵）

书网融合……

   微课   划重点   自测题

>> 第八章　中枢兴奋药和利尿药

学习目标

知识要求

1. **掌握**　咖啡因、尼可刹米、氢氯噻嗪、依他尼酸的化学结构、理化性质、作用与用途。

2. **熟悉**　吡拉西坦、乙酰唑胺、呋塞米、甘露醇、螺内酯的结构特征、理化性质、作用与用途。

3. **了解**　中枢兴奋药和利尿药的分类。

能力要求

　　学会运用中枢兴奋药和利尿药的理化性质解决药物制剂的生产、贮存、检验及使用等工作岗位中的实际问题。

实例分析

　　实例　小明的爸爸喜欢喝茶。一天，小明的爸爸和小明一起喝茶的时候询问小明，为什么他喝了茶之后睡午觉就不能很好入睡，而且多次去卫生间？小明一想，他在药物化学课上学过黄嘌呤类生物碱方面的知识，于是给他爸爸耐心细致、通俗地解释了出现这些现象的原因，并讲解了咖啡因与茶碱有什么生理作用和不良反应。

　　分析　中枢兴奋药是一类能够选择性兴奋中枢神经系统，促进并改善其功能活动的药物。黄嘌呤类生物碱咖啡因有兴奋中枢、利尿的作用。茶叶中含有的茶碱主要起利尿作用。

第一节　中枢兴奋药

PPT

　　中枢兴奋药是一类能够选择性兴奋中枢神经系统，促进并改善其功能活动的药物。在临床上利用药物对延髓呼吸中枢的选择性兴奋作用，用于重病、严重创伤及药物中毒等引起的呼吸衰竭的抢救，因而又称回苏药或苏醒药。

　　根据作用部位不同大致可分为三类：①主要兴奋大脑皮层的药物（即精神兴奋药），如咖啡因等；②主要兴奋延髓呼吸中枢的药物，如尼可刹米等；③促进大脑功能恢复的药物，如吡拉西坦。根据化学结构分为三类：①黄嘌呤生物碱类，如咖啡因等。②酰胺类，如尼可刹米等。③其他类，如甲氯芬酯、洛贝林、二甲弗林（回苏灵）、哌甲酯（利他林）等。

一、黄嘌呤生物碱类

　　黄嘌呤生物碱类有咖啡因、茶碱、可可豆碱。可以从植物中提取，如茶叶中含有

1%～5%的咖啡因和少量的茶碱及可可豆碱；咖啡豆中主要含有咖啡因；可可豆中含有较多的可可豆碱及少量的茶碱。本类药物目前主要采用合成方法制备。黄嘌呤生物碱类 R_1、R_2 和 R_3 组成见表 8-1。

表 8-1　黄嘌呤生物碱类 R_1、R_2 和 R_3 组成

基本结构

名称	R_1	R_2	R_3
黄嘌呤	H	H	H
咖啡因	CH_3	CH_3	CH_3
茶碱	CH_3	CH_3	H
可可豆碱	H	CH_3	CH_3

咖啡因、茶碱、可可豆碱具有相似的药理作用，即兴奋中枢、松弛平滑肌、利尿及兴奋心脏等作用，但作用强度因化学结构的差异有显著的不同。其中兴奋中枢作用的强弱顺序依次为咖啡因＞茶碱＞可可豆碱；兴奋心脏、松弛平滑肌及利尿作用的强弱顺序为茶碱＞可可豆碱＞咖啡因。因此，咖啡因在临床上主要作中枢兴奋药；茶碱主要作平滑肌松弛药、利尿药及强心药；可可豆碱曾作利尿药，现已少用。

咖啡因

化学名：1，3，7-三甲基-3，7-二氢-1H-嘌呤-2，6-二酮一水合物，又名三甲基黄嘌呤。

本品为白色或带极微黄绿色，有丝光的针状结晶，无臭，味苦，有风化性；在热水或三氯甲烷中易溶，在水、乙醇或丙酮中略溶，在乙醚中极微溶；熔点为235～238℃。

本品分子中具咪唑环结构，显弱碱性。可与生物碱沉淀剂碘试液等反应：本品的饱和水溶液在盐酸条件下，加碘试液，生成红棕色沉淀，此沉淀能溶解于稍过量的氢氧化钠溶液中。

你知道吗

安钠咖

咖啡因的碱性极弱，成盐能力差，与强酸（如盐酸、氢溴酸）形成的盐不稳定，在水中立即水解析出游离生物碱沉淀。苯甲酸钠、枸橼酸钠、桂皮酸钠等有机酸的碱金属盐可增加咖啡因在水中的溶解度，可做为咖啡因的助溶剂，如苯甲酸钠与咖啡因形成的复盐，称为安钠咖。由于苯甲酸钠参与分子间形成氢键，使咖啡因的水中溶解度增大，可制成注射剂，临床用于治疗中枢神经抑制剂、麻醉药引起的呼吸衰竭和循环衰竭等症。

本品分子结构中具有黄嘌呤环，具有黄嘌呤类生物碱的共有反应——紫脲酸铵反应：与盐酸和氯酸钾在水浴上加热，蒸干后，残渣遇氨气，生成紫色的紫脲酸铵，再加氢氧化钠试液，紫色消失。

小剂量咖啡因能增强大脑皮层的兴奋过程，振奋精神，减少疲乏感觉，提高工作效率，用于治疗神经衰弱和精神抑制等。

此外，咖啡因可收缩脑血管，常与解热镇痛药制成复方制剂如 APC 片、速效感冒胶囊、去痛片等，用于缓解感冒、牙痛等引起的头痛。还可与麦角胺配伍制成复方制剂麦角胺咖啡因，用于治疗偏头痛。

大剂量咖啡因能直接兴奋延髓呼吸中枢和血管运动中枢，用于对抗严重传染病、酒精中毒、催眠药和抗组织胺药过量引起的中枢抑制。

本品过度兴奋大脑皮质导致兴奋、不安、心悸，中毒剂量可以出现谵妄甚至惊厥。

二、酰胺类

芳酰胺结构的尼可刹米对延髓呼吸中枢的兴奋作用较强，临床用于中枢性呼吸抑制。内酰结构的匹莫林，中枢兴奋作用温和、时间长，用于儿童多动症的治疗。具内酰胺的吡咯烷酮类药物有吡拉西坦、奥拉西坦、茴拉西坦等作用于大脑皮层，能促进大脑功能，改善记忆，抗健忘，被称为智能促进药，用于弱智儿童及阿尔茨海默症等。

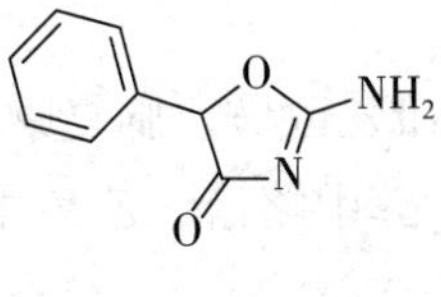

匹莫林 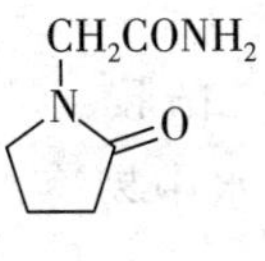　　吡拉西坦 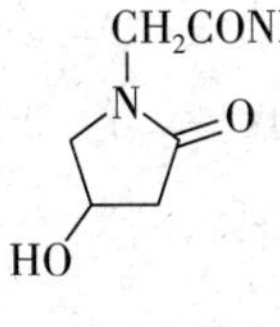　　奥拉西坦 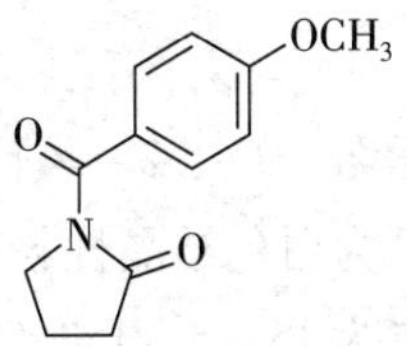　　茴拉西坦

尼可刹米

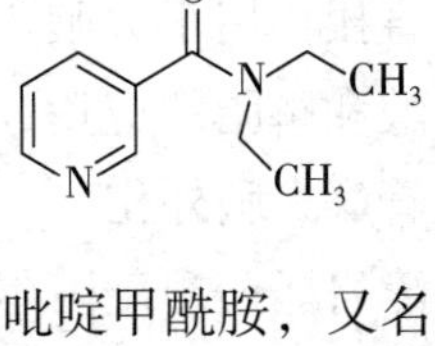

化学名：N，N-二乙基-3-吡啶甲酰胺，又名可拉明。

本品为无色或淡黄色的澄明油状液体，放置冷处，即成结晶；有轻微的特臭，味苦；有引湿性；能与水、乙醇、乙醚或三氯甲烷任意混合；相对密度为 1.058 ~ 1.066（25℃）；凝点为 22 ~ 24℃。

本品分子结构中具有酰胺基，显水解性。25% 水溶液在 pH 为 7 时，水解速度最小，故制备其注射液时应调节 pH 值为 5.5 ~ 7.8，若注射液变浑或析出沉淀，即不可供药用。

本品与碱溶液共热，酰胺结构水解，产生二乙胺臭气，使湿润的红色石蕊试纸变为蓝色。

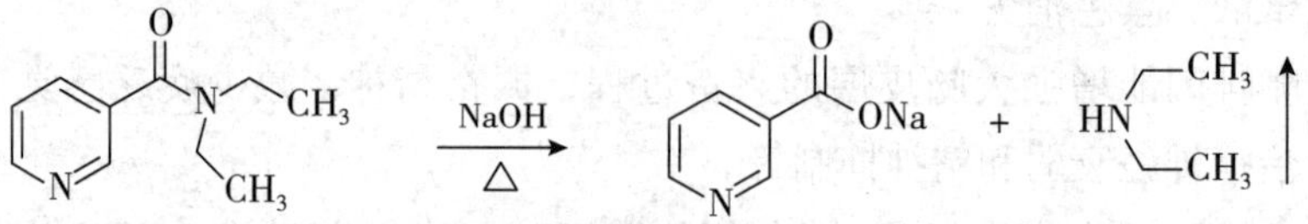

本品有吡啶环结构，与溴化氰试液作用，吡啶开环生成戊烯二醛衍生物，再加二苯胺试液，发生缩合反应，溶液渐渐呈现黄色。

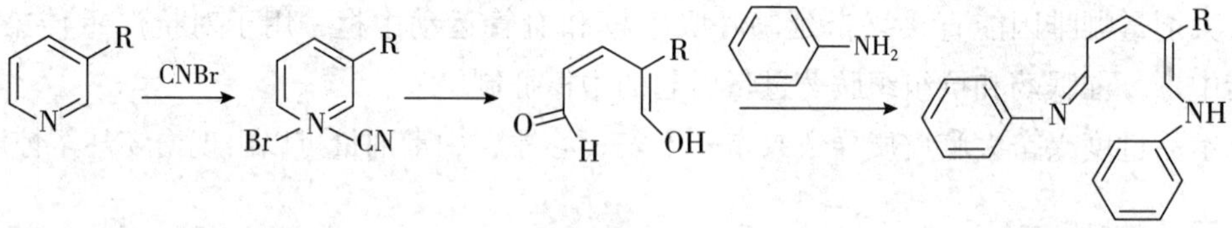

本品遇硫酸铜试液和硫氰酸铵试液，发生络合反应，产生草绿色沉淀。

本品具有较好呼吸中枢兴奋作用。用于各种原因引起的中枢性呼吸抑制，如肺心病引起的呼吸衰竭、吗啡中毒引起的呼吸抑制等。

吡拉西坦

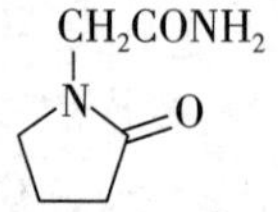

化学名：2-（2-氧代-吡咯烷-1-基）乙酰胺，又名吡乙酰胺、脑复康。

本品为白色结晶性粉末，无臭，味苦；在水中易溶，乙醇中略溶，乙醚中几乎不溶；熔点为 151.5 ~ 152.5℃。

本品分子结构中具有两个酰胺基，易发生水解反应。与氢氧化钠试液共热，水解生成氨气。

请你想一想

1. 什么叫紫脲酸铵反应？该反应可鉴别什么药物？

2. 尼可刹米与溴化氰作用，吡啶开环生成什么物质？

3. 吡乙酰胺与氢氧化钠溶液共热，会产生什么气体？

本品为 γ-氨基丁酸（GABA）的环状衍生物，直接作用于大脑皮层，促进脑组织对葡萄糖、氨基酸和磷脂的应用，促进蛋白质合成。临床用于脑血管病、脑外伤、一氧化碳中毒所引起的记忆、思维障碍。还用于阿尔茨海默症、脑动脉硬化、脑血管意外等原因引起的思维与记忆力减退，及儿童智力低下者。

常见有恶心、腹部不适、纳差、腹胀、腹痛、口干、失眠、食欲低下、呕吐等。肝肾功能障碍者慎用并应适当减少剂量。应遮光，密封保存。

三、其他类

盐酸洛贝林（盐酸山梗菜碱）、二甲弗林（回苏灵）等用作呼吸中枢兴奋药。盐酸氯酯醒、麦角溴烟酯、艾地苯醌等能调节中枢细胞的新陈代谢，用于脑动脉硬化引起的意识障碍及痴呆等。

盐酸洛贝林

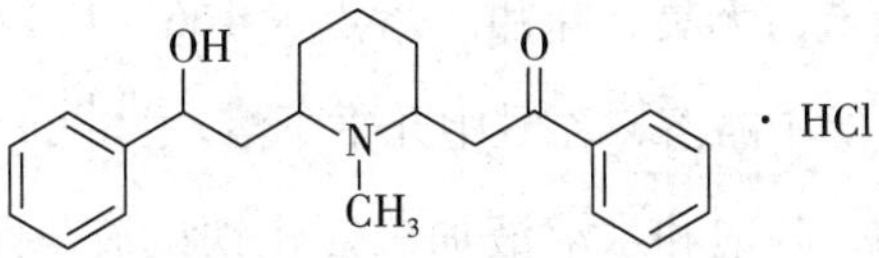

化学名：2－[1－甲基－6－（β－羟基苯乙基）－2－哌啶基]苯乙酮盐酸盐，又名盐酸山梗菜碱。

本品为白色结晶或颗粒状粉末；无臭，味苦；易溶于乙醇或三氯甲烷，溶于水；比旋度为 －56°～－58°（20μg/ml 的水溶液）。在 249nm 的波长处有最大吸收，百分吸收系数为 360～390（10μg/ml 的水溶液）。

本品具芳环，与甲醛－硫酸试液作用显红色。

本品与碱共热，分解产生特臭的苯乙酮。

本品具叔胺结构，水溶液滴加氨试液至碱性，析出洛贝林的游离碱沉淀，熔点约为 120℃。

本品为呼吸兴奋药。用于治疗新生儿窒息、一氧化碳中毒、中枢抑制药及肺炎、白喉等传染病引起的呼吸衰竭。

本品不良反应有恶心、呕吐、呛咳、头痛、心悸等；大剂量可兴奋迷走中枢引起心动过缓、传导阻滞。静注须缓慢；剂量过大可引起心动过速、传导阻滞、呼吸抑制，甚至惊厥。应遮光，密保封保存。

第二节 利尿剂

利尿药是直接作用于肾脏，能促进 Na^+、水排泄，使尿量增加，减少体液量的药物。利尿药还可以排出过多的体液，降低心脏前、后负荷，消除水肿，也常作为高血压的辅助治疗药物。

按化学结构不同将利尿剂划分为多羟基化合物类、含氮杂环类、磺酰胺类和其他类。

一、多羟基化合物类

多羟基化合物类为一类不易代谢、无生理活性、水溶性的低分子量的化合物，能够使组织脱水，又称脱水药。主要药物有甘露醇、山梨醇和甘油等。

甘露醇

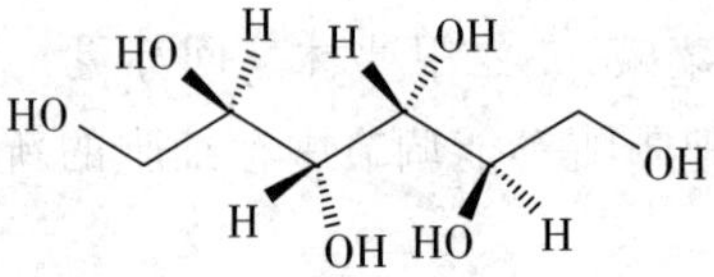

化学名：D – 甘露糖醇。

本品为白色结晶性粉末，无臭，味甜。熔点为 166～170℃。在水中易溶，但温度降低，溶解度减小；在乙醇中略溶，乙醚中几乎不溶。 📱微课

本品为多羟基化合物，其饱和水溶液加三氯化铁试液与氢氧化钠试液即生成棕黄色沉淀，振摇不消失；滴加过量氢氧化钠试液，即溶解成棕色溶液。

本品用于治疗脑水肿、青光眼及预防急性肾衰竭。

不良反应少见。但注射太快可引起一过性头痛、头晕和视物模糊。滴注速度不宜过快；不宜与电解质同时使用，以避免产生沉淀。应遮光，密封保存。

二、含氮杂环类

黄嘌呤类生物碱都有利尿作用，其中茶碱最强。茶碱与乙二胺形成的复盐氨茶碱，用于支气管哮喘和利尿。氨苯蝶啶、阿米洛利具有良好的利尿作用，用于多种原因引起的水肿。

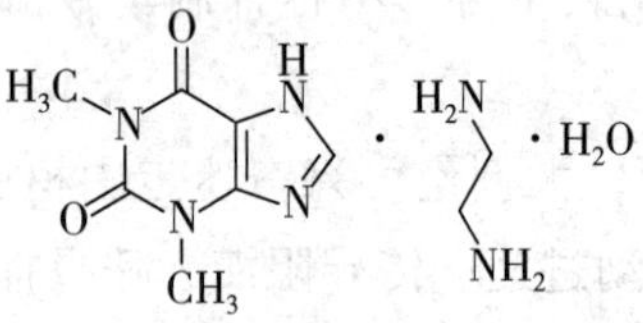

氨茶碱 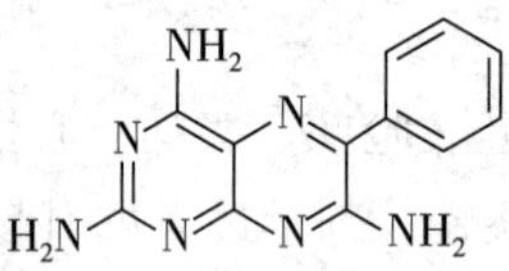　　　　　　　　　　氨苯蝶啶 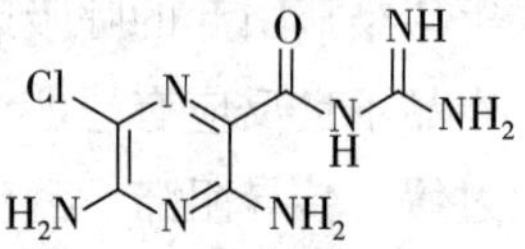　　　　　　　　　　阿米洛利

三、磺酰胺类

人们在对抗菌磺胺类药物的研究中发现了利尿副作用。通过深入研究，1953 年发现了利尿药物乙酰唑胺，有较好的碳酸酐酶抑制作用，能减少房水，降低青光眼患者的眼内压，临床用于青光眼的治疗。后来又发现了一系列具有磺酰胺结构的利尿药，如氢氯噻嗪、呋塞米、氯噻酮、布美他尼等。

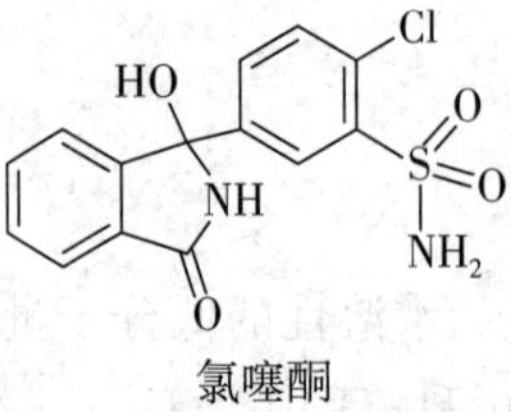

氯噻酮 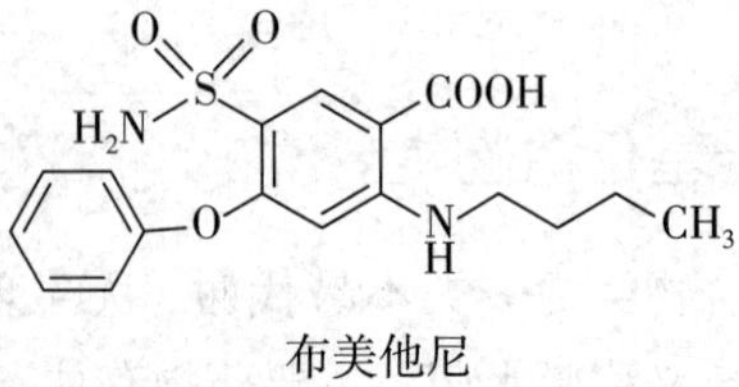　　　　　　　　　　　　布美他尼

乙酰唑胺

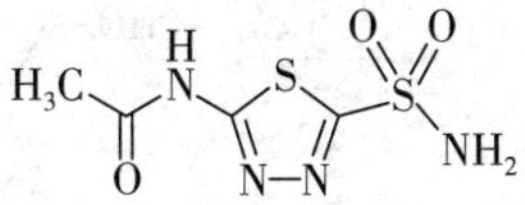

化学名：N -（5 - 氨磺酰基 -1，3，4 - 噻二唑 -2 - 氨基）乙酰胺。

本品为白色针状结晶或结晶性粉末，无臭，味微苦；熔点为 $258 \sim 259℃$。在沸水中溶解，水或乙醇中极微溶解；在三氯甲烷或乙醚中几乎不溶，在氨溶液、氢氧化钠溶液中易溶。

本品分子具有磺酰胺基，显弱酸性，pK_a 为 7.2。溶于氢氧化钠试液后，加硝酸汞试液，生成白色的汞盐沉淀。

本品分子具有乙酰胺基，显水解性。与乙醇、硫酸共热，产生乙酸乙酯香气。

临床用于治疗青光眼、脑水肿、心脏性水肿和癫痫小发作。

长期应用可发生低血钾症、代谢性酸中毒，且易形成结石。不宜长期用药。应遮光，密封保存。

氢氯噻嗪

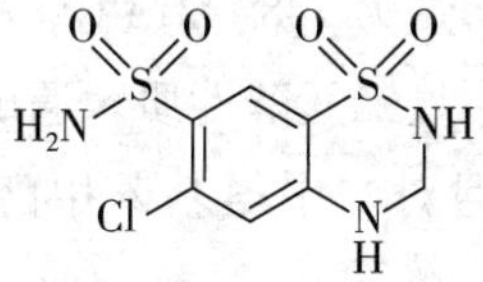

化学名：6 - 氯 -3，4 - 二氢 -2H -1，2，4 - 苯并噻二嗪 -7 - 磺酰胺 -1，1 - 二氧化物，又名双氢克尿噻。

本品为白色结晶性粉末，无臭，味微苦；在丙酮中溶解，在乙醇中微溶，在水、三氯甲烷或乙醚中不溶，在氢氧化钠溶液中溶解，成盐后可制成注射液；熔点为 $265 \sim 273℃$。

本品由于分子中含两个磺酰胺基，故具有弱酸性，pK_a 为 7.0 和 9.2，内磺酰胺基的酸性较强。

本品噻嗪杂环含内磺酰胺结构，不稳定。在氢氧化钠溶液中加热，杂环水解，其一水解产物具有芳伯胺基，可发生重氮化 - 偶合反应，呈红色；另一水解产物为甲醛，可与变色酸缩合生成蓝紫色化合物。

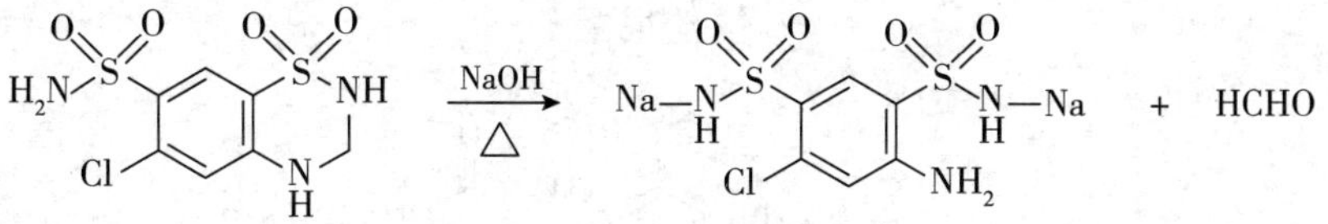

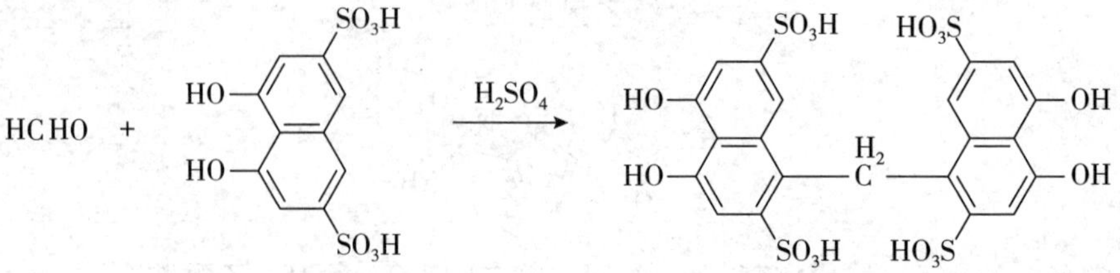

本品是中效利尿药，有降低血压作用，常与其他降压药合用以增强降压效果。长期、大剂量应用时需要防止血钾浓度下降。

呋塞米

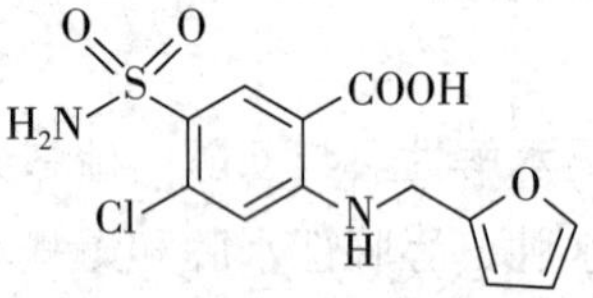

化学名：2 -[（2 -呋喃甲基）氨基]-5 -（氨磺酰基）-4 -氯苯甲酸，又名速尿、呋喃苯胺酸。

本品为白色或类白色结晶性粉末；无臭，几乎无味；在丙酮中溶解，乙醇中略溶，水中不溶，可溶解于碱性溶液；熔点为 208 ~213℃，熔融时分解。

本品具磺酰胺基和羧基结构，显二元酸性质。遇硫酸铜试液，生成绿色沉淀。

本品分子中含活性亚甲基，遇对二甲氨基苯甲醛试液，发生缩合反应，显绿色，逐渐变成深红色。

本品主要作用部位在髓袢升支部位，抑制髓袢升支皮质、髓质部 Na^+、K^+、Cl^- 的共同转运系统，从而抑制 Na^+ 和 Cl^- 的重吸收，有强效利尿作用。用于治疗急性左心衰、肺水肿、脑水肿、高血压等。

常见不良反应为水和电解质紊乱，由于强烈的利尿作用可致低血钾症、低血钠症，表现为恶心、呕吐等。具有耳毒性，表现为眩晕、耳鸣、听力减退或暂时性耳聋。肾功能不全者禁用。应遮光，密封保存。

四、其他类

1962 年发现了苯氧乙酸类利尿药，如依他尼酸、替尼酸。对体内激素醛甾酮进行结构改造，得到了醛固酮拮抗药类型的利尿药物螺内酯，其为低效利尿药。

依他尼酸

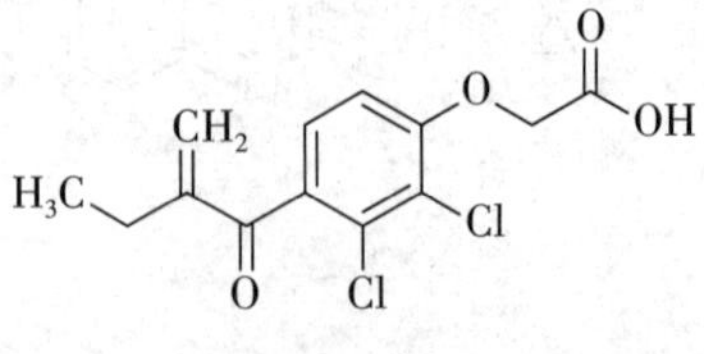

化学名：2，3 - 二氯4 - (2 - 亚甲基丁酰）苯氧乙酸，又名利尿酸。

本品为白色结晶性粉末，无臭，味微苦涩；在乙醇或乙醚中易溶，水中几乎不溶，冰醋酸中易溶；熔点为121~125℃。

本品分子具有羧基，显酸性。能溶于氢氧化钠溶液。

本品分子具有烯键，可使溴水或高锰酸钾试液褪色。

本品分子中的 α、β - 不饱和酮结构，在水溶液中不稳定，加入氢氧化钠试液煮沸时，其支链上的亚甲基易分解产生甲醛，与变色酸钠在硫酸溶液中反应，呈深紫色。

本品利尿作用较强，起效快。用于治疗充血性心力衰竭、肝硬化、肾脏疾病等引起的水肿。

常见的不良反应有直立性低血压、休克、低钾血症、低氯血症、低氯性碱中毒、低钠血症、低钙血症以及与此有关的口渴、乏力、肌肉酸痛、心律失常等。

请你想一想

1. 氢氯噻嗪被碱催化水解后，水解液可发生什么显色反应？

2. 呋塞米分子中有几个酸性基团？

3. 如何鉴别药物具有烯键结构？

螺内酯

化学名：17β - 羟基 - 3 - 氧 - 7α - (乙酰硫基) - 17α - 孕甾 - 4 - 烯 - 21 - 羧酸 - γ - 内酯，又名安体舒通。

本品为白色或类白色的细微结晶性粉末，有轻微硫醇臭；在三氯甲烷中极易溶解，在苯或乙酸乙酯中易溶，在乙醇中溶解，在水不溶。比旋度为 - 33° ~ - 37°（10μg/mlCHCl₃溶液）；熔点为203~209℃。

本品分子具有甾环结构，与硫酸作用显橙黄色，有强烈的黄绿色荧光，加热变为深红色。

本品分子具有内酯环结构，在甲酸中与羟胺盐酸盐、三氧化铁反应生成红色的配合物，螺内酯的体内活性代谢物坎利酮无该颜色反应。

本品主要用于治疗伴有醛固酮升高等顽固性水肿，如充血性心力衰竭、肝硬化腹水及肾病综合征。

实训九　尼可刹米与氢氯噻嗪的性质

一、实训目的

1. 认识尼可刹米、氢氯噻嗪的结构与性质。

2. 学会验证尼可刹米、氢氯噻嗪性质的操作方法和技能。

3. 能够分析和解决实训操作中遇到的实际问题。

二、试药及器材

药品：尼可刹米、氢氯噻嗪。

试剂：氢氧化钠试液、盐酸试液、硫酸铜试液、硫氰酸铵试液、亚硝酸钠溶液、10%氨基磺酸铵溶液、0.5%变色酸溶液、醋酸钠试液。

仪器材料：试管、量筒、红色石蕊试纸、pH试纸、胶头滴管、水浴锅、酒精灯。

三、实训原理

（一）尼可刹米

1. 本品具有酰胺结构，易被碱催化水解，生成烟酸钠与二乙胺碱性气体，使润湿的红色石蕊试纸变蓝。

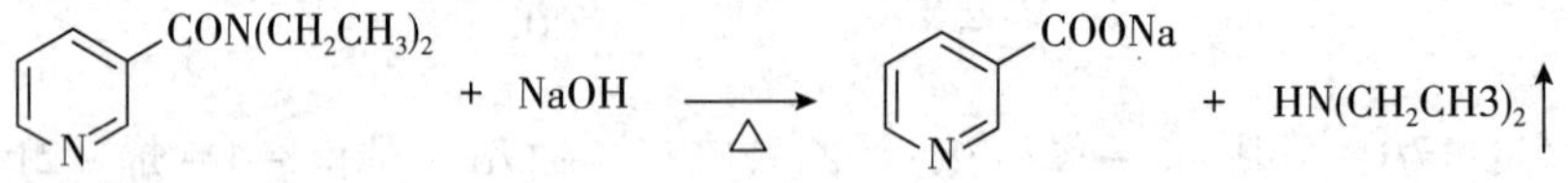

2. 本品因具有吡啶环，硫酸铜－硫氰酸铵作用，发生配位反应，生成草绿色沉淀。

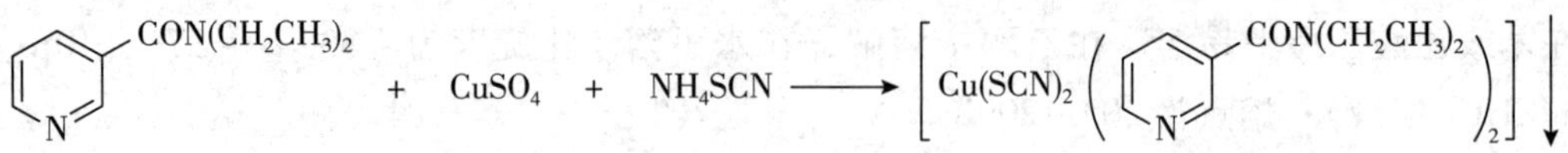

（二）氢氯噻嗪

1. 本品分子具有磺酰胺基，显酸性，在氢氧化钠试液中，生成钠盐而溶解。本品在水、盐酸中不溶。

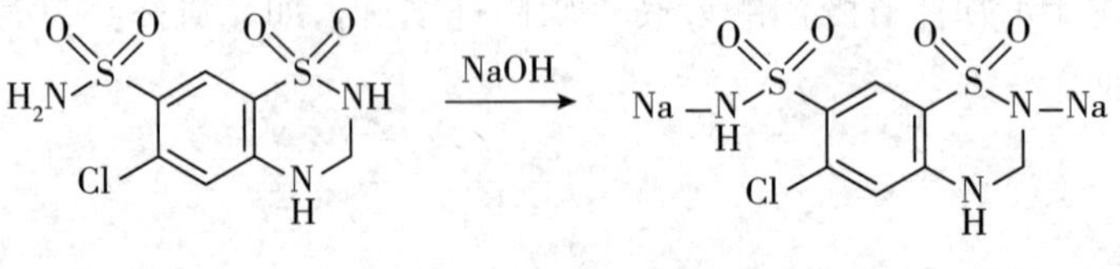

2. 本品的噻嗪环结构，被碱液催化水解，生成芳伯胺化合物和甲醛，水解液能发

生重氮化－偶合反应而呈现红色。

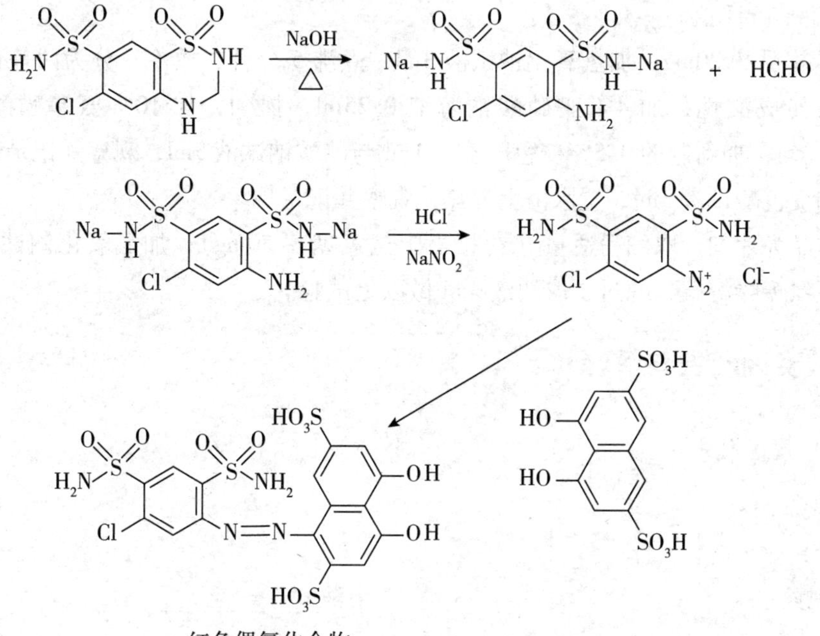

3. 本品水解液中含有甲醛，与变色酸试液作用，发生缩合反应，呈现蓝紫色。

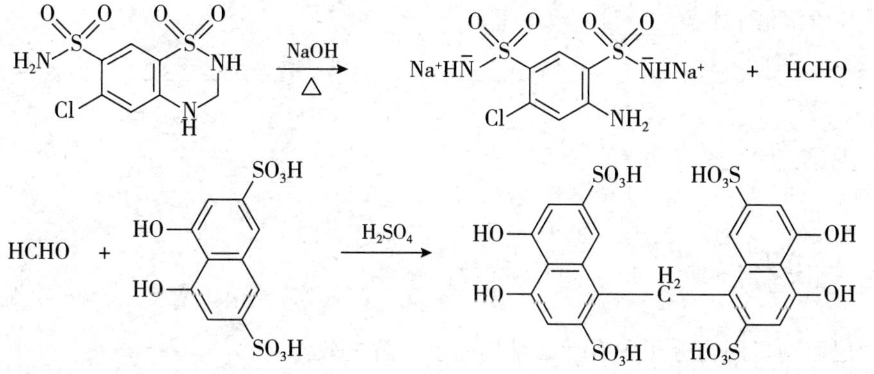

蓝紫色缩合物

四、操作步骤

（一）尼可刹米

1. 取本品 10 滴，加氢氧化钠试液 3ml，在试管口放一张润湿的红色石蕊试纸（折成 M 形状），水浴加热 10 分钟，观察并记录试纸的变色现象。

2. 取本品 2 滴，加水 1ml 溶解，用 pH 试纸测定溶液的酸碱性，再加硫酸铜试液 2 滴与硫氰酸铵试液 3 滴，摇匀，观察并记录现象。

（二）氢氯噻嗪

1. 取本品约 10mg 三份，加入 A、B、C 三只试管中，分别加入 2ml 盐酸试液、2ml

水、2ml 氢氧化钠试液，振摇 3 分钟，观察是否完全溶解并记录现象，用 pH 试纸测定 B 管水溶液的 pH 值。

2. 取本品约 20mg，加氢氧化钠试液 3ml，煮沸 5 分钟，放冷，分为两等份。一份中加盐酸使成酸性，加 4% 亚硝酸钠溶液 0.25ml，摇匀，加 10% 氨基磺酸铵溶液 0.2ml，摇匀，加新制的 0.5% 变色酸溶液 1ml 与醋酸钠试液 5ml，观察并记录现象；另一份中加变色酸试液 5ml，置水浴上温热，观察并记录现象。

若本品为片剂，取细粉适量（约相当于氢氯噻嗪 50mg），加氢氧化钠试液 10ml，振摇使氢氯噻嗪溶解，滤过，取滤液 3ml 做以上试验。

五、实训现象与解释

（一）尼可刹米

1. 现象：
解释：
2. 现象：   溶液 pH = _____
解释：

（二）氢氯噻嗪

1. B 管溶液 pH = _____
现象：A 管 _____   B 管 _____   C 管 _____
解释：
2. 现象：
解释：

六、思考题

1. 尼可刹米因为分子中有什么结构而易水解失效？
2. 尼可刹米与硫酸铜试液作用会产生什么反应？
3. 氢氯噻嗪因具有什么结构而显酸性？
4. 氢氯噻嗪在碱液中加热水解后，水解液遇变色酸 – 硫酸试液显蓝紫色，是因为在水解液中有什么物质？

目标检测

一、A 型题（最佳选择题）

1. 咖啡因具有的母核结构是（   ）

  A. 喹诺酮   B. 黄嘌呤   C. 喹啉   D. 嘌呤

2. 具有磺酰胺结构的药物是（　　）

  A. 依他尼酸　　　B. 咖啡因　　　　C. 乙酰唑胺　　　D. 吡拉西坦

3. 属于生物类药物的是（　　）

  A. 咖啡因　　　　B. 尼可刹米　　　C. 氢氯噻嗪　　　D. 螺内酯

4. 具有吡啶环结构的药物是（　　）

  A. 咖啡因　　　　B. 尼可刹米　　　C. 氢氯噻嗪　　　D. 螺内酯

5. 下列利尿药具有甾环结构的是（　　）

  A. 氨苯蝶啶　　　B. 螺内酯　　　　C. 呋塞米　　　　D. 氢氯噻嗪

6. 呋塞米是（　　）类型的利尿药

  A. 磺酰胺类　　　　　　　　　　B. 多羟基化合物

  C. 苯氧乙酸类　　　　　　　　　D. 抗醛固酮类

7. 苯甲酸钠咖啡因（安钠咖）可溶于水是由于（　　）

  A. 利用苯甲酸与咖啡因能形成盐而溶于水

  B. 咖啡因与苯甲酸形成络合物

  C. 咖啡因与苯甲酸钠形成复盐，由于分子间形成氢键，增加水溶性

  D. 咖啡因与苯甲酸钠通过离子键结合，增加水溶性

8. 下列药物分子中具有两个磺酰胺结构的是（　　）

  A. 呋塞米　　　　B. 依他尼酸　　　C. 尼可刹米　　　D. 氢氯噻嗪

9. 尼可刹米属于（　　）类中枢兴奋药

  A. 生物碱类　　　B. 黄嘌呤类　　　C. 酰胺类　　　　D. 其他类

10. 甘露醇属于下列（　　）类利尿药

  A. 磺酰胺类　　　　　　　　　　B. 生物碱类

  C. 苯氧乙酸类　　　　　　　　　D. 多羟基化合物类

11. 分子中含有 α、β – 不饱和酮结构的利尿药是（　　）

  A. 呋塞米　　　　B. 依他尼酸　　　C. 尼可刹米　　　D. 氢氯噻嗪

12. 下列药物没有磺酰胺结构的是（　　）

  A. 吡乙酰胺　　　B. 尼可刹米　　　C. 氢氯噻嗪　　　D. 呋塞米

13. 紫脲酸铵反应是（　　）药物的性质

  A. 咖啡因　　　　B. 螺内酯　　　　C. 呋塞米　　　　D. 氢氯噻嗪

14. 能与高锰酸钾试液发生褪色反应的药物是（　　）

  A. 呋塞米　　　　B. 依他尼酸　　　C. 尼可刹米　　　D. 氢氯噻嗪

15. 药物与氢氧化钠试液共热后，水解液中含有芳伯胺化合物的是（　　）

  A. 呋塞米　　　　B. 依他尼酸　　　C. 尼可刹米　　　D. 氢氯噻嗪

二、X 型题（多项选择题）

16. 黄嘌呤类生物碱有（　　）

  A. 咖啡因　　　　B. 可卡因　　　　C. 茶碱　　　　　D. 可可豆碱

17. 属于磺酰胺类利尿药的是（　　）

    A. 尼可刹米　　　　B. 吡乙酰胺　　　　C. 氢氯噻嗪　　　　D. 吡拉西坦

18. 具有酸性官能团的药物有（　　）

    A. 依他尼酸　　　　B. 乙酰唑胺　　　　C. 氢氯噻嗪　　　　D. 呋塞米

19. 关于尼可刹米的描述，正确的是（　　）

    A. 易溶于水　　　　B. 显碱性　　　　C. 具酰胺基　　　　D. 属中枢兴奋药

20. 关于氨钠咖注射液的描述，正确的是（　　）

    A. 含助溶剂苯甲酸钠　　　　　　　　B. 有效成分为咖啡因

    C. 能发生紫脲酸铵显色反应　　　　　D. 属中枢兴奋药

（陈小兵）

书网融合……

微课　　　　　划重点　　　　　自测题

▶▶ 第九章 传出神经系统药

学习目标

知识要求

1. **掌握** 硝酸毛果芸香碱、硫酸阿托品、盐酸肾上腺素、盐酸麻黄碱、盐酸普萘洛尔的结构、性质和应用；会写抗胆碱酯酶药毒扁豆碱、新斯的明的结构、性质和应用。

2. **熟悉** 托烷类生物碱代表药的来源、结构、应用，抗胆碱药的性质，会用维他立反应鉴别；异丙肾上腺素、去甲肾上腺素、多巴胺、克仑特罗等的结构、性质及应用；拟肾上腺素药的构效关系。

3. **了解** 抗肾上腺素药的分类、代表药物。

能力要求

学会运用传出神经系统药物的理化性质解决药物制剂的生产、贮存、检验及使用等工作岗位中的实际问题。

⌨ 实例分析

实例 患者，男，55岁，农作物喷药工。在一次劳动作业后，出现肌肉震颤无法控制、视物模糊、胃肠道与膀胱失禁（大小便失禁）等症状。

分析 其是有机磷酸酯类农药中毒，有机磷酸酯类大多脂溶性较高，以气雾剂或微粉作为杀虫剂时，可以通过胃肠道、皮肤、黏膜、肺组织等各种途径吸收，且分布广泛并能进入中枢神经系统。脂溶性的药物可以在体内滞留数周甚至数月，在体内蓄积引起中毒。磷酸酯类与乙酰胆碱酯酶发生不可逆性结合，乙酰胆碱不能及时代谢而发生蓄积，引起毒性作用。低剂量慢性中毒即出现视物模糊、大小便失禁、肌肉震颤、支气管腺体分泌增加等症状。

外周神经系统也叫周围神经系统，按照传到兴奋的方向不同分为传入神经和传出神经。目前临床使用的外周神经系统药物大部分作用于传出神经系统。传出神经系统根据末梢释放的神经递质不同分为胆碱能神经和肾上腺素能神经。按照药理作用的不同，将影响传出神经系统的药物分为胆碱受体激动药与拮抗药、肾上腺素能受体激动药与拮抗药。

第一节 胆碱受体激动药和拮抗药

PPT

机体中的胆碱能神经兴奋时，其末梢释放神经递质乙酰胆碱（Ach），与胆碱受体结合，使受体兴奋，产生一系列生理反应。胆碱受体分为毒蕈碱型受体（M受体）和烟碱型受体（N受体）两类。M受体兴奋时，表现为M样作用，即瞳孔缩小、腺体分泌增加（唾液腺、汗腺、泪腺）、心脏抑制（心肌收缩力减弱、心率减慢）、血管舒张、气管及胃肠道等脏器平滑肌收缩。N受体兴奋时，表现为N样作用，如神经节兴奋、骨骼肌收缩、肾上腺素分泌增加等。

乙酰胆碱

你知道吗
────────────────────

毒蕈碱和烟碱

蕈菌俗称蘑菇，有毒的大型菌类称为毒蕈。毒蕈碱最初是从捕蝇草中提取的生物碱。其中丝盖伞菌属和杯伞菌属含较高的毒蕈碱成分，为经典的M胆碱受体激动药。食用后在30~60分钟内可出现毒蕈碱样中毒症状，主要表现为体内多种腺体分泌增加和平滑肌收缩所产生的症状和体征，如多汗、流涎、流泪、恶心、呕吐、腹部绞痛、腹泻、大小便失禁、瞳孔缩小、视物模糊、血压下降和休克等。

烟碱俗名尼古丁，为茄科植物中的生物碱，也是烟草的重要成分。烟碱可兴奋自主神经节和神经肌肉接头的N受体，一般出现先兴奋后抑制的双重作用。烟碱的作用广泛且复杂，故无临床实用价值。烟草燃烧的烟雾中含有烟碱和其他致癌物质，可引发多种疾病，如癌症、溃疡病、心血管系统疾病和呼吸系统疾病。

一、胆碱受体激动药

胆碱受体激动药又称为拟胆碱药，是一类作用与乙酰胆碱相似的药物。分为直接作用于胆碱受体的胆碱受体激动药和乙酰胆碱酯酶抑制剂两种类型。通过抑制内源性乙酰胆碱的水解反应而发挥间接作用。

拟胆碱药临床主要用于治疗手术后腹胀气、尿潴留；降低眼压，治疗青光眼；缓解肌无力；治疗阿尔茨海默病及其他老年性痴呆；大部分胆碱受体激动药还具有吗啡样镇痛作用，可用于止痛镇吐；具有N样作用的拟胆碱药还可缓解帕金森病等。

（一）作用于胆碱受体的拟胆碱药

胆碱受体激动药分为M受体激动药和N受体激动药，临床使用的是M受体激动药。乙酰胆碱因分子内有酯键，在体内极易水解，且其作用对胆碱受体无选择性，故无临床实用价值。胆碱受体激动药按化学结构主要分为胆碱酯类和生物碱类。

胆碱酯类M受体激动药主要是乙酰胆碱的类似物，是对乙酰胆碱的结构进行必要的改造以增加其稳定性，提高其选择性，并能与胆碱受体结合产生生理效应的药物。

硝酸毛果芸香碱

化学名：4 -[（1 -甲基 -1H -咪唑 -5 -基）甲基] -3 -乙基二氢 -2（3H）-呋喃酮硝酸盐，又名匹鲁卡品。

本品为无色结晶或白色结晶性粉末；无臭，遇光易变质；在水中易溶，在乙醇中微溶，在三氯甲烷或乙醚中不溶，水溶液酸性；熔点为 174 ~ 178℃，熔融时分解；比旋度为 +80° ~ +83°（100mg/ml 的水溶液）。

取本品水溶液，与重铬酸钾试液、过氧化氢试液作用后，加入三氯甲烷，振摇，三氯甲烷层即显紫色。

本品是从芸香科植物毛果芸香的叶子中提取的一种生物碱。分子具有碱性的咪唑环结构，能发生生物碱沉淀反应。

本品含有内酯环，易水解，生成无活性的毛果芸香酸。水溶液 pH 为 4.0 ~ 5.5 时最稳定。

本品内酯环 3、4 位的手性碳为顺式结构，在受热或碱性条件下 C_3 位可发生差向异构化反应，生成异毛果芸香碱，生理活性仅为毛果芸香碱的 1/20 ~ 1/6。

请你想一想

硝酸毛果芸香碱滴眼液久置后会失效，发生了什么反应？

本品具有 M 胆碱受体激动作用，对汗腺、唾液腺的作用强大，易造成瞳孔缩小，眼内压降低。临床用硝酸盐或盐酸盐滴眼液，可缩瞳、降低眼压，用于治疗原发性青光眼。

（二）胆碱酯酶抑制药及胆碱酯酶复活药

胆碱酯酶抑制药，通过抑制乙酰胆碱酯酶的活性，使乙酰胆碱被水解的速度减慢，突触处的乙酰胆碱浓度升高，增强乙酰胆碱受体的兴奋性。根据与乙酰胆碱酯酶结合程度不同，分为可逆性乙酰胆碱酯酶抑制药和不可逆性乙酰胆碱酯酶抑制药。

1. 可逆性乙酰胆碱酯酶抑制药 1864 年人们从西非出产的植物毒扁豆中发现了毒扁豆碱。1925 年确定了该化合物的结构。它是最先发现并用于临床的可逆性乙酰胆碱酯酶抑制剂，拟胆碱作用比乙酰胆碱强 300 倍。毒扁豆碱易被胃肠道、皮下组织和黏膜吸收，在体内大部分被胆碱酯酶催化水解失活，易透过角膜，具有缩瞳、降低眼内压等作用，临床上使用其水杨酸盐治疗青光眼。毒扁豆碱由于选择性低、毒性大，现已少用。

毒扁豆碱

由毒扁豆碱水解成毒扁豆酚后失去活性，说明氨基甲酸酯基团对酶抑制作用的重要性。后来用 N，N-二甲基氨基甲酸酯取代 N-甲基氨基甲酸酯，则酯键的稳定性提高，从而找到疗效较好的新斯的明，其溴化物溴新斯的明可用于治疗重症肌无力、腹胀气、尿潴留等。

溴新斯的明

化学名：溴化-N，N，N-三甲基-3-[（二甲氨基）甲酰氧基] 苯铵。

本品为白色结晶性粉末，无臭；极易溶于水，易溶于乙醇或三氯甲烷，几乎不溶于乙醚；熔点为 171～176℃，熔融时同时分解。

本品具酯结构，显水解性，与氢氧化钠溶液共热，水解生成间二甲氨基苯酚钠与二甲氨基甲酸钠，前者与重氮苯磺酸试液作用，偶合生成红色的偶氮化合物；后者可进一步水解为具有氨臭的二甲胺，并可使湿润的红色石蕊试纸变蓝。

本品显溴化物的鉴别反应。与硝酸银试液反应可生成淡黄色凝乳状沉淀溴化银；此沉淀微溶于氨试液，而不溶于硝酸。

本品是经典的乙酰胆碱酯酶抑制药，具有兴奋平滑肌、骨骼肌的作用。由于是季铵类化合物，不易透过血-脑屏障，临床常用溴新斯的明供口服、甲硫酸新斯的明供注射用，用于重症肌无力、术后腹胀气及尿潴留等的治疗，还用于对抗肌松药物筒箭毒碱等使用过量引起的中毒。

本品过量可引起恶心呕吐、腹泻、流泪、流涎等，可用阿托品对抗。

2. 不逆性乙酰胆碱酯酶抑制药与乙酰胆碱酯酶复活药　有机磷酸酯常用作杀虫剂（如敌敌畏、乐果等），由于可与乙酰胆碱酯酶共价键结合，结合物难以水解恢复乙酰胆碱酯酶，属于不可逆性乙酰胆碱酯酶抑制药。结果导致乙酰胆碱在体内蓄积，引起一系列中毒症状。有机磷中毒须及时抢救，临床常用乙酰胆碱酯酶复活药（如碘解磷定）救治，用抗胆碱药控制中毒症状。

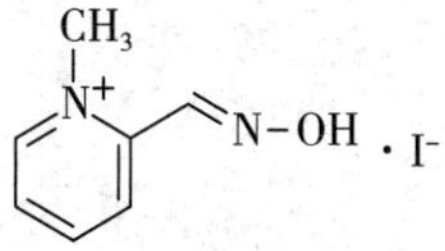

碘解磷定

你知道吗

有机磷酸酯类中毒及解毒方法

有机磷酸酯类包括农林业杀虫剂，如硫磷（1605）、内吸磷（1059）、甲拌磷（3911）、乐果、敌敌畏、美曲膦酯等和神经毒性化学武器如沙林、梭曼等。

有机磷轻度中毒以 M 样症状为主，中毒同时出现 M 样症状和 N 样症状，重度中毒还会出现明显的中枢症状，死亡原因主要是呼吸中枢麻痹及循环衰竭。

有机磷酸酯轻度中毒可单独使用阿托品或碘解磷定，中度、重度中毒需要两药合用。

二、胆碱受体拮抗药

胆碱受体拮抗药分为 M 受体拮抗药和 N 受体拮抗药，按作用部位分为平滑肌解痉药（M 受体拮抗药）、中枢性抗胆碱药、骨骼肌松弛药（N_2受体拮抗药）、神经节阻断药（N_1受体拮抗药）。

（一）平滑肌解痉药

从茄科植物颠茄、曼陀罗及莨菪中分离提取而得的生物碱有莨菪碱、东莨菪碱、山莨菪碱和樟柳碱，称为托烷类生物碱。人工合成替代药物有贝那替秦、阿地芬宁（解痉素）、溴丙胺太林等。

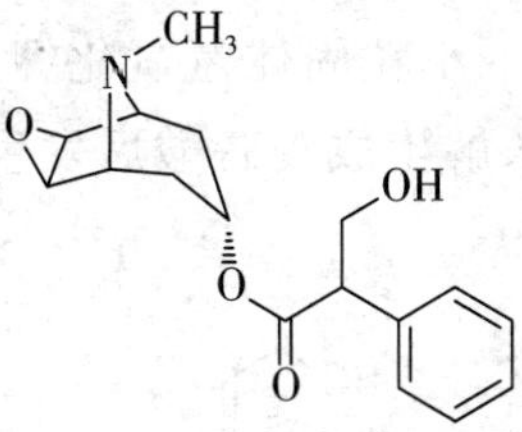

东莨菪碱 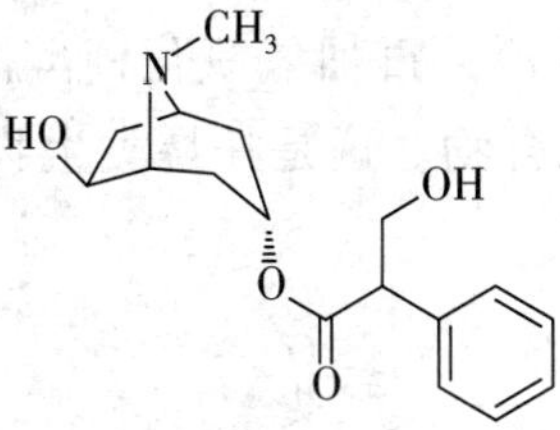　　　　山莨菪碱 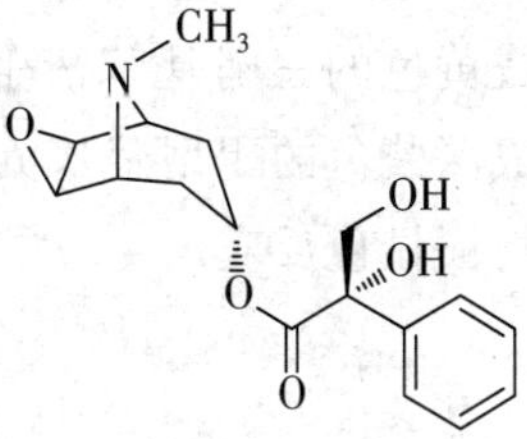　　　　樟柳碱

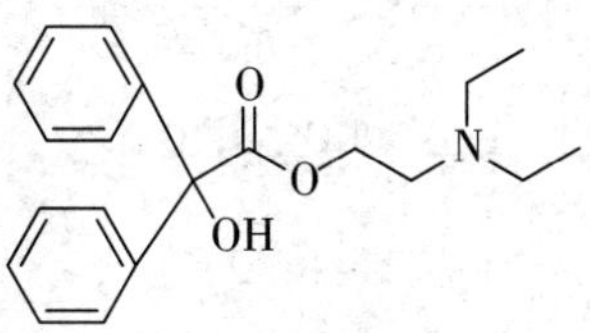

贝那替秦 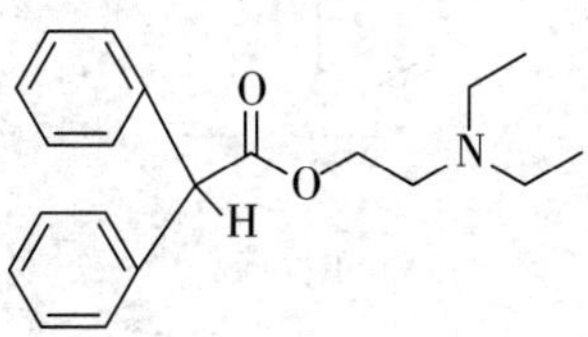　　　　阿地芬宁 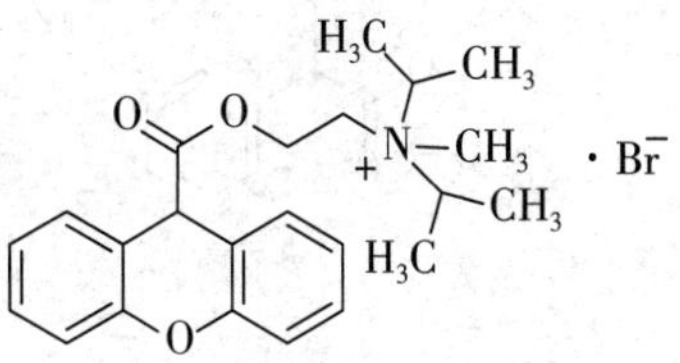　　　　溴丙胺太林

硫酸阿托品

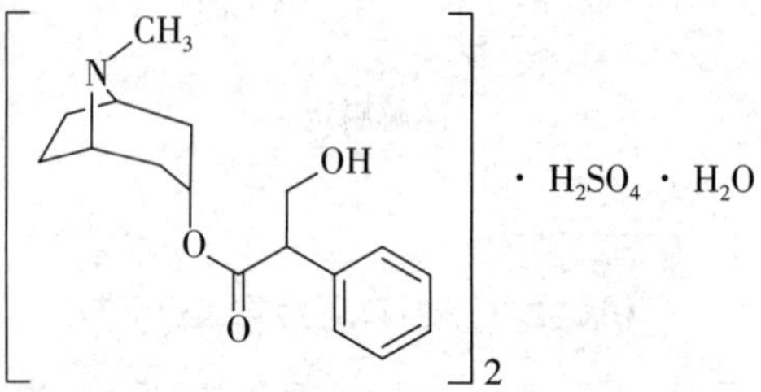

化学名：α-（羟甲基）苯乙酸-8-甲基-8-氮杂双环［3.2.1］-3-辛酯硫酸盐一水合物。

本品为无色结晶或白色结晶性粉末；无臭，味苦；难溶于三氯甲烷、丙酮和乙醚，易溶于乙醇，极易溶于水；熔点为190~194℃，熔融时分解。

本品可从莨菪、颠茄、曼陀罗等药材提取莨菪碱（为左旋体）消旋后得到，也可化学合成。

本品具有酯基结构，易水解生成莨菪酸和莨菪醇而失去活性。在 pH 为 3.5~4.0 时最稳定，制备硫酸阿托品注射液时应注意调整 pH 值，并加1%氯化钠作稳定剂。

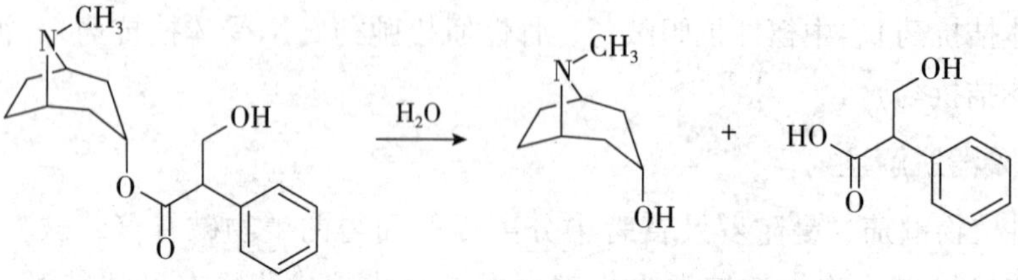

本品含碱性的叔胺结构，能与碘-碘化钾等生物碱沉淀剂反应，生成复盐沉淀。

本品具有维他立（Vitali）反应，先与发烟硝酸共热蒸干，芳环发生硝基化反应，生成黄色的三硝基苯衍生物，放冷，再加氢氧化钾醇溶液和一小粒固体氢氧化钾，生成深紫色的醌型硝基负离子化合物。这是托烷类生物碱因水解生成莨菪酸后发生的特征显色反应。

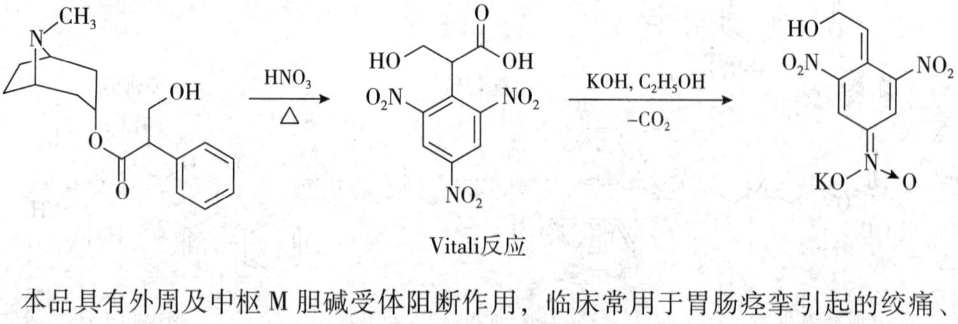

Vitali反应

本品具有外周及中枢 M 胆碱受体阻断作用，临床常用于胃肠痉挛引起的绞痛、眼科诊疗、抗心律失常、抗休克，也用于有机磷中毒的解救和手术前麻醉给药等。

请你想一想

1. 具有莨菪酸结构的药物可利用什么反应进行定性鉴别？

2. 托烷类生物碱药物有哪些？

（二）中枢性抗胆碱药

本类药物能阻断中枢胆碱受体，拮抗纹状体内乙酰胆碱的作用，恢复胆碱能神经与多巴胺能神经的功能平衡，改善帕金森病的症状。盐酸苯海索是本类药物的代表药物，用于震颤麻痹，脑炎后或动脉硬化引起的震颤麻痹。主要用于轻症及不能耐受左旋多巴的患者。常与左旋多巴合用。

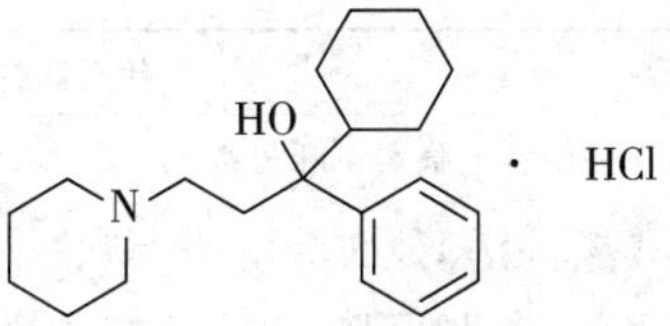

盐酸苯海索

（三）骨骼肌松弛药

骨骼肌松弛药如氯化琥珀胆碱、泮库溴铵、维库溴铵等，阻断 N_2 胆碱受体，阻碍神经冲动在神经肌肉接头处的正常传递，引起骨骼肌的松弛。常用作临床手术麻醉的重要辅助药物，可减少麻醉药的用量，避免深度麻醉引起患者的呼吸、循环抑制等不良后果。

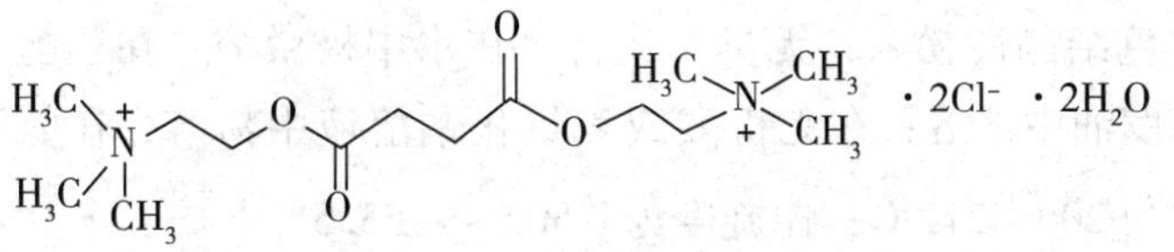

氯化琥珀胆碱

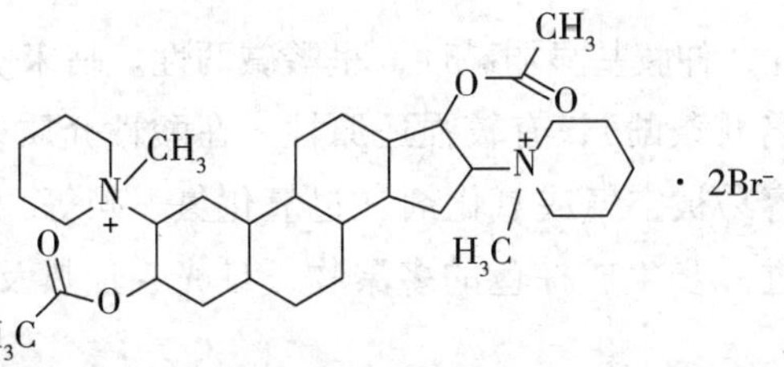

泮库溴铵

第二节　肾上腺素能受体激动药与拮抗药

PPT

肾上腺素能受体分为 α 和 β 两大类，在体内各组织中分布广泛，对心血管呼吸及内分泌系统等具有广泛的生理功能和调节作用。其中 α 受体又分为 $α_1$ 和 $α_2$ 亚型，β 受体分为 $β_1$、$β_2$ 和 $β_3$ 亚型。

兴奋 $α_1$ 受体的药物，临床用于升高血压和抗休克；兴奋 $α_2$ 受体的药物，用于治疗鼻黏膜充血和降眼压；兴奋中枢 α_2 受体的药物，用于降血压；兴奋 β_1 受体的药物，用于强心和抗休克；兴奋 β_2 受体的药物，用于平喘、改善微循环和防止早产；β_3 受体激动药可发展成为治疗肥胖症和糖尿病的药物。按照拟肾上腺素能药物对受体的选择性不同可分为：①非选择性 α 和 β 受体激动药；②选择性 α 受体激动药；③选择性 β 受体激动药。

一、肾上腺素能受体激动药

肾上腺素能受体激动药根据受体选择性的不同，分为非选择性 α 和 β 受体激动药、α 受体激动药、β 受体激动药（表 9-1）。

表 9-1　肾上腺素能受体激动药分类与代表药物

分类	代表药物
α、β 受体激动药	肾上腺素、去甲肾上腺素、麻黄碱
α 受体激动药	去氧肾上腺素、间羟胺、可乐定、甲氧明
β 受体激动药	异丙肾上腺素、多巴酚丁胺、沙丁胺醇、克仑特罗、沙美特罗

肾上腺素

化学名：(R) -4-[2-（甲氨基）-1-羟基乙基]-1，2-苯二酚。

本品为白色或类白色结晶性粉末；无臭，味苦；在水中极微溶，在乙醇、三氯甲烷、乙醚、脂肪油或挥发油中不溶；在无机酸或氢氧化钠溶液中易溶，在氨溶液或碳酸钠溶液中不溶；熔点为 206～212℃；比旋度为 -50°～ -53.5°。🅔微课

本品分子中酚羟基显弱酸性，仲胺基显弱碱性，呈酸碱两性。临床使用其盐酸盐。

本品具邻苯二酚结构（又名儿茶酚），有较强还原性。在酸性介质中相对较稳定，在中性或碱性溶液中不稳定，容易被空气或氧化剂（过氧化氢、碘等）氧化变质，生成肾上腺素红而呈红色，并可进一步生成棕色的多聚物，日光、加热及微量金属离子均可加速该变质反应。

肾上腺素红　　　　多聚物

酚结构显络合性。本品遇三氯化铁试液即显翠绿色，加氨试液即变为紫色，最后变为紫红色。

本品药用为左旋体，其水溶液受热或室温放置，发生外消旋化反应，活性下降。

本品非选择性地激动 α 受体和 β 受体，有兴奋心脏、收缩血管、松弛支气管平滑肌的作用，临床上用于过敏性休克、心脏骤停的急救，控制支气管哮喘的急性发作。

你知道吗

盐酸肾上腺素注射液的抗氧化措施

药典规定盐酸肾上腺素注射液的 pH 为 2.5~5.0；在生产盐酸肾上腺素注射液时要加金属离子配合剂乙二胺四乙酸二钠（EDTA-2Na）；加抗氧剂焦亚硫酸钠；注射用水经惰性气体二氧化碳或氮气饱和，安瓿内同时充入上述气体；100℃ 流通蒸汽灭菌 15 分钟；并且遮光、减压严封，置阴凉处存放。

盐酸异丙肾上腺素

化学名：(R)-4-[(2-异丙氨基-1-羟基)乙基]-1,2-苯二酚盐酸盐，又名喘息定。

本品为白色或类白色结晶性粉末；无臭，味微苦；在水中易溶，在乙醇中略溶，在三氯甲烷，乙醚中不溶；熔点是 165.5~170℃。

本品遇光或空气中易变色，在碱性溶液中更易变色。

本品水溶液遇三氯化铁显深绿色，再滴入新制 5% 碳酸氢钠溶液，变成蓝色，然后变成红色。

本品为 β 受体激动药，主要用于支气管哮喘、房室传导阻滞、心脏骤停的治疗。

盐酸麻黄碱

化学名：(1R, 2S)-2-甲氨基苯丙烷-1-醇盐酸盐。

本品为白色针状结晶或结晶性粉末；无臭。本品在水中易溶，在乙醇中溶解，在三氯甲烷或乙醚中不溶；熔点为 217~220℃；比旋度为 -33°~-35.5°（5%水溶液）。

麻黄碱含有两个手性碳，有四种光学异构体，药用麻黄碱为 (-) (1R, 2S)，其作用最强。药用伪麻黄碱为 (+) (1S, 2S)，作用比麻黄碱稍弱，但中枢副作用较小，广泛用作鼻充血减轻剂，也是很多复方感冒药的主要成分。

(−)-麻黄碱	(−)-伪麻黄碱	（＋）-麻黄碱	（＋）-伪麻黄碱
(1R, 2S)	(1R, 2S)	(1S, 2R)	(1S, 2R)

本品分子具氨基醇结构，其水溶液与碱性硫酸铜试液作用，生成蓝紫色络合物；加乙醇振摇，静置后，乙醚层显紫红色，水层变为蓝色。

本品水溶液显氯化物的鉴别反应。

本品非选择性地激动 α 和 β 受体，用于支气管哮喘，也用于过敏性反应以及鼻黏膜充血肿胀引起的鼻塞等治疗。

你知道吗

麻黄碱与冰毒

制造冰毒的最主要原料是麻黄碱，常用的复方感冒药均含有该成分。不法分子大量骗购、套购麻黄制剂，从中提取麻黄碱后制造冰毒，造成了严重的社会危害和公共卫生问题。

苯丙胺类毒品吸食或注射后，会对中枢神经产生很强的兴奋作用，还有致幻和"共鸣"（不能自控的易受外界诱导的过激行为）作用。因此，对麻黄碱的生产、经营和使用必须按《易制毒化学品管理条例》执行。

我国对含麻黄碱的制剂制定了"限购令"。将单位剂量麻黄碱类药物含量 30mg（不含 30mg）的含麻黄碱类复方制剂列入必须凭处方销售的处方药管理。规定药品零售企业销售含麻黄碱类复方制剂，应当查验购买者的身份证，并对其姓名和身份证号码予以登记；除处方药按处方剂量销售外，一次销售不得超过 2 个最小包装。

常见肾上腺素能受体激动药的化学结构、性质及用途见表 9-2。

表 9-2　常用肾上腺素能受体激动药化学结构、性质及用途

药物名称	化学结构	性质	作用用途
去甲肾上腺素		具有儿茶酚结构，水溶液易发生氧化而变色，从红色逐渐变为棕色	兴奋 α 受体，收缩血管作用强，静滴用于治疗各种休克，口服用于治疗消化道出血
多巴胺			兴奋 α 和 β 受体，抗休克药，用于急性心肌梗死、创伤、肾衰竭及心脏手术引起的休克

续表

药物名称	化学结构	性质	作用用途
多巴酚丁胺		具有儿茶酚结构，水溶液易发生氧化而变色，从红色逐渐变为棕色	β 受体激动药，用于支气管哮喘及心脏房室传导阻滞
盐酸克仑特罗		有芳伯胺基，可发生重氮化－偶合反应	选择性激动 β_2 受体，用于支气管哮喘、喘息性支气管炎等

肾上腺素受体激动药基本结构：

$$X-\!\!\left[\!\!\bigcirc\!\!\right]-\overset{\beta}{\underset{Y}{\overset{H}{\underset{|}{C}}}}-\overset{\alpha}{\underset{R_1}{\overset{H}{\underset{|}{C}}}}-NHR_2$$

肾上腺素受体激动药的构效关系如下。

1. 苯环与侧链氨基之间隔 2 个碳原子时作用最强，碳链延长或缩短，作用强度下降。

2. X 多为 1 或 2 个酚羟基，羟基的存在可使作用增强，但羟基易受体内酶的影响而使作用时间缩短，口服后迅速代谢失活，因此不能口服。如果去掉 X，则稳定性增加，作用时间延长，药物的中枢作用增强，外周作用减弱，如麻黄碱。

3. Y 多为仲醇基，不同光学异构体的活性有显著性差异，通常左旋体（绝对构型为 R 构型）的活性远大于右旋体。

4. R_1 为甲基时，则为苯异丙胺类，如麻黄碱等。甲基的空间位阻使该类药物不易受酶的破坏而使稳定性增加、时效延长，但强度减弱、毒性增加。

5. R_2 的大小可显著影响 α 和 β 受体效应。随着烃基的增大，α 受体效应逐渐减弱，β 受体效应逐渐增强。如无烃基取代的去甲肾上腺素主要表现为 α 受体效应；N－甲基取代的肾上腺素同时兼有 α 和 β 受体效应；N－异丙基取代的异丙肾上腺素则主要表现为 β 受体效应；N－叔丁基取代的克仑特罗表现为 β_2 受体效应。

二、肾上腺素能受体拮抗药

根据肾上腺素受体拮抗药对 α、β 受体选择性的不同，可分为 α 受体拮抗药（又称 α 受体阻断药）和 β 受体拮抗药（又称 β 受体阻断药）。

（一）α受体拮抗药

本类药物根据对受体亚型的选择性不同可分为 2 类，即非选择性 α 受体拮抗药和

选择性 α_1 受体拮抗药。

1. 非选择性 α 受体拮抗药 非选择性 α 受体拮抗药可同时拮抗 α_1 和 α_2 受体，主要药物有酚妥拉明和妥拉唑林等。这类药物由于在阻断 α_1 受体的同时阻断了突触前 α_2 受体，从而促进去甲肾上腺素的释放，引起心率和心肌收缩力的增加，部分抵消了阻断受体 α_1 产生的降压作用，故降压作用弱、时间短，不良反应多。在临床上主要用于改善微循环，治疗外周血管痉挛性疾病及血栓闭塞性脉管炎等。

酚妥拉明

2. 选择性 α 受体拮抗药 选择性 α 受体拮抗药能选择性地与 α_1 受体结合，对 α_2 受体无影响。通过扩张外周血管阻力，降低血压，较少引起心动过速的不良反应，具有良好的降压效果，能口服。

哌唑嗪是第一个被发现的选择性 α_1 受体拮抗药，其结构属于喹唑啉类，临床用于治疗各种原因引起的高血压和充血性心力衰竭。

此外，还有多种喹唑啉类药物，如特拉唑嗪、多沙唑嗪、阿夫唑嗪。

（二）β受体拮抗药

这类药物是20世纪60年代发展起来的一类治疗心血管疾病的药物，其作用特点是对抗交感神经递质和拟肾上腺素药的 β 受体作用，减慢心率，减弱心肌收缩力，减少心肌耗氧量，并降低外周血管阻力。临床上主要用于治疗心律失常、缓解心绞痛和抗高血压等。

1. 分类 目前临床上使用的 β 受体拮抗药有 30 多种。

（1）按受体选择性，β 受体拮抗药分为 3 种类型。①非选择性 β 受体拮抗药，如普萘洛尔、噻吗洛尔、艾司洛尔、氟司洛尔等；②选择性 β 受体拮抗药，如阿替洛尔、美托洛尔、倍他洛尔、醋丁洛尔等；③非典型的 β 受体拮抗药，兼有 α_1 和 β 受体拮抗作用，如拉贝洛尔、阿罗洛尔、卡维地洛等。

（2）按化学结构，β 受体拮抗药主要分为芳基乙醇胺类和芳氧丙醇胺类。大多数β 受体拮抗药为芳氧丙醇胺类。

阿替洛尔　　　　　　　　　　　　　　　　美托洛尔

2. 典型药物

盐酸普萘洛尔

化学名：1 - 异丙氨基 - 3 - (1 - 萘氧基) - 2 - 丙醇盐酸盐，又名心得安、萘心安。

本品为白色或类白色的结晶性粉末，无臭；溶于水或乙醇，微溶于三氯甲烷；熔点为 162～165℃。

本品分子有一个手性碳原子，左旋体活性强，右旋体活性仅为左旋体的 1/100～1/50，药用其外消旋体。

本品在碱性条件下较稳定，而在稀酸中遇光易分解变质。

本品溶液与硅钨酸试液作用生成淡红色沉淀。

本品水溶液显氯化物的反应。

本品为 β 受体拮抗药，主要用于心绞痛、窦性心动过速、心房扑动及颤动等室上性心动过速，也可用于高血压的治疗等。

你知道吗

普萘洛尔与诺贝尔奖

布莱克（James Black）从 1952 年开始着手寻找 β 受体阻断剂。他先花了整整十年来弄清一个问题——肾上腺素和去甲肾上腺素是怎样与受体结合的？结合之后又是怎样进行化学信息传递的？

直到 1962 年，布莱克和他的同事们才成功地合成了第一个 β 受体阻断剂——丙萘洛尔，但是很遗憾，丙萘洛尔可以使小鼠产生胸腺瘤，不能用于临床。但布莱克毫不气馁，终于又合成出来了——普萘洛尔，就是我们今天所熟知的心得安。心得安不仅比丙萘洛尔有效，而且避免了小鼠的致癌现象。

20 世纪 70 年代，布莱克又开发出第一个抑制胃酸分泌的 H_2 受体拮抗药西咪替丁。

药理学家布莱克凭着他的执着，先后合成了两个"重磅炸弹"级的药物——普萘洛尔与西咪替丁，在 1988 年获得诺贝尔生理学或医学奖。

实训十　硫酸阿托品与盐酸肾上腺素的性质

一、实训目的

1. 认识硫酸阿托品与盐酸肾上腺素的结构与性质。

2. 学会验证硫酸阿托品与盐酸肾上腺素的方法和操作技能。

3. 能够分析和解决实训操作中遇到的实际问题。

二、试药及器材

药品：硫酸阿托品注射液、盐酸肾上腺素注射液。

试剂：发烟硝酸、盐酸、固体氢氧化钾、乙醇、氯化钡试液、三氯化铁试液、过氧化氢试液、硝酸、硝酸银试液、氨水。

仪器材料：蒸发皿、烧杯、试管、量筒、pH 试纸、胶头滴管、酒精灯、水浴锅。

三、实训原理

（一）硫酸阿托品

1. 维他立反应 阿托品属于托烷类生物碱，含莨菪酸结构，与发烟硝酸作用，芳环发生硝基化反应，用乙醇润湿后与氢氧化钾作用，进一步反应生成深紫色的醌型化合物。

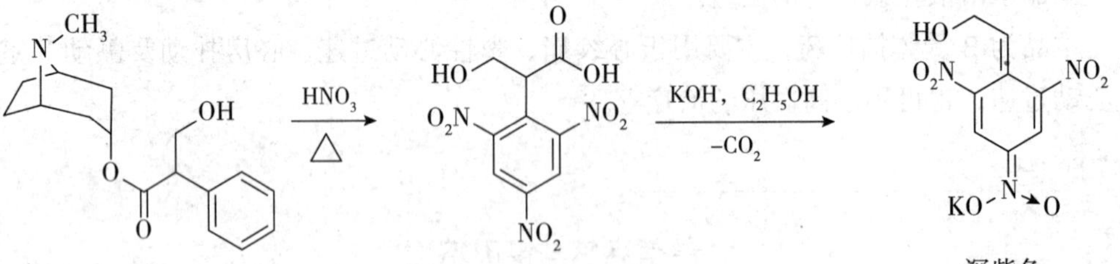

深紫色

2. 硫酸盐的鉴别反应 本品为硫酸盐，含有大量硫酸根离子，在盐酸条件下与氯化钡试液反应，生成硫酸钡白色沉淀，沉淀在盐酸或硝酸中均不溶解。

$$SO_4^{2-} + Ba^{2+} \longrightarrow BaSO_4 \downarrow$$

（二）盐酸肾上腺素

1. 络合性 本品具有儿茶酚结构，能与三氯化铁络合，显翠绿色；再加氨试液，即变为紫色，最后变成紫红色（pH 值不同，络合物的颜色不同）。

2. 还原性 本品具儿茶酚结构，显还原性，易被过氧化氢氧化，生成肾上腺素红而显血红色。

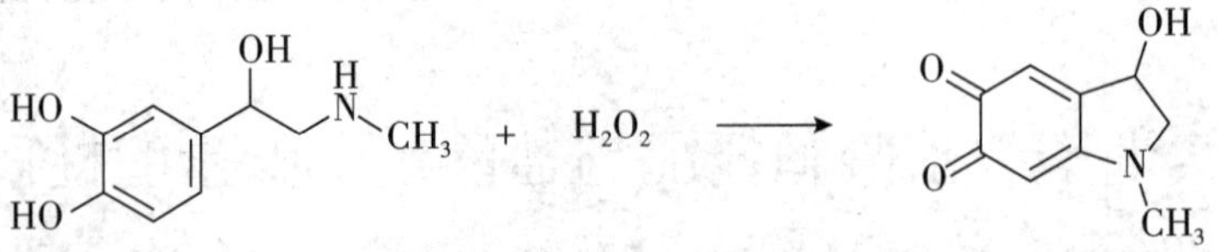

红色

3. 氯化物的鉴别 本品为盐酸盐，含大量的氯离子，遇硝酸银试液，反应生成氯化银白色沉淀。氯化银不溶于水和硝酸，而于氨水。

$$Cl^- \quad + \quad Ag^+ \quad \longrightarrow \quad AgCl \downarrow$$

$$AgCl \quad + \quad NH_3 \cdot H_2O \quad \longrightarrow \quad [Ag(NH_3)_2]^+ \quad + \quad Cl^-$$

四、操作步骤

（一）硫酸阿托品

1. 取本品注射液适量（相当于 10mg 硫酸阿托品），置于蒸发皿中，加发烟硝酸 5 滴，水浴蒸干，得黄色残渣，放冷，加乙醇 2 ~ 3 滴湿润，加固体氢氧化钾一小粒，观察并记录现象。

2. 取本品注射液 2ml，加氯化钡试液 2 滴，观察溶液有何变化并做好记录。如有沉淀，浑浊液分为两份，分别加入盐酸或硝酸试液 1ml，观察沉淀是否溶解。

（二）盐酸肾上腺素

1. 向上面试管中加入三氯化铁试液 1 滴，振摇，观察并记录现象；再加入氨试液 1 滴，振摇，观察并记录现象。

2. 取本品 2ml 于试管中，加入过氧化氢试液 1ml，煮沸，观察并记录现象。

3. 取本品 1ml 于试管中，加入硝酸银试液 1 滴，观察并记录现象；如有沉淀，加入氨水 1ml，振摇，加入硝酸，观察并记录现象。

五、实训现象与解释

（一）硫酸阿托品

1. 现象：

解释：

2. 现象：

解释：

（二）盐酸肾上腺素

1. 现象：

解释：

2. 现象：

解释：

3. 现象：

解释：

六、思考题

1. 托烷类生物碱包括哪些？此类生物碱共同的显色反应是什么？

2. 硫酸盐的鉴别反应采用什么试液？

3. 肾上腺素的分子有哪些官能团？

4. 儿茶酚结构具有哪些性质？

目标检测

一、A 型题（最佳选择题）

1. 关于硫酸阿托品的描述，不正确的是（　　）
   A. 可采用合成法制备　　　　　　　B. 水溶液呈中性
   C. 在碱性溶液中较稳定　　　　　　D. 可用 Vitali 反应鉴别

2. 下列属于莨菪酸结构的鉴别反应的是（　　）
   A. 重氮化 – 偶合反应　　　　　　　B. $FeCl_3$ 显色反应
   C. 坂口反应　　　　　　　　　　　D. Vitali 反应

3. 结构中无酚羟基的药物是（　　）
   A. 肾上腺素　　　B. 麻黄碱　　　C. 异丙肾上腺素　　D. 去甲肾上腺素

4. 水解产物中含有莨菪酸的药物是（　　）
   A. 毛果芸香碱　　B. 普萘洛尔　　C. 硫酸阿托品　　　D. 肾上腺素

5. 下列药物能与碱性硫酸铜试液发生络合显色反应的是（　　）
   A. 麻黄碱　　　　　　　　　　　　B. 去甲肾上腺素
   C. 异丙肾上腺素　　　　　　　　　D. 普萘洛尔

6. 毛果芸香碱在碱性条件下水解，是因为含有（　　）结构
   A. 酰胺键　　　B. 苷键　　　　C. 内酯环　　　　D. 磺酰氨基

7. 毛果芸香碱能激动（　　）
   A. α 受体　　　B. β 受体　　　C. M 受体　　　　D. N 受体

8. 关于毛果芸香碱的描述，错误的是（　　）
   A. 可缩瞳　　　　　　　　　　　　B. 可降低眼压
   C. 治疗原发性青光眼　　　　　　　D. 抑制腺体分泌

9. 麻黄碱结构中含有的手性碳原子个数是（　　）
   A. 0　　　　　　B. 1　　　　　　C. 2　　　　　　D. 3

10. 肾上腺素分子具有的性质是（　　）
    A. 酸性　　　　B. 碱性　　　　C. 酸碱两性　　　D. 中性

11. 心得安是（　　）药物的别名
    A. 阿替洛尔　　B. 特拉唑嗪　　C. 普萘洛尔　　　D. 酚妥拉明

12. 肾上腺素遇三氯化铁试液即显（　　）
    A. 翠绿色　　　B. 紫堇色　　　C. 橙色　　　　　D. 红色

13. 会发生差向异构化反应而活性下降的药物是（　　）

    A. 毛果芸香碱　　　B. 麻黄碱　　　　　C. 多巴胺　　　　　D. 氯化琥珀胆碱

14. 能发生 Vitali 显色反应的药物是（　　　）

    A. 硫酸阿托品　　　B. 去甲肾上腺素　　C. 麻黄碱　　　　　D. 普萘洛尔

15. 不属于天然生物碱药物的是（　　　）

    A. 毛果芸香碱　　　B. 东莨菪碱　　　　C. 硫酸阿托品　　　D. 盐酸普萘尔

二、X 型题（多项选择题）

16. 属于生物碱类药物的是（　　　）

    A. 溴新斯的明　　　B. 阿托品　　　　　C. 毒扁豆碱　　　　D. 毛果芸香碱

17. 能发生 Vitali 反应的药物包括（　　　）

    A. 东莨菪碱　　　　B. 阿托品　　　　　C. 苯海索　　　　　D. 新斯的明

18. 关于肾上腺素的叙述，正确的是（　　　）

    A. 有邻二酚羟基　　　　　　　　　　　B. 有较强的还原性

    C. 遇三氯化铁试液即显翠绿色　　　　　D. 被氧化成红色

19. 结构中无酚羟基的药物有（　　　）

    A. 阿托品　　　　　B. 多巴胺　　　　　C. 异丙肾上腺素　　D. 麻黄碱

20. 能与三氯化铁试液作用显色的药物是（　　　）

    A. 麻黄碱　　　　　B. 去甲肾上腺素　　C. 异丙肾上腺素　　D. 多巴胺

（蒋　波）

书网融合……

 微课　　　　　 划重点　　　　　 自测题

第十章 心血管系统药物

学习目标

知识要求

1. **掌握** 硝酸甘油、硝苯地平、卡托普利、普鲁卡因胺、盐酸胺碘酮的结构特点、理化性质、作用用途。

2. **熟悉** 心血管系统药物的分类及其代表药物硝酸异山梨酯、利血平、维拉帕米、氯沙坦、氯贝丁酯、非诺贝特、洛伐他汀、地高辛的结构特点、理化性质、作用用途。

3. **了解** 强心药的类别与代表药物的作用用途；心血管系统药物的药理作用与不良反应。

能力要求

学会运用心血管系统药物的理化性质解决药物制剂的生产、贮存、检验及使用等工作岗位中的实际问题。

实例分析

实例 患者，男，70岁。该患者有5年冠心病史，在医生的指导下用药病情控制良好。近期患者心绞痛频发，服用硝酸甘油效果下降，患者怀疑药品质量有问题，遂来院咨询药师。

分析 硝酸甘油持续用药可出现耐药性，此时可加大剂量，并采用间断用药。硝酸甘油的性质不稳定，遇空气或光线会分解失效，应避光保存。有些人出门在外会随身携带硝酸甘油，这是正常现象。但是放置位置要合适，很多人会放在贴身口袋里，这是不建议的。硝酸甘油遇热容易挥发，体温对其影响也是极大的，因此可以放在随身携带的背包中。

心血管系统疾病是一类严重危害人类健康的常见病和多发病，是导致人类死亡的主要病因之一。心血管系统药物主要作用于心脏或血管系统，通过不同的作用机制调节心脏血液的总输出量，或改变循环系统各部分的血液分配，从而改善和恢复心脏和血管的功能。根据临床用途，心血管系统药物通常分为抗心绞痛药、抗高血压药、抗心律失常药、调血脂药和抗心力衰竭药五大类。

第一节 抗心绞痛药

PPT

心绞痛是冠心病的典型症状之一，是由于冠状动脉供血不足引起的心肌急剧的暂时性缺血和缺氧。缓解和治疗心绞痛的合理途径是扩张冠状动脉，增加心肌供氧量；减轻心脏工作量，降低心肌耗氧量。根据化学结构和作用机制的不同，抗心绞痛药可分为硝酸酯及亚硝酸酯类、钙通道阻滞剂、β受体阻断剂和其他类。

一、硝酸酯及亚硝酸酯类药物

硝酸酯及亚硝酸酯类药物是临床最早使用的抗心绞痛药物，迄今已有150多年的历史。目前临床上使用的主要有硝酸甘油、丁四硝酯、戊四硝酯和硝酸异山梨酯等。

你知道吗
_____

血管内皮舒张因子

NO又称血管内皮舒张因子，是一种气体小分子，可以有效地扩张血管，降低血压。20世纪80年代中期发现其具有信使作用，1998年美国药理学家R. F. Furchgott、L. J. Ignarro和F. Murad因发现NO在心血管系统中的重要作用而获得1998年诺贝尔生理学或医学奖。

硝酸酯及亚硝酸酯类药物在平滑肌细胞及血管内皮细胞中产生NO而发挥舒张血管的作用，属于NO供体药物。此外，释放出的NO还能抑制血小板聚集和黏附，有利于冠心病的治疗。硝酸酯类由于较易吸收，所以其作用比亚硝酸酯更强。
_____

硝酸甘油

化学名：1，2，3 - 丙三醇三硝酸酯。 📱微课

本品为淡黄色的油状液体，具有挥发性并易吸潮；沸点145℃；无臭，带甜味；在乙醇中溶解，可以与三氯甲烷、丙酮、乙醚、乙酸乙酯等混溶，在水中略溶。

本品遇热或猛烈撞击易发生爆炸，故将本品制成10%的无水乙醇溶液，以便运输或贮存。

本品分子具有酯结构，易水解。在中性和弱酸性条件下相对稳定，在碱性条件下迅速水解。

本品与氢氧化钠混合水浴加热，加硫酸，摇匀，加二苯胺试液，生成醌型化合物，呈深蓝色。

本品与氢氧化钠混合置水浴上加热，再加硫酸氢钾，即可产生具有刺激性臭气的丙烯醛。

本品具有松弛平滑肌作用，对血管平滑肌的松弛作用最为明显，能有效降低心肌耗氧量，增加心肌供血。本品吸收快，起效快，是临床上预防和治疗心绞痛急性发作的首选药。

本品常见不良反应有头痛、头晕、直立性低血压；长期连续服用，有耐受性。

硝酸异山梨酯

化学名：1，4：3，6－二脱水－*D*－山梨醇二硝酸酯，又名消心痛。

本品为白色结晶性粉末，无臭；在丙酮或三氯甲烷中易溶，在乙醇中略溶，在水中微溶；熔点为 $68 \sim 72℃$；比旋度为 $+135° \sim +140°$（在 10mg/ml 无水乙醇溶液中）。

本品在受强热或猛烈撞击下可发生爆炸。为增加安全性，可将其溶解在乙醇中运输和贮存。

本品在室温和干燥状态下较稳定，在酸、碱性溶液中易水解，生成脱水山梨醇和硝酸。

本品加少许水和硫酸，混合后放冷即水解生成硝酸，沿管壁缓缓加硫酸亚铁试液，使成两液层，接界面呈棕色。

本品加新制 10% 儿茶酚溶液，摇匀，再加硫酸，溶液显暗绿色。

> **请你想一想**
>
> 1. 硝酸酯类药物受热或猛烈撞击易发生爆炸，该如何解决安全问题？
>
> 2. 硝酸甘油遇强碱水解后，加入硫酸氢钾后产生的恶臭气体是什么物质？

本品可扩张冠状动脉，持续作用时间长，是长效抗心绞痛药。临床用于预防和治疗各种类型冠心病心绞痛和预防发作，效果优于硝酸甘油，且持续时间长。静脉滴注可用于治疗充血性心衰、各种类型的高血压急症和手术前高血压的控制。

用药初期可能出现血管扩张性头痛，还可能出现面部潮红、眩晕、直立性低血压和反射性心动过速等反应。长期用药应逐渐停药，以避免反跳现象。

二、钙通道阻滞剂

钙通道阻滞剂又称钙拮抗药，发展于20世纪70年代，主要用于治疗高血压、心绞痛、心律失常、脑血管痉挛、心肌缺血等心脑血管疾病。钙通道阻滞剂按化学结构可分为二氢吡啶类、苯烷基胺类、苯并硫氮杂䓬类和二苯哌嗪类等。

钙通道阻滞剂的作用机制

Ca^{2+}具有多项生理作用，除了参与心脏搏动、血液凝固外，还与神经细胞兴奋、递质释放、肌肉收缩、腺体分泌、细胞运动等有关。同时 Ca^{2+}是心肌和血管平滑肌兴奋－收缩耦联中的关键物质，Ca^{2+}进入血管平滑肌细胞后，可直接收缩平滑肌，使冠状动脉痉挛，阻力增大，耗氧增加。钙通道阻滞剂通过抑制细胞外的 Ca^{2+}内流，使心肌和血管平滑肌细胞内缺乏足够的 Ca^{2+}，结果导致心肌收缩力减弱，心率减慢，同时血管平滑肌松弛，血管扩张，血压下降，从而减少心肌耗氧量。

（一）二氢吡啶类

二氢吡啶类药物是临床使用最广泛、作用最强的一类钙通道阻滞剂，目前上市的药物超过 30 余种，如硝苯地平、尼群地平、尼莫地平、非洛地平等。

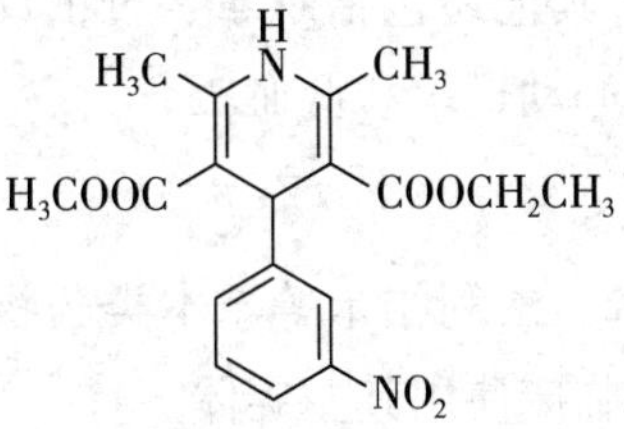

尼群地平

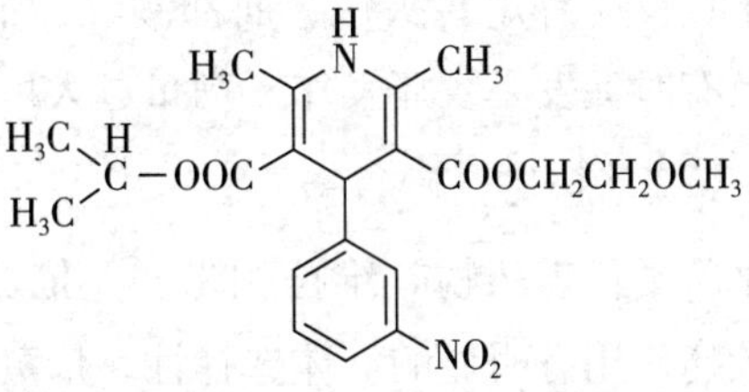

尼莫地平

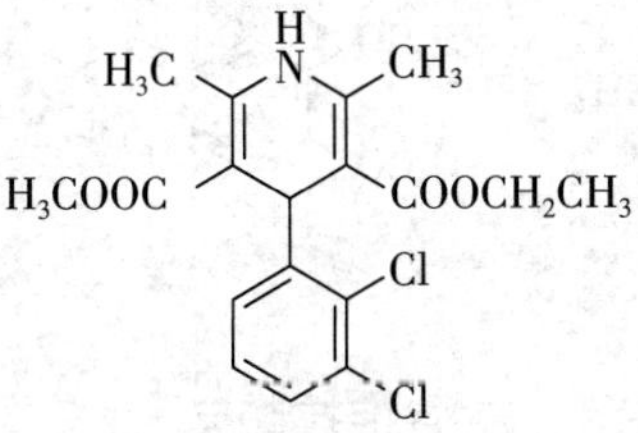

非洛地平

硝苯地平

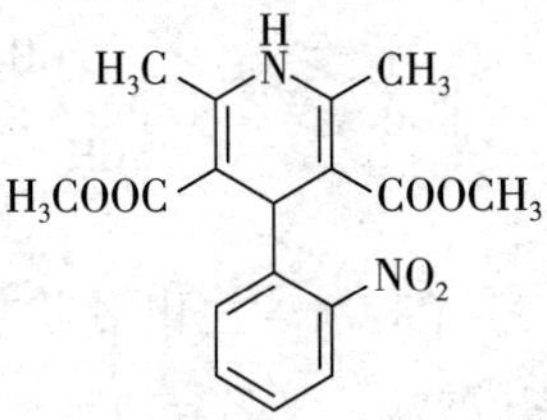

化学名：2，6－二甲基－4－（2－硝基苯基）－1，4－二氢－3，5－吡啶二甲酸二甲酯，又名硝苯吡啶，心痛定。

本品为黄色结晶性粉末，无臭；在丙酮或三氯甲烷中易溶，在乙醇中略溶，在水中几乎不溶；熔点为 171 ~ 175℃。

本品分子中硝基显氧化性，二氢吡啶环显还原性。对光和氧化剂不稳定，分子内部发生光催化的歧化反应，降解产生硝基苯吡啶衍生物和亚硝基苯吡啶衍生物。后者对人体极为有害，故在生产、使用、贮存过程均应注意遮光、密封。

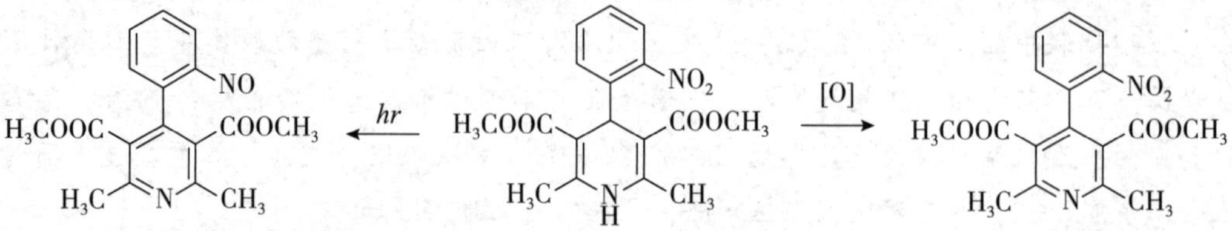

本品具硝基苯结构，溶于丙酮后加 20% 氢氧化钠溶液，振摇，溶液显橙红色。

本品具有强烈的血管扩张作用，特别适用于治疗冠状动脉痉挛所致的心绞痛；还适用于各种类型的高血压，对顽固性、重度高血压和伴有心力衰竭的高血压患者也有较好疗效。

本品不良反应有短暂头痛、面部潮红、嗜睡，其他还包括眩晕、过敏反应、低血压、心悸及有时促发心绞痛发作。剂量过大可引起心动过缓和低血压。

（二）苯烷基胺类

苯烷基胺类代表药物有维拉帕米、左依莫帕米、法利帕米等。本类药物多具有手性，抗心绞痛作用有明显的立体选择性，依莫帕米临床使用其左旋体。

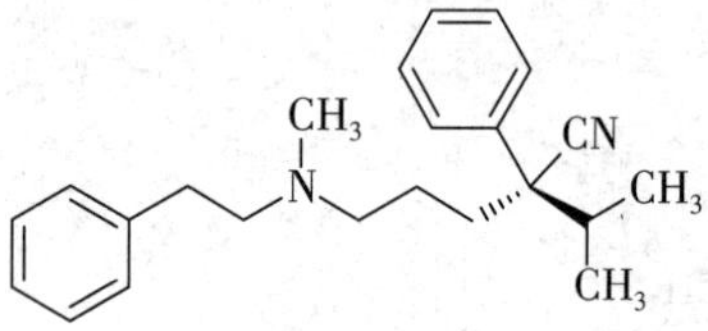

左依莫帕米 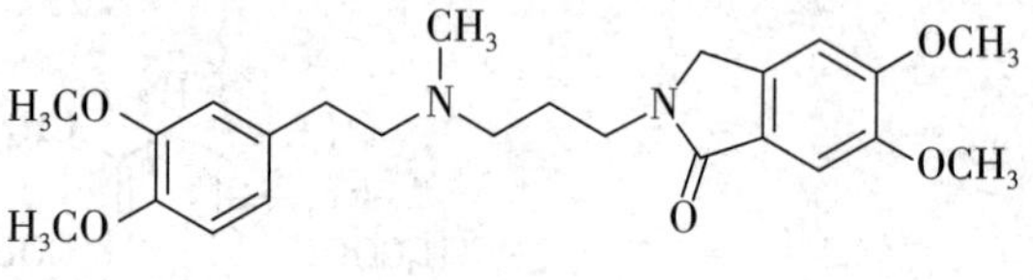　　　　　　　　　　　　　　法利帕米

盐酸维拉帕米

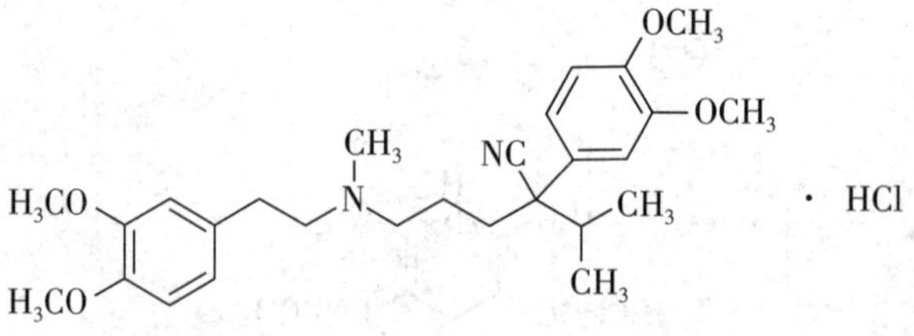

化学名：（±）-α-［3-［［2-（3，4-二甲氧苯基）乙基］甲氨基］丙基］-3，4-二甲氧基-α-异丙基苯乙腈盐酸盐，又名异搏定、戊脉安。

本品为白色粉末，无臭；易溶于甲醇、乙醇或三氯甲烷，溶于水中；熔点为 141 ~ 145℃。

本品含叔氨基结构，水溶液遇硫氰酸铬铵试液，即生成淡红色的沉淀。

本品水溶液显氯化物的鉴别反应。

本品临床主要用于治疗阵发性室上性心动过速、急慢性冠状动脉不全、心绞痛等，也可用于轻或中度高血压的治疗。维拉帕米的左旋体是治疗室上性心动过速的首选药物，其右旋体用于治疗心绞痛。

（三）苯并硫氮杂䓬类

苯并硫氮杂䓬类是具有选择性作用的钙通道阻滞剂，有减慢心率、扩张冠状动脉及侧支循环，可用于各种心绞痛，也用于降血压。代表药物地尔硫䓬广泛用于治疗包括变异型心绞痛在内的多种缺血性心脏病，对大多数心绞痛可单独应用，对硝酸酯和 β 受体阻滞剂不能控制的心绞痛也有显著效果，且副作用小，无耐药性，但首过效应明显。

盐酸地尔硫䓬

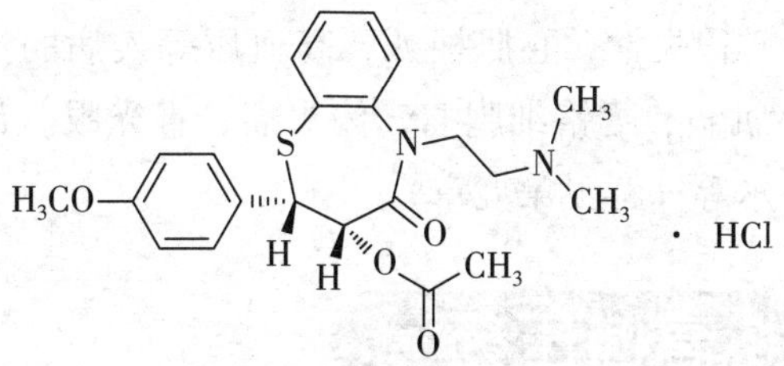

化学名：顺－（＋）－5－[（2－二甲氨基）乙基]－2－（4－甲氧基苯基）－3－乙酰氧基－2，3－二氢－1，5－苯并硫氮杂䓬－4（5H）－酮盐酸盐，又名硫氮䓬酮。

本品为白色或类白色的结晶或结晶性粉末，无臭；易溶于水、甲醇或三氯甲烷，不溶于乙醚；熔点为210～215℃（分解）；比旋度为＋115°～＋120°（10mg/ml 水溶液）。

本品加盐酸溶解后，再加硫氰酸铵试液、硝酸钴溶液及三氯甲烷充分振摇，静置，三氯甲烷层中形成可溶性配位化合物，呈蓝色。

本品水溶液显氯化物的鉴别反应。

本品主要用于心绞痛的防治，尤其是变异型心绞痛、冠脉痉挛所致的心绞痛，以及室上性心律失常的预防。对原发性高血压有中等程度的疗效，作用缓和、平稳，适合于老年人高血压患者。

（四）二苯哌嗪类

二苯哌嗪类药物桂利嗪、氟桂利嗪、利多氟嗪等对血管平滑肌的钙通道有选择性抑制作用，强烈扩张血管，对缺血性脑损伤能显著改善脑循环、减轻脑水肿。

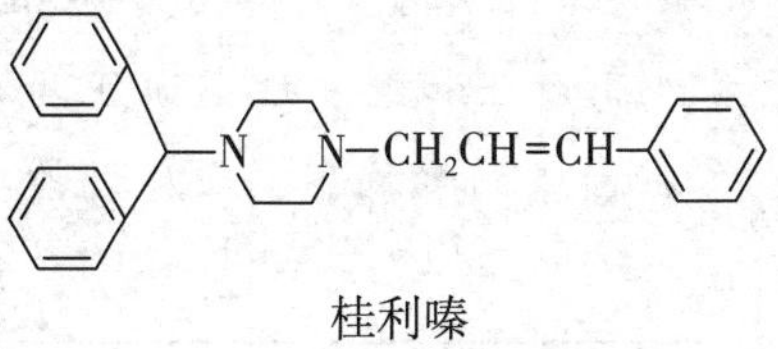

桂利嗪

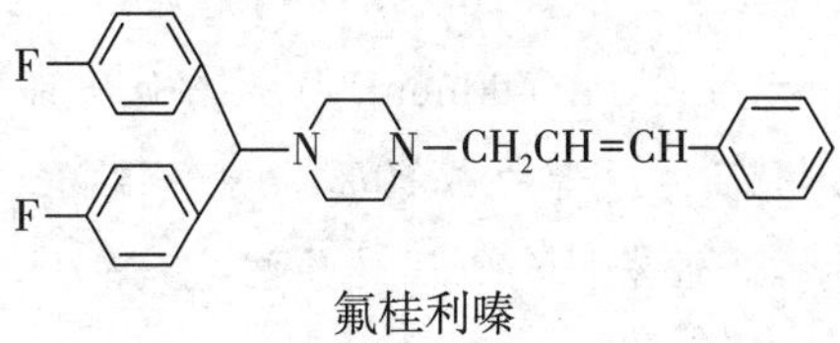

氟桂利嗪

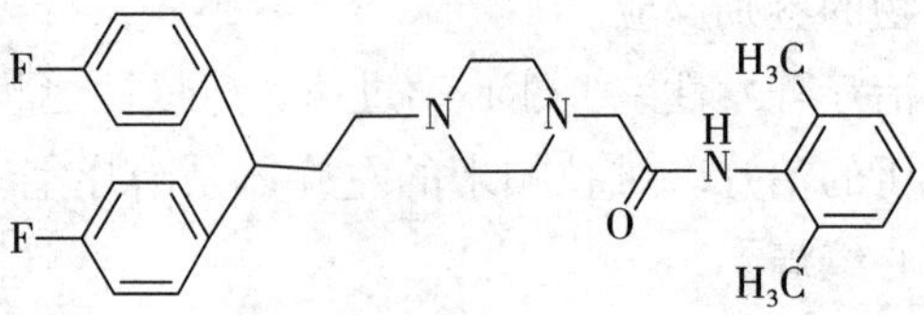

利多氟嗪

请你想一想

钙通道阻滞剂分为哪些结构类型？各有哪些代表药物？

三、β 受体阻断剂

β受体阻断剂，也称β受体拮抗药，是一类重要的心血管系统药物，迄今已有30多个品种上市。β受体拮抗药的发现与应用是20世纪药学进展的里程碑之一，其在临床上广泛用于心绞痛、心律失常、心肌梗死、高血压等疾病的治疗，也用于治疗甲状腺功能亢进、肥厚型心肌病、嗜铬细胞瘤、偏头痛、青光眼。常用药物有盐酸普萘洛尔、阿替洛尔、美托洛尔等（详见第九章）。

PPT

第二节　抗高血压药

高血压是最常见的心血管系统疾病，患者由于动脉血压长期高于正常血压，最终可引起冠状动脉粥样硬化和脑血管硬化而危及生命。用药物降低过高的血压，能减少心、脑、肾等器官的并发症，降低死亡率。

抗高血压药又称为降压药，是指能降低血压，用于治疗高血压的药物。目前药物治疗仍是高血压的主要治疗措施。近年来研究已明确高血压的治疗目标不仅是降低、控制血压于正常水平，而且还应注意逆转靶器官的病理损伤（如血管壁增厚、重构及左心室肥厚等），降低致死性及非致死性并发症的发生率。血压的高低主要决定于心输出量和全身血管阻力两个因素。抗高血压药根据其作用机制可分为作用于自主神经系统的药物、影响肾素－血管紧张素－醛固酮系统的药物、作用于钙离子通道的药物等。

你知道吗

高血压的诊断标准

世界卫生组织建议使用的高血压诊断标准是成人收缩压大于18.7kPa（140mmHg）、舒张压大于12kPa（90mmHg）。高血压可分为原发性高血压和继发性高血压两种，前者约占90%，后者约占10%。原发性高血压是在各种因素的影响下，血压调控功能失调所致的；继发性高血压是某些疾病的一种症状。

一、作用于自主神经系统的药物

本类主要包括作用于中枢神经系统、交感神经末梢、肾上腺素受体及血管平滑肌的降压药物。

（一）作用于中枢神经系统的药物

作用于中枢神经系统的药物是通过激动中枢 α_2 肾上腺素受体和咪唑啉受体，导致去甲肾上腺素释放减少，使心率减慢、血管平滑肌松弛，血压下降。常用药物有盐酸可乐定、甲基多巴、盐酸莫索尼定等。

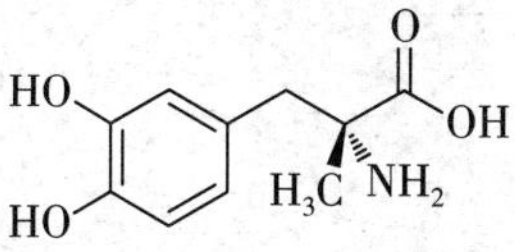

甲基多巴 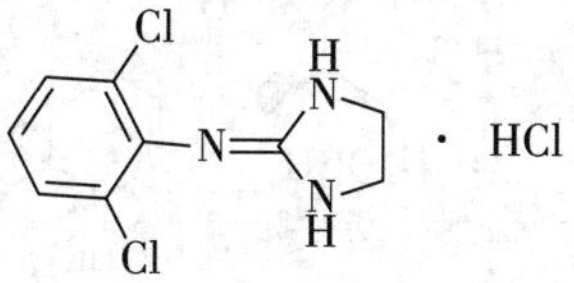　　　　　　　　　　　盐酸可乐定

（二）作用于交感神经末梢的药物

利血平是最早应用的降血压药，既能使交感神经末梢囊泡的交感神经递质释放增加，又可以阻止交感神经递质进入囊泡，导致神经递质逐渐耗竭而温和持久降压，具有温和持久的降压和安定作用同时能进入中枢神经系统，耗竭中枢的去甲肾上腺素和 5－羟色胺神经递质，尤为适用于精神紧张的高血压患者。胍乙啶也作用于节后神经末梢，耗竭神经递质，降血压作用强，可用于重症高血压。胍那决尔能有效阻断节后神经，为二线降血压药。

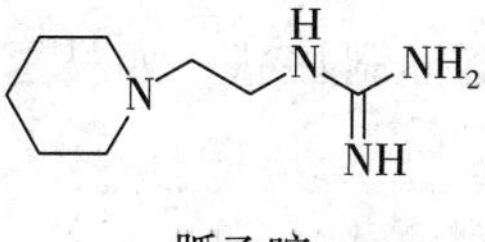

胍乙啶 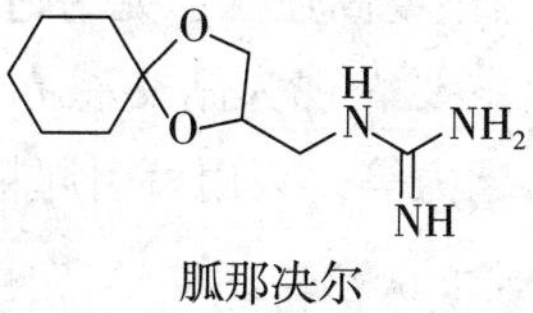　　　　　　　　　　　胍那决尔

利血平

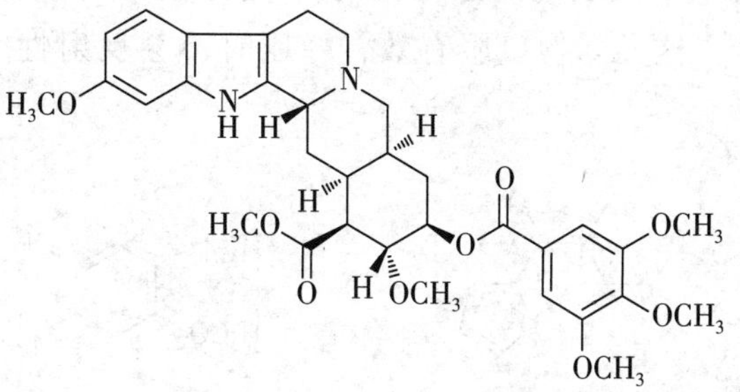

化学名：11，17α－二甲氧基－18β－（3，4，5－三甲氧基苯甲酰氧基）－3β，20α－育亨烷－16β－甲酸甲酯，又名蛇根碱、血平安、利舍平。

本品为白色至淡黄褐色的结晶或结晶性粉末，无臭，遇光色渐变深；在三氯甲烷中易溶，在丙酮中微溶，在水、甲醇、乙醇或乙醚中几乎不溶；熔点为 264～265℃；比旋度为 -115°～-131°（10mg/ml 三氯甲烷溶液）。

本品在光和热的影响下，3β-H 可发生差向异构化，生成无效的 3-异利血平。

本品及其水溶液都比较稳定，最稳定的 pH 值为 3.0。但在酸性或碱性条件下，分子中两个酯基水解，生成利血平酸，仍有抗高血压活性。

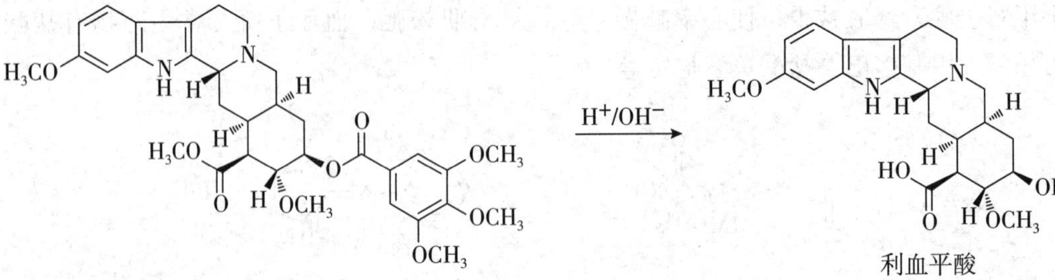

利血平酸

本品在光照和有氧条件下发生脱氢氧化，生成具有黄绿色荧光的 3，4-二去氢利血平，进一步氧化生成具有蓝色荧光的 3，4，5，6-四去氢利血平，再进一步氧化生成无荧光的褐色和黄色聚合物。所以本品应避光、密闭保存。

本品遇 0.1% 钼酸钠溶液后即显黄色，约 5 分钟后变为蓝色。

本品遇新制的香草醛试液作用，显玫瑰红色。

本品与对二甲氨基苯甲醛、冰醋酸和硫酸混匀，即显绿色，再加冰醋酸后转变为红色。

本品具有温和持久的降压和安定作用。常与其他药物组成复方制剂（如复方降压片），治疗早期轻、中度高血压，尤为适用于伴有精神紧张的高血压患者。

本品不良反应主要表现为副交感亢进及中枢抑制症状，如鼻塞、胃酸分泌过多、心率减慢和嗜睡、乏力等，久用可引起精神抑郁。

（三）肾上腺素受体拮抗药

α₁ 受体拮抗药通过选择性阻断血管平滑肌上的肾上腺素 α₁ 受体，扩张血管而降低血压，哌唑嗪是第一个被发现的选择性的 α₁ 受体拮抗药，后来相继有特拉唑嗪、多沙唑嗪等用于临床。这类药物口服有效，降压时不会反射性引起心动过速，副作用小。

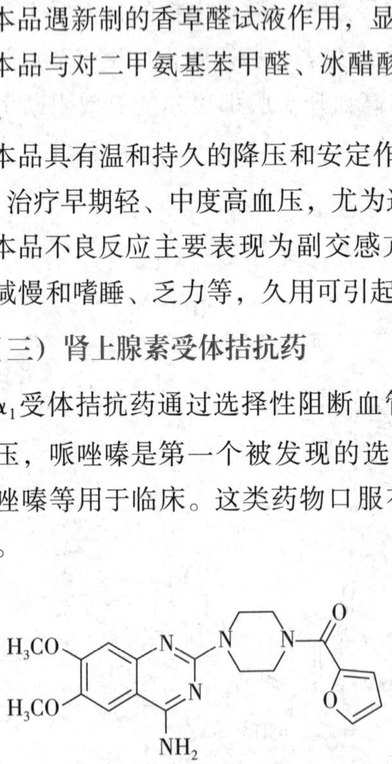

哌唑嗪

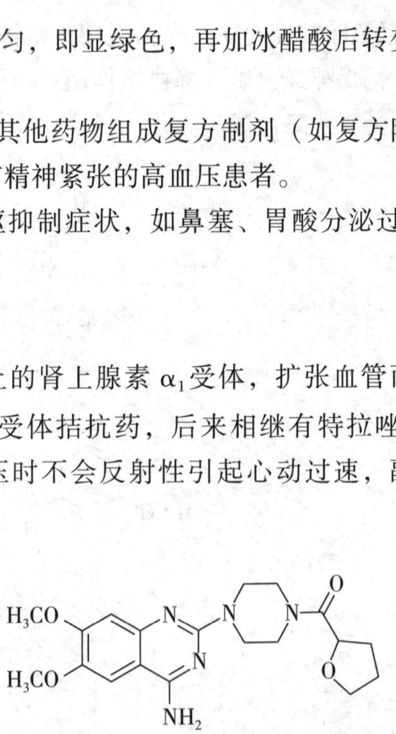

特拉唑嗪

β 受体阻断剂均有良好的抗高血压作用，临床常用的 β 受体阻断剂有普萘洛尔、阿替洛尔等（详见第九章）。

（四）作用于血管平滑肌的药物

血管扩张药物直接作用于外周小动脉平滑肌，扩张血管，降低外周阻力，使血压下降。早期用于临床的苯并哒嗪类药物肼屈嗪，具有中等强度的降压作用，其特点为舒张压下降较显著，并能增加血流量。布屈嗪用于原发性高血压，作用时间更长，对心脏的刺激作用弱。

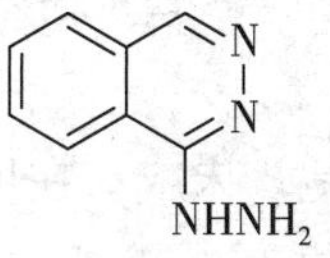

肼屈嗪 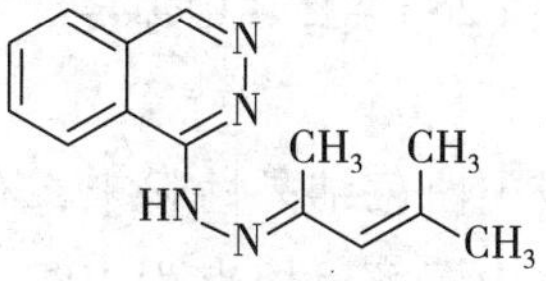　　　　　　　　　　　　　布屈嗪

二、影响肾素－血管紧张素－醛固酮系统（RAAS）的药物

肾素－血管紧张素－醛固酮系统（RAAS）在调节体内血压和体液平衡方面发挥着关键性作用。在众多的降压药物中，RAAS抑制剂正日益受到重视。血管紧张素Ⅱ作用于血管紧张素Ⅱ受体，产生很强的血管收缩作用，使血压上升，并刺激肾上腺皮质中醛固酮的合成。血管紧张素转化酶是血管紧张素Ⅱ体内合成的限速酶，故血管紧张素Ⅱ受体与血管紧张素转化酶是该类药物降压作用的靶点。按照作用的机制不同可分为：①血管紧张素转化酶抑制剂（ACEⅠ）；②血管紧张素Ⅱ受体（AngⅡ）拮抗药等。

（一）血管紧张素转换酶抑制剂

20世纪70年代末，研究发现血管紧张素转化酶（ACEⅠ）抑制剂能有效地降低血压，为抗高血压药物研制开辟了一条新的途径。20世纪80年代开发出血管紧张素转化酶抑制剂的代表性药物——卡托普利。卡托普利对血管紧张素转化酶抑制活性强，并且可以口服，可用于不同类型的原发性高血压，于1981年首先在美国上市。随后以卡托普利为先导物，设计合成了一系列血管紧张素转化酶抑制剂类药物，如依那普利、赖诺普利等，主要用于高血压及充血性心力衰竭的治疗，具有疗效好、作用持久的特点。

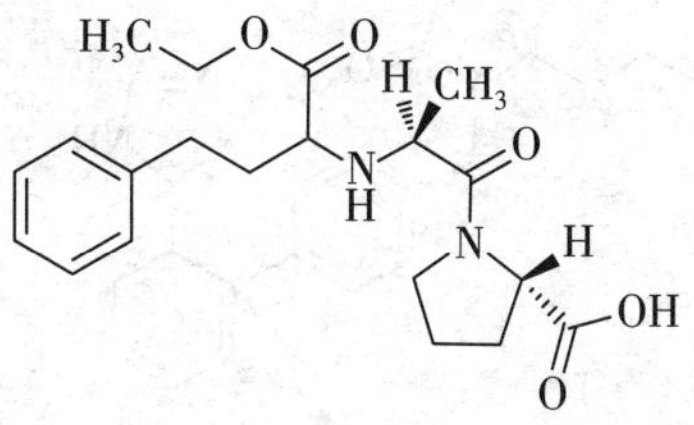

依那普利 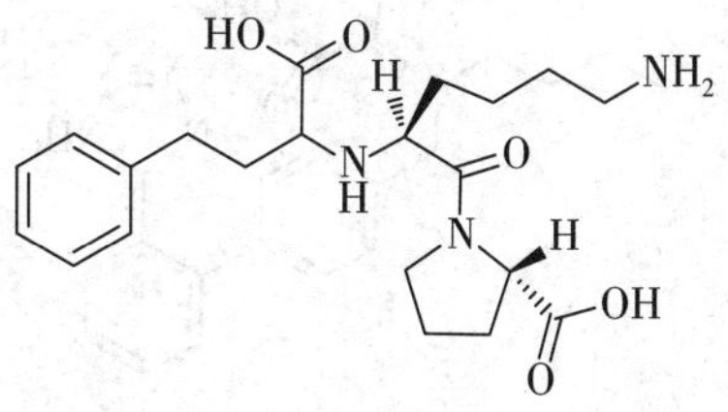　　　　　　　　　　　　赖诺普利

卡托普利

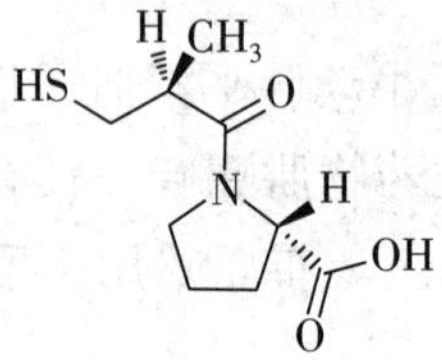

化学名：1－〔(2S)－2－甲基－3－巯基－丙酰基〕－L－脯氨酸，又名巯甲丙脯酸。

本品为白色或类白色结晶性粉末，有类似蒜的特臭，味咸；在甲醇、乙醇或三氯甲烷中易溶，在水中溶解；熔点为 104～110℃。本品有两个手性中心，均为 S 构型，比旋度为 －126°～－132°（20mg/ml 乙醇溶液）。

本品分子中含有巯基（－SH），具有还原性，受光照能发生自动氧化反应，氧化聚合生成二硫化合物。抗氧剂或金属离子螯合剂可延缓本品氧化变质速度。

本品的乙醇溶液加亚硝酸钠和稀硫酸，振摇后，生成亚硝酰硫醇酯化合物，溶液呈红色。

本品具有舒张外周血管、降低醛固酮分泌、影响钠离子的重吸收、降低血容量的作用。适用于治疗各型高血压，对原发性高血压、肾性高血压均有良效，尤其适用于合并糖尿病、左心室肥厚、心力衰竭、急性心肌梗死的高血压患者，是目前高血压治疗的一线药物之一。

（二）血管紧张素Ⅱ受体（AngⅡ）拮抗药

血管紧张素Ⅱ受体拮抗药为一类新的降血压药物，通过阻止血管紧张素Ⅱ与血管紧张素Ⅱ受体作用，使血管扩张，血压下降，具有降压作用，副作用小、安全可靠，且无首关效应等特点。因此更易为高血压患者，特别是老年患者所接受，被誉为 20 世纪 90 年代心血管药物的里程碑。1988 年首次发现了选择性高、可口服的第一个非肽类选择性血管紧张素受体拮抗药氯沙坦，结构衍生得到缬沙坦、厄贝沙坦（又名伊贝沙坦或依贝沙坦）、替米沙坦等药物。

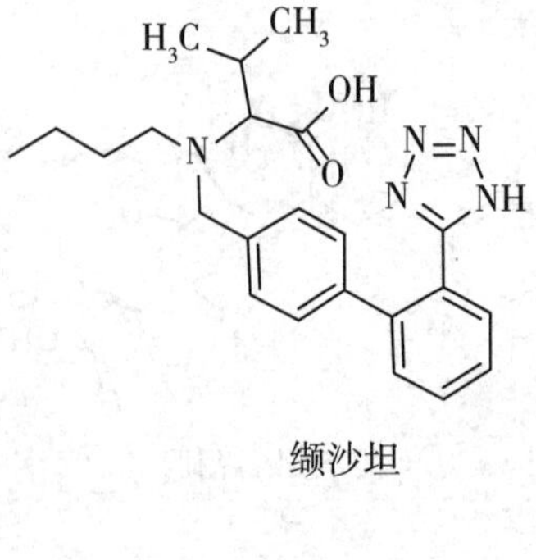

缬沙坦 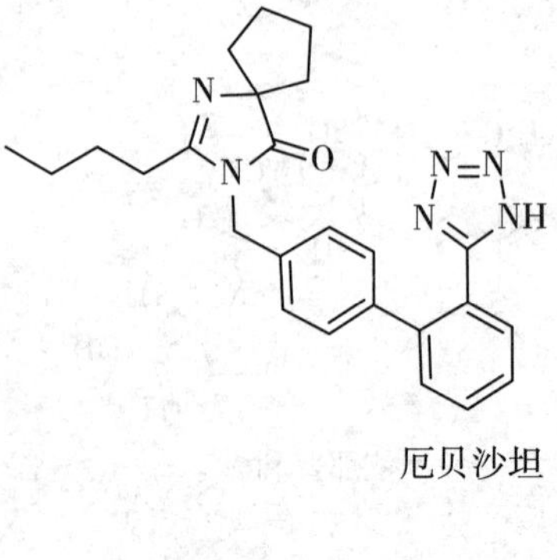　　　　　　　　　　厄贝沙坦

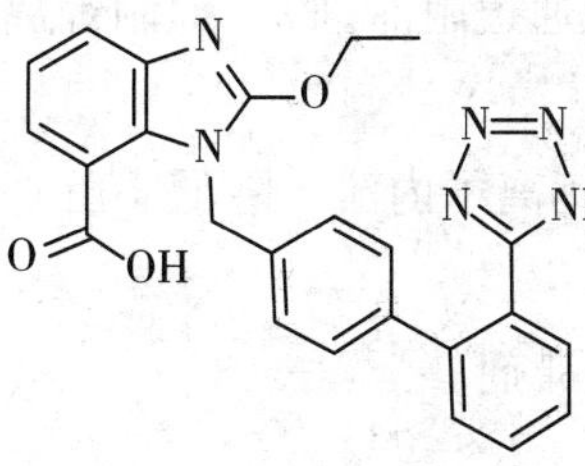

坎地沙坦 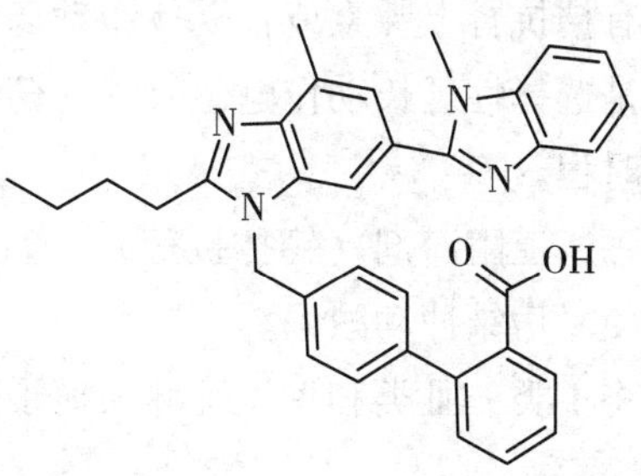　　　　替米沙坦

氯沙坦

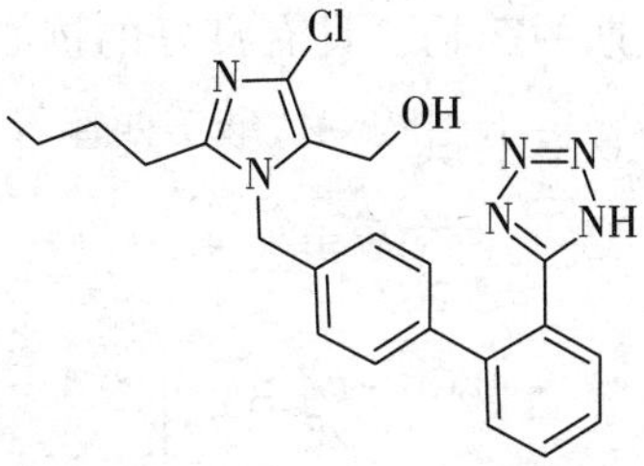

化学名：2－丁基－4－氯－5－（羟甲基）－1－[[2′－（1H－四氮唑－5－）联苯基－4－]甲基]咪唑。

本品为淡黄色结晶，熔点为183.5～184.5℃。

本品结构由三部分构成，即四氮唑环、联苯及咪唑环。四氮唑环上1位N原子有一定酸性，pK_a为5～6，能与氢氧化钾成盐，通常药用氯沙坦的钾盐。

氯沙坦为第一个上市的血管紧张素Ⅱ受体拮抗

请你想一想

1. 利血平会发生哪些变质反应？

2. 卡托普利受光照能发生自动氧化反应，与其什么结构相关？

3. 氯沙坦的酸性结构是什么？

药，具有良好的抗高血压、抗心肌肥厚、抗心衰和利尿等作用。主要用于治疗不能耐受血管紧张素Ⅰ所致干咳的高血压患者。

第三节　抗心律失常药

心律失常是心动节律和频率异常，是由于心房、心室不正常冲动形成及传导障碍所致。心律失常的临床表现主要有心动过速型、心动过缓型和传导阻滞等类型。抗心律失常药特指用于治疗心动过速型心律失常的药物。

抗心律失常药物采用与心脏的电生理规律、药物的作用机制有关的分类方法可分为四类。

Ⅰ类：钠通道阻滞剂。

Ⅱ类：β肾上腺素受体阻断剂（也称β受体拮抗药），通过竞争性地与肾上腺素受体结合，具有拮抗肾上腺素或 β 受体激动药的效应。

Ⅲ类：是选择性延长动作电位时程的药物（钾通道阻滞剂），抑制钾离子外流，延长动作电位时程。

Ⅳ类：钙通道阻滞剂（钙拮抗药）。通过抑制钙离子内流、降低心脏舒张期自动去极化速率，使窦房结冲动减慢。

有时又将Ⅰ类、Ⅲ类和Ⅳ类统称为离子通道阻滞剂。

一、钠通道阻滞剂

钠通道阻滞剂是一类能抑制 Na^+ 内流，从而抑制心肌细胞动作电位振幅及超射幅度、减慢传导、延长有效不应期的药物，具有良好的抗心律失常作用。钠通道阻滞剂常用药物有硫酸奎尼丁、盐酸普鲁卡因胺、盐酸美西律等。

硫酸奎尼丁

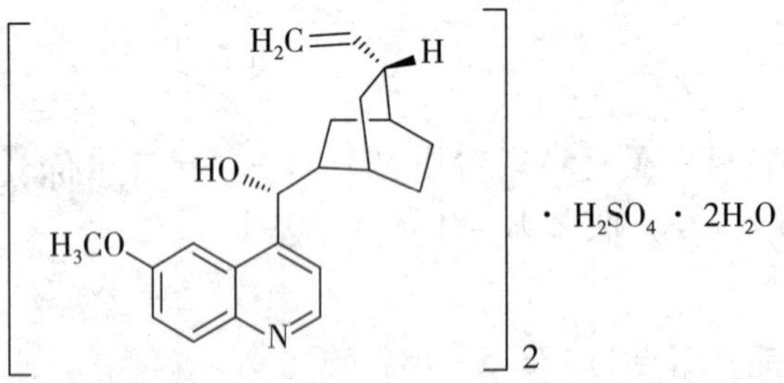

化学名：$(9S)$ – $6'$ – 甲氧基 – 脱氧辛可宁 – 9 – 醇硫酸盐二水合物。

本品为白色细针状结晶，无臭；遇光渐变色；在沸水中易溶，在三氯甲烷或乙醇中溶解，在水中微溶，在乙醚中几乎不溶；比旋度为 $+275°\sim+290°$（20mg/ml 乙醇溶液）。

本品水溶液，加稀硫酸使成酸性，即显蓝色荧光，加几滴盐酸，荧光即消失。

取上述水溶液，加溴试液、氨试液摇匀，即显翠绿色，称为绿奎宁反应。

本品显硫酸盐的鉴别反应。

本品为广谱抗心律失常药，适用于治疗房性期前收缩、心房颤动、心房扑动、室性期间前缩、阵发性室上性心动过速和室性心动过速，也用于预激综合征合并室上性心动过速者。

本品不良反应较多，可出现"金鸡纳反应"，如恶心、呕吐、腹泻、耳鸣、头晕、视物模糊等不良反应。心脏毒性反应较为严重。常在其他药物无效时选用。

盐酸普鲁卡因胺

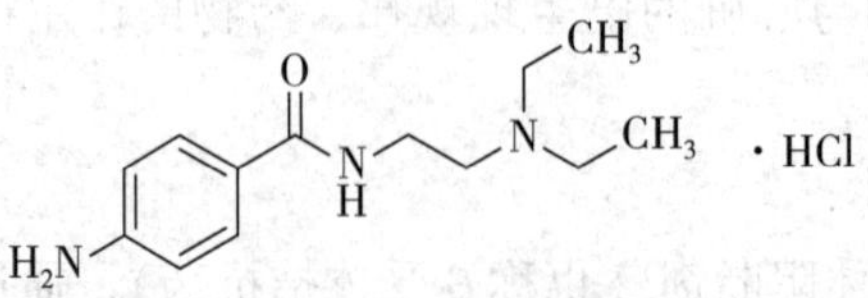

化学名：N - [（2 - 二乙氨基）乙基] - 4 - 氨基苯甲酰胺盐酸盐。

本品为白色至淡黄色结晶性粉末，无臭；有引湿性；在水中易溶，在乙醇中溶解，在三氯甲烷中微溶，在乙醚中极微溶；熔点为 165～169 ℃。

本品结构中的酰胺键在强酸、强碱溶液或长期放置后能发生水解，但比普鲁卡因稳定。

本品结构中具有芳伯胺基，可发生重氮化 - 偶合反应，显猩红色。

本品芳伯胺基显还原性，会被空气氧化变色，在配制注射剂时可加入亚硫酸氢钠作为抗氧剂。

本品能延长心房的不应期，降低房室的传导性和心肌的自律性，对房性期前收缩、室性期前收缩、阵发性心动过速及心房颤动疗效较好，对快速型室性和房性心律失常也有疗效。

口服常见不良反应为胃肠道反应，静脉注射给药可导致低血压及室内传导阻滞等。

> **请你想一想**
>
> 1. 什么是绿奎宁反应？
>
> 2. 普鲁卡因和普鲁卡因胺的结构与性质有何异同？普鲁卡因为什么能用作抗心律失常药？

二、β 受体阻断剂

β 受体阻断剂具有拮抗内源性神经递质或 β 受体激动药的效应，产生对心脏的抑制作用，能减弱心肌收缩力，使心率减慢、心输出量减少、心肌耗氧量下降，同时延缓心房和房室结的传导。临床上用于心律失常、心绞痛以及抗高血压等，常用药物有盐酸普萘洛尔、阿替洛尔、美托洛尔、拉贝洛尔等。

三、钾通道阻滞剂

钾通道是最复杂的一大类离子通道，种类很多，存在几十种亚型，广泛分布于各类组织细胞中。钾通道阻滞剂作用于心肌细胞的电压敏感性钾通道，使 K^+ 外流速率减慢，心律失常消失，恢复窦性心率。故钾通道阻滞剂可称为延长动作电位时程药或复极化抑制药。代表药物为胺碘酮、多非利特等。

盐酸胺碘酮

化学名：（2 - 丁基 - 3 - 苯并呋喃基）[4 - [2 - （二乙氨基）乙氧基] - 3，5 - 二碘苯基] 甲酮盐酸盐，又名乙胺碘肤酮、胺碘达隆。

本品为白色至微黄色结晶性粉末，无臭；在三氯甲烷中易溶，在乙醇中溶解，在丙酮中微溶，在水中几乎不溶；熔点为 158～162℃，熔融时同时分解。

本品结构中具有羰基，加乙醇溶解后可与2，4－二硝基苯肼的高氯酸溶液反应，生成黄色的苯腙衍生物沉淀。

取本品适量加硫酸，微热，即产生碘的紫色蒸气。

本品能选择性地扩张冠状血管，增加冠脉血流量，减少心肌耗氧量，减慢心率。本品为广谱抗心律失常药，用于其他药物治疗无效的严重心律失常，长期口服能防止室性心动过速和心室颤动的复发，疗效持久。

不良反应可见窦性心动过缓、窦性停搏或窦房阻滞、房室传导阻滞等心血管系统反应，还可引起胃肠道反应、光敏反应等。

四、钙通道阻滞剂

钙通道阻滞剂在抗心律失常、抗高血压、抗心绞痛等方面都有广泛的应用。目前许多钙通道阻滞剂都是抗心律失常的良药，常用药物如维拉帕米、地尔硫䓬等。维拉帕米是治疗阵发性室上性心动过速的首选药物，地尔硫䓬可用于阵发性室上性心动过速和心房颤动的治疗。

第四节　调血脂药

PPT

调血脂药又称为抗动脉粥样硬化药，指能调节血脂含量，纠正脂代谢紊乱，预防和治疗动脉粥样硬化及冠心病等疾病的药物。动脉粥样硬化及冠心病患者的血脂较正常人高。当血脂长期升高后，血脂及其分解产物将逐渐沉积于血管壁上，并伴有纤维组织增生，形成斑块，使血管通道变窄，弹性减小，导致血管堵塞，产生动脉粥样硬化，损害心、脑、肾等重要器官，引起冠心病、心肌梗死、脑卒中、肾衰竭和外周血管疾病。

调血脂药物主要通过影响血浆中胆固醇和甘油三酯的合成和分解代谢而发挥作用。可分为四类，即苯氧乙酸类、烟酸及其衍生物类、羟甲基戊二酰辅酶 A 还原酶抑制剂（他汀类）及其他类。

你知道吗

高血脂

血脂是指血浆或血清中的脂质，包括游离胆固醇、胆固醇酯、甘油三酯、磷脂等。临床上血浆胆固醇高于230mg/100ml、甘油三酯高于140mg/100ml 时，即可称为高脂血症，俗称高血脂。

血浆中的脂质主要与血浆中蛋白质结合成脂蛋白存在，脂蛋白有乳糜微粒（CM）、高密度脂蛋白（HDL）、低密度脂蛋白（LDL）和极低密度脂蛋白（VLDL）四种形式，人体高脂血症主要是 VLDL 与 LDL 增多，而血浆中 HDL 则有利于预防动脉粥样硬化。

一、苯氧乙酸类药物

胆固醇在体内的生物合成是以乙酸为起始原料进行的，所以利用乙酸衍生物，可以干扰胆固醇的生物合成以达到降低胆固醇的目的。在20世纪60年代通过大量筛选乙酸衍生物，发现了苯氧乙酸类血脂调节药，其中氯贝丁酯是第一个问世的药物。氯贝丁酯不良反应较多，长期使用可致胆结石。为降低氯贝丁酯的不良反应和副作用，对氯贝丁酯进行结构修饰与改造，获得了一系列药物。目前有30多种此类药物应用于临床，如氯贝酸铝、非诺贝特、双贝特、吉非罗齐等。

氯贝丁酯

化学名：2-甲基-2-（4-氯苯氧基）丙酸乙酯，又名安妥明。

本品为无色至黄色的澄清油状液体，有特臭；在乙醇、丙酮、三氯甲烷、乙醚或石油醚中易溶，在水中几乎不溶；熔点为148~150℃；相对密度为1.138~1.144；折光率为1.500~1.505。

本品遇光，色渐变深，并慢慢分解为对氯苯酚，故应避光保存。

本品具有酯的化学性质，在碱性条件下与盐酸羟胺反应生成异羟肟酸钾，再经酸化后，加1%三氯化铁水溶液生成异羟肟酸铁，显紫色。

本品有明显的降低甘油三酯作用，能激活脂蛋白脂肪酶，促进血液中VLDL和甘油三酯的分解，用于甘油三酯及VLDL升高的高脂血症治疗。

少数患者有胃肠道反应、头痛、脱发、皮肤过敏和肌炎综合征等不良反应。

非诺贝特

化学名：2-甲基-2-［4-（4-氯苯甲酰基）苯氧基］丙酸异丙酯，又名普鲁脂芬。

本品为白色或类白色结晶性粉末，无臭。在三氯甲烷中极易溶解，在丙酮或乙醚中易溶，在乙醇中略溶，在水中几乎不溶；熔点为78~82℃。

本品分子结构中含有酯键，但因空间位阻较大，酯键相对稳定。若与醇制氢氧化钾共热也可使其水解。

本品为前药，在体内迅速经酯酶水解代谢生成非诺贝特酸而产生降脂作用，具有明显降低胆固醇、甘油三酯和升高 HDL 的作用。对各种类型的高血脂均有效，且药效较强，毒副作用小，耐受性好。

二、烟酸及其衍生物类药物

烟酸又名维生素 B₃或维生素 PP。20 世纪 50 年代研究发现烟酸可以降低血浆中胆固醇和甘油三酯的浓度。烟酸类药物的作用机制一方面可能是抑制脂肪组织的脂解，使游离脂肪酸的来源减少，从而减少肝脏甘油三酯和 VLDL 的合成与释放；另一方面能直接抑制肝脏中 VLDL 和胆固醇的生物合成。

由于烟酸具有扩血管作用，服用该类药物时常伴有面色潮红、皮肤瘙痒及胃肠道不适等副作用，为此合成了一系列烟酸的衍生物。如烟酸酯类的前药肌醇烟酸酯，烟酸的类似物阿昔莫司等。肌醇烟酸酯可剂量依赖性地降低血清胆固醇，但对甘油三酯几乎无影响。烟酸类似物阿昔莫司是一个氧化吡嗪甲酸衍生物，其降低血清胆固醇和甘油三酯的作用与烟酸相似，但未见烟酸的副作用，该药还能增加 HDL，长期服用耐受性好。

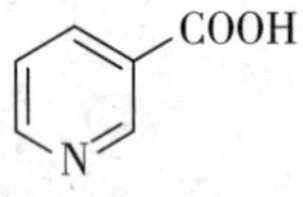

烟酸 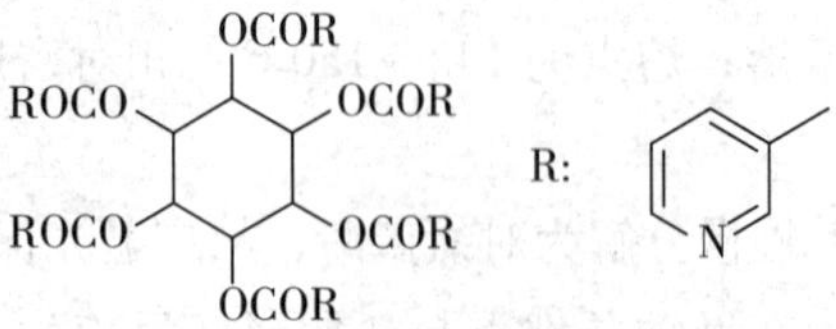　　　　　　肌醇烟酸酯 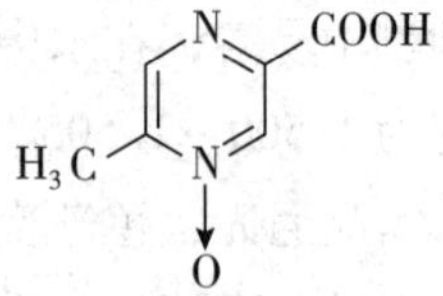　　　　　　阿昔莫司

三、羟甲基戊二酰辅酶 A 还原酶抑制剂

羟甲基戊二酰辅酶 A 还原酶（HMG-CoA 还原酶）是体内肝脏中胆固醇生物合成的限速酶，通过竞争性抑制该酶的活性，限制内源性胆固醇的生物合成。20 世纪 80 年代问世的他汀类药物，是降血脂药物研究领域的突破性进展。主要药物有洛伐他汀、辛伐他汀等。

洛伐他汀

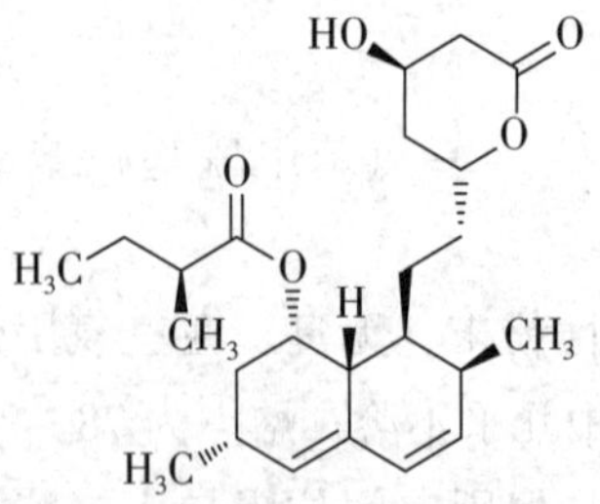

化学名：(S)-2-甲基丁酸 (4R, 6R)-6-[2-[(1S, 2S, 6R, 8S, 8αR)-1, 2, 6, 7, 8, 8α-六氢-8-羟基-2, 6-二甲基-1-萘基] 乙基] 四氢-4-羟基-

$2H$ - 吡喃 - 2 - 酮 - 8 - 酯。

本品为白色或类白色结晶或结晶性粉末，无臭、无味，略有引湿性；在三氯甲烷中易溶，在丙酮中溶解，在乙醇、乙酸乙酯或乙腈中略溶，在水中不溶；熔点为174.5℃；比旋度为 +325° ~ +340°（5mg/ml 的乙腈溶液）。

本品分子中内酯环结构，可被水解生成羟基酸衍生物。

本品在放置过程中，六元内酯环上的羟基能发生氧化反应，生成二酮吡喃衍生物。

本品为无活性的前药，进入体内后内酯环经酯酶水解代谢，生成开链的 β - 羟基酸衍生物而发挥作用，可有效抑制 HMG - CoA 还原酶的活性。

临床主要用于原发性高胆固醇血症和冠心病的治疗，也可用于预防冠状动脉粥样硬化。

本品最常见的不良反应为胃肠道不适、腹泻、胀气，其他还有头痛、皮疹、头晕、视物模糊和味觉障碍。

> **请你想一想**
>
> 非诺贝特、洛伐他汀都是前药吗？它们是怎么产生生理活性的？

第五节 抗心力衰竭药

心力衰竭，又称充血性心力衰竭（CHF），是心肌收缩力严重损害引起的疾病，表现为慢性心力衰竭，心肌收缩力减弱，心输出量明显不足，无法满足机体代谢需要，可导致血压和肾血流降低，严重时出现下肢水肿、肺水肿以及肾衰竭。诱发心力衰竭的因素有高血压、心肌局部缺血、先天性心脏病等。

强心药是一类能加强心肌收缩力的药物，又称正性肌力药。强心药主要有强心苷类和非强心苷类（包括磷酸二酯酶抑制剂、钙敏化剂、β 受体激动药等）。

一、强心苷类

强心苷类药物是含有甾体苷元的苷类化合物，多存在于有毒的植物体内，如紫花洋地黄、毛花洋地黄、黄花夹竹桃等，主要药物有洋地黄毒苷、地高辛、毒毛花苷 K。

地高辛

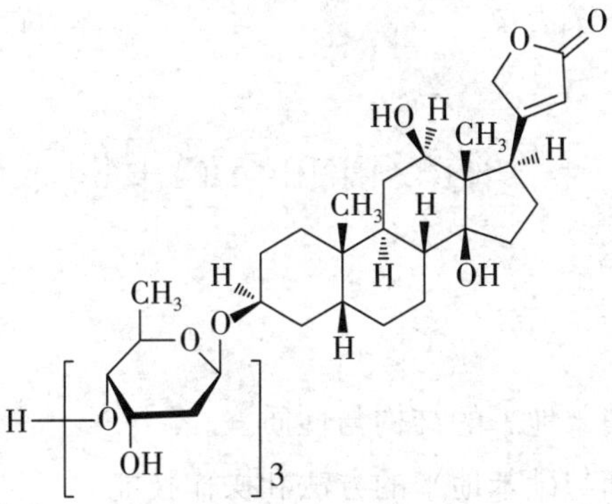

化学名为 3β – [[O – 2，6 – 二脱氧 – β – D – 核 – 己吡喃糖基 – (1→4) – O – 2，6 – 二脱氧 – β – D – 核 – 己吡喃糖基 – (1→4) – 2，6 – 二脱氧 – β – D – 核 – 己吡喃糖基] 氧代] – 12β，14β – 二羟基 – 5β – 心甾 – 20 (22) 烯内酯，又名狄戈辛。

本品为白色结晶或结晶性粉末，无臭；在吡啶中易溶，在稀醇中微溶，在三氯甲烷中极微溶解，在水或乙醚中不溶；熔点为 235 ~ 245℃，熔融时同时分解；比旋度为 +9.5° ~ +12.0° (20mg/ml 吡啶溶液)。

本品 1mg 置小试管中，加三氯化铁的冰醋酸溶液 1ml，振摇溶解后，沿管壁缓缓加入硫酸 1ml，使成两液层，接界处显棕色，放置后，上层显靛蓝色。

本品属于强心甾烯类，由苷元和糖苷基两部分组成，其药理活性主要由苷元部分决定，糖苷基增强对心肌的亲和力。

本品为中效强心苷，能有效地加强心肌收缩力，减慢心率，抑制心脏传导。临床用于充血性心力衰竭以及阵发性室上性心动过速、心房颤动、心房扑动等。

本类药物的安全范围小，易发生毒性作用，特别是心脏毒性，因此临床应用时应监测血药浓度，剂量应个体化，以保证用药安全。

二、磷酸二酯酶抑制剂

磷酸二酯酶 (PDE) 是催化环磷酸腺苷 (cAMP) 和环磷酸鸟苷 (cGMP) 的水解和灭活酶。磷酸二酯酶抑制剂 (PDEI) 是一类正性肌力药物，通过抑制环磷酸腺苷和环磷酸鸟苷的水解和灭活，提高环磷酸腺苷和环磷酸鸟苷的水平，激活多种蛋白酶，使心肌细胞膜上的钙离子通道开放，Ca^{2+} 内流，引起心肌纤维收缩，产生强心作用。

双吡啶类衍生物氨力农是第一个用于临床的磷酸二酯酶抑制剂，具有正性肌力作用和扩张周围血管的作用，因其副作用较多，现已少用。米力农是氨力农的结构类似物，药理作用较氨力农强 10 ~ 20 倍，口服有效，副作用较小，但仍存在致心律失常的潜在危险。

氨力农   米力农

实训十一 硝酸甘油与硝苯地平的性质

一、实训目的

1. 认识硝酸甘油与硝苯地平的结构与性质。
2. 学会验证硝酸甘油与硝苯地平的方法和操作技能。

3. 能够分析和解决实训操作中遇到的实际问题。

二、试药及器材

药品：硝酸甘油注射液（1ml∶10mg）、硝苯地平或硝苯地平片（10mg/片）。

试剂：丙酮、三氯甲烷、无水乙醇、氢氧化钠试液、硫酸、二苯胺试液、10%的儿茶酚溶液、硫酸亚铁试液、硫酸氢钾。

仪器材料：研钵、电子秤、烧杯、试管、量筒、玻璃棒、漏斗、滤纸、胶头滴管、水浴锅、酒精灯、蒸发皿、移液管、容量瓶、紫外-可见分光光度计。

三、实训原理

（一）硝酸甘油

1. 水解性 硝酸甘油溶于乙醇后，与氢氧化钠作用，分子中的硝酸酯结构迅速水解，生成甘油、硝酸钠。

$$
\begin{array}{c} CH_2ONO_2 \\ | \\ CHONO_2 \\ | \\ CH_2ONO_2 \end{array} + 3NaOH \longrightarrow \begin{array}{c} CH_2OH \\ | \\ CHOH \\ | \\ CH_2OH \end{array} + 3NaNO_3
$$

2. 硝酸盐的鉴别反应 硝酸盐在硫酸条件下，与硫酸亚铁发生氧化还原反应，生成一氧化氮，再与硫酸亚铁反应，生成硫酸氧氮合亚铁，液层界面呈棕色环现象。

$$2NaNO_3 + 6FeSO_4 + 4H_2SO_4 \longrightarrow 3Fe_2(SO_4)_3 + Na_2SO_4 + 4H_2O + 2NO$$

$$FeSO_4 + NO \longrightarrow Fe(NO)SO_4$$

硝酸盐在硫酸催化作用下，与新配制的10%的儿茶酚溶液发生硝化、氧化反应，即显暗绿色。

硝酸盐在硫酸催化作用下，与二苯胺反应，氧化生成深蓝色化合物。

3. 甘油的鉴别反应 甘油与$KHSO_4$共热，氧化分解生成丙烯醛，逸出刺激性臭气。

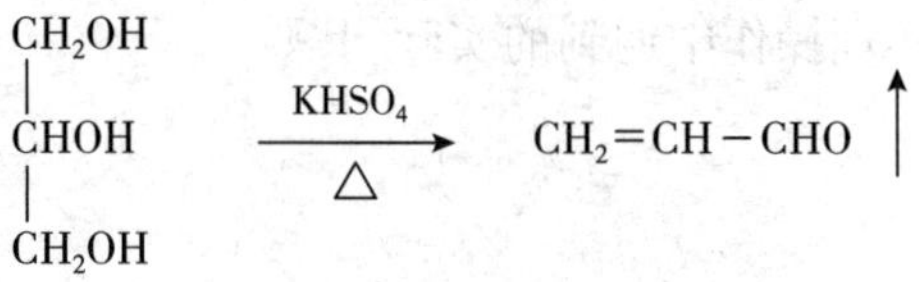

$$CH_2OH - CHOH - CH_2OH \xrightarrow[\triangle]{KHSO_4} CH_2=CH-CHO \uparrow$$

（二）硝苯地平

1. 硝基苯结构的鉴别反应　硝苯地平有为黄色固体药物，在碱液中生成硝基负离子化合物而呈现橙红色。

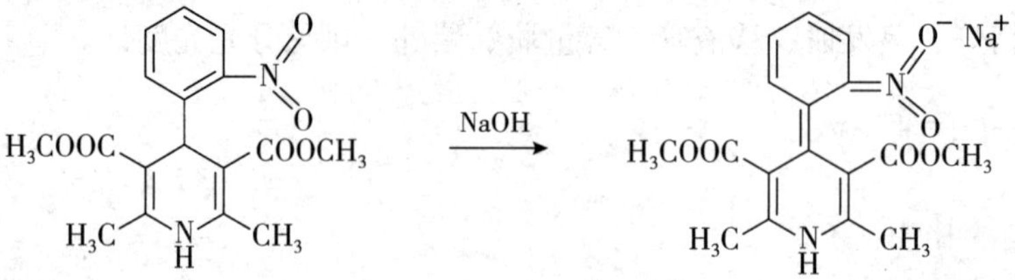

$$\xrightarrow{NaOH}$$

2. 还原性　硝苯地平有二氢吡啶环结构，显还原性，可被空气或氧化剂氧化，能使高锰酸钾试液褪色。

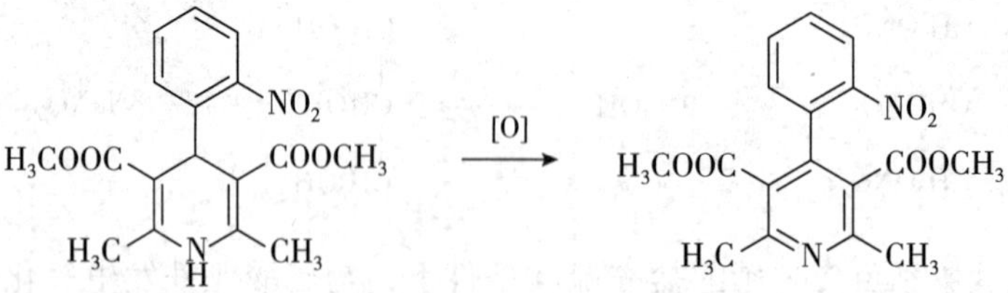

$$\xrightarrow{[O]}$$

四、操作步骤

（一）硝酸甘油

1. 取硝酸甘油注射液 2ml（为无水乙醇溶液），置蒸发皿中，加氢氧化钠试液 1ml，混匀，置水浴加热使挥发，浓缩至约 1ml，放冷，观察并记录现象。

2. 取水解液 4 滴于试管中，加硫酸 1ml，摇匀，放冷，沿管壁缓缓加入硫酸亚铁试液 2ml，不振摇，使成两液层，观察并记录液层界面现象。

3. 取水解液 2 滴于小试管中，加新配制的 10% 的儿茶酚溶液 1ml，摇匀后加硫酸 2ml，观察并记录现象。

4. 取水解液 2 滴于小试管中，加硫酸 1~2 滴，摇匀，加二苯胺试液 1 滴，观察并记录现象。

5. 取水解液 5 滴于试管中，加硫酸氢钾颗粒 0.1g，酒精灯上加热，记录是否有刺激性臭气产生。

（二）硝苯地平

1. 取本品约 25mg，加丙酮 1ml 溶解，加 20% 氢氧化钠溶液 3~5 滴，振摇，溶液显橙红色。

若为片剂：取片（胶囊）的细粉适量（约相当于硝苯地平 50mg），加丙酮 3ml，振摇提取，放置后，取上清液 1ml，加 20% 氢氧化钠溶液 3~5 滴，振摇，溶液显橙红色。

2. 取本品约 25mg，加丙酮 1ml 溶解，加高锰酸钾试液 1~2 滴，观察是否褪色并记录现象。

五、实训现象与解释

（一）硝酸甘油

1. 现象：

解释：

2. 现象：

解释：

3. 现象：

解释：

4. 现象：

解释：

5. 现象：

解释：

（二）硝苯地平

1. 现象：

解释：

2. 现象：

解释：

六、思考题

1. 硝酸甘油与氢氧化钠反应，生成什么物质？

2. 硝酸盐的鉴别方法有哪些？

3. 甘油与硫酸氢钾一起加热，会产生什么现象？

4. 硝基苯结构与氢氧化钠试液作用是否会发生呈色反应？

5. 二氢吡啶环结构有什么性质？

实训十二 盐酸胺碘酮与卡托普利的性质

一、实训目的

1. 认识盐酸胺碘酮、卡托普利的结构与性质。

2. 学会验证盐酸胺碘酮、卡托普利性质的方法和操作技能。

3. 能够分析和解决实训操作中遇到的实际问题。

二、试药及器材

药品：盐酸胺碘酮胶囊、卡托普利片。

试剂：乙醇、2，4 - 二硝基苯肼、30%高氯酸溶液、硝酸银试液、浓硫酸、乙醇、10%氢氧化钠、醋酸铅试液、亚硝基铁氰化钠试液。

仪器材料：试管、胶头滴管、量筒、玻璃棒、电子秤、漏斗、滤纸、pH 试纸、淀粉试纸。

三、实训原理

（一）盐酸胺碘酮

1. 成腙反应　胺碘酮具有酮基结构，与 2，4 - 二硝基苯肼反应，生成苯腙衍生物，呈现黄色沉淀。

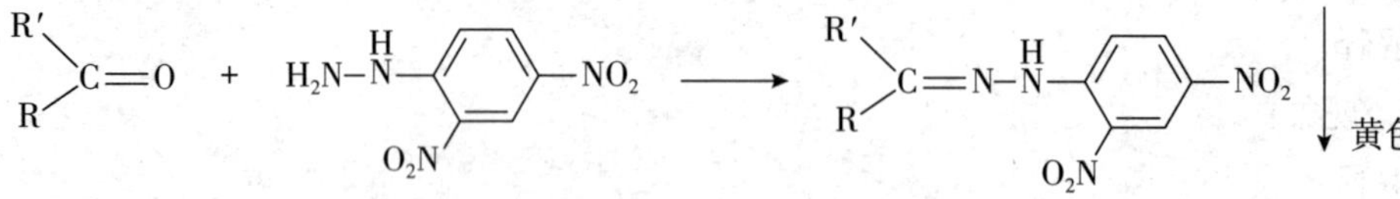

2. 分解反应　胺碘酮是有机碘化合物，与硫酸共热，氧化分解产生游离的碘蒸气（使淀粉试纸变蓝色）。

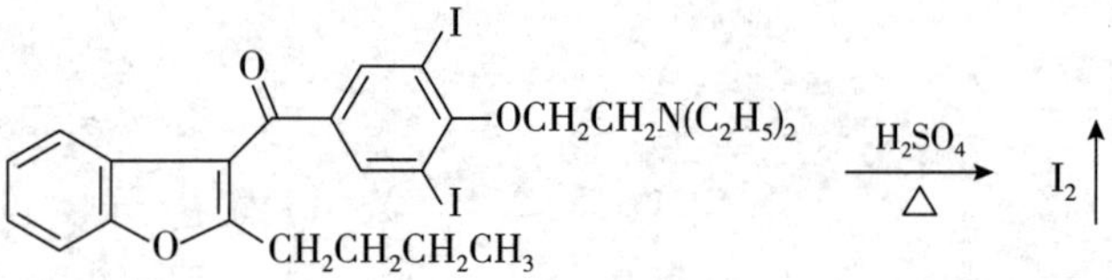

3. 氯化物的反应　本品为盐酸盐，含大量氯离子，与硝酸银反应生成氯化银白色沉淀。氯化银溶于氨水，不溶于硝酸。

$$Cl^- \quad + \quad Ag^+ \quad \longrightarrow \quad AgCl \downarrow$$

$$AgCl \quad + \quad NH_3 \cdot H_2O \quad \longrightarrow \quad [Ag(NH_3)_2]^+ \quad + \quad Cl^-$$

（二）卡托普利

1. 酸性、气味与溶解性　本品因分子有羧基（ - COOH）结构而显酸性；因有巯基结构，有类似蒜的臭气；本品溶于水，易溶于乙醇。

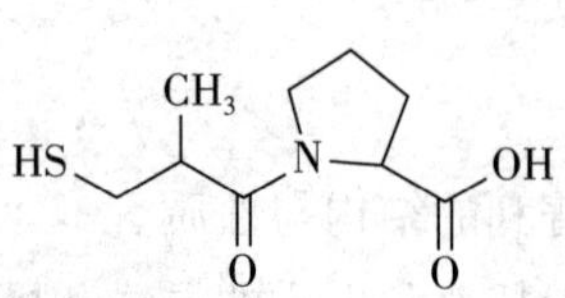

2. 与亚硝酸反应 本品具有巯基（－SH），易与亚硝酸（亚硝酸钠/硫酸）反应，生成红色的亚硝酰硫醇酯。

$$R-SH \ + \ HNO_2 \longrightarrow R-S-N=O \ 红色$$

3. 与醋酸铅的反应 本品具有羧基、巯基结构，与铅离子结合反应后，受热分解，渐显黄褐色，最后生成硫化铅（PbS）黑色沉淀。

$$HS \cdots \begin{array}{c} CH_3 \\ \end{array} \cdots N \cdots OH \ + \ Pb(OAc)_2 \xrightarrow{\triangle} PbS \downarrow 黑色$$

4. 与高锰酸钾的褪色反应 本品巯基（－SH）具有还原性，易与高锰酸钾试液等氧化剂反应，出现褪色现象。

$$R-SH \ + \ KMnO_4 \ + \ H_2SO_4 \longrightarrow R-SO_3H \ + \ MnSO_4 \ + \ KHSO_4$$

四、操作步骤

（一）盐酸胺碘酮

提取分离：取本品的内容物适量（约相当于盐酸胺碘酮100mg），加乙醇10ml，振摇使溶解，滤过，取续滤液供下列操作"1""3"使用。

1. 取滤液2ml于试管中，加2，4－二硝基苯肼的高氯酸溶液（取2，4－二硝基苯肼1.2g，加30%高氯酸溶液50ml使溶解）2ml，加水5ml，有黄色沉淀析出。

2. 取本品的内容物适量（约相当于盐酸胺碘酮50mg），加硫酸1ml，微热，即产生碘的紫色蒸气，观察试管口的淀粉试纸变色情况。

3. 取滤液1ml，滴入硝酸银试液1滴，产生白色沉淀，浑浊液分为两份，一份加氨水，另一份加硝酸，观察并记录现象。

（二）卡托普利

1. 取本品4片，在研钵中研细后倒入小烧杯中，嗅气味，记录实验现象；加乙醇10ml，用玻璃棒搅拌溶解，过滤，用pH试纸测定溶液的pH值，记录并判断药物的酸碱性。

2. 取滤液2ml，加入试管中，加亚硝酸钠晶体少许，加入稀硫酸10滴，振摇，观察并记录现象。

3. 取滤液2ml，加入试管中，加醋酸铅试液1ml，加热煮沸10分钟，观察并记录现象。

4. 取滤液2ml，加入试管中，加入5滴稀硫酸试液及1滴高锰酸钾试液，摇匀，观察高锰酸钾溶液的颜色变化并记录现象。

五、实训现象与解释

（一）盐酸胺碘酮

1. 现象：

解释：

2. 现象：

解释：

3. 现象：

解释：

（二）卡托普利

1. 气味：　　　　　　pH = _____　　　　药物显____性。

解释：

2. 现象：

解释：

3. 现象：

解释：

4. 现象：

解释：

六、思考题

1. 如何鉴别有机碘化合物？
2. 酮类化合物与肼类化合物反应生成什么化合物？
3. 如何鉴别氯化物？
4. 乙酰半胱氨酸因具有什么结构而显酸性？
5. 乙酰半胱氨酸与醋酸铅反应生成的黑色沉淀是什么物质？
6. 乙酰半胱氨酸与亚硝酸钠及硫酸试液反应显红色，是其什么结构发生了反应？
7. 乙酰半胱氨酸能使高锰酸钾试液褪色，是因为分子中有什么结构而具还原性？

目标检测

一、A 型题（最佳选择题）

1. 受撞击或高热能发生爆炸的药物是（　　　）

　　A. 胺碘酮　　　　B. 硝苯地平　　　C. 硝酸甘油　　　D. 普萘洛尔

2. 属于苯烷基胺类抗心绞痛的药物是（　　　）

　　A. 普萘洛尔　　　B. 维拉帕米　　　C. 硝酸甘油　　　D. 氯贝丁酯

3. 关于硝苯地平的叙述，错误的是（   ）

    A. 黄色固体 　　　　　　　　　　B. 遇 NaOH 试液会变色

    C. 光照易变质 　　　　　　　　　D. 易溶于水

4. 对光敏感，易发生光歧化反应而变质的药物是（   ）

    A. 硝苯地平 　　　B. 盐酸阿托品 　　C. 卡托普利 　　D. 利血平

5. 下列药物能发生重氮化 – 偶合反应的是（   ）

    A. 硝苯地平 　　　B. 普鲁卡因胺 　　C. 肾上腺素 　　D. 普萘洛尔

6. 能发生绿奎宁显色反应的药物是（   ）

    A. 美西律 　　　　B. 甲基多巴 　　　C. 奎尼丁 　　　D. 盐酸胺碘酮

7. 下列属于强心苷类药物的是（   ）

    A. 硝酸异山梨酯 　　　　　　　　B. 硝苯地平

    C. 氯沙坦 　　　　　　　　　　　D. 地高辛

8. 下列药物遇亚硝酸钠和硫酸试液，会生成亚硝酸硫醇酯而呈现红色的是（   ）

    A. 卡托普利 　　　B. 普萘洛尔 　　　C. 维拉帕米 　　D. 盐酸可乐定

9. 受光照会发生氧化反应而变质，生成双分子聚合物的是（   ）

    A. 卡托普利 　　　B. 普萘洛尔 　　　C. 维拉帕米 　　D. 氯沙坦

10. 与硫酸共热，会生成碘的紫色蒸气的是（   ）

    A. 胺碘酮 　　　　B. 麻黄碱 　　　　C. 硝酸甘油 　　D. 洛伐他汀

11. 下列能与 2，4 – 二硝基苯肼反应生成腙的药物是（   ）

    A. 硝苯地平 　　　B. 胺碘酮 　　　　C. 普萘洛尔 　　D. 氯贝丁酯

12. 下列具有酰胺结构的药物是（   ）

    A. 普鲁卡因胺 　　B. 氯贝丁酯 　　　C. 普萘洛尔 　　D. 非诺贝特

13. 下列属于硝酸酯类药物的是（   ）

    A. 卡托普利 　　　B. 硝苯地平 　　　C. 硝酸甘油 　　D. 洛伐他汀

14. 属于苯氧乙酸类药物的是（   ）

    A. 氯贝丁酯 　　　B. 普萘洛尔 　　　C. 卡托普利 　　D. 洛伐他汀

15. 硝苯地平的结构类型是（   ）

    A. 二氢吡啶类 　　B. 苯氧乙酸 　　　C. 芳烷基胺类 　D. 硝酸酯类

二、X 型题（多项选择题）

16. 属于苯乙酸类降血脂药物的有（   ）

    A. 非诺贝特 　　　　　　　　　　B. 双贝特

    C. 氯贝丁酯 　　　　　　　　　　D. 依贝沙坦

17. 关于利血平的叙述，正确的是（   ）

    A. 遇光色渐变深 　　　　　　　　B. 遇酸或碱分解成利血平酸

    C. 遇香草醛试液显玫瑰红色 　　　D. 具有抗心律失常作用

18. 属于硝酸酯类药物的是（　　）

A. 硝酸甘油　　B. 硝苯地平　　C. 硝酸异山梨酯　D. 氯贝丁酯

19. 不属于二氢吡啶类钙通道阻滞剂的是（　　）

A. 地尔硫䓬　　B. 硝苯地平　　C. 非洛地平　　　D. 维拉帕米

20. 受强热或猛烈撞击，会发生爆炸的药物是（　　）

A. 硝酸异山梨酯　　　　　　　　B. 硝苯地平

C. 氯贝丁酯　　　　　　　　　　D. 硝酸甘油

（陈红燕）

书网融合……

📱微课　　　📝划重点　　　🕐自测题

学习目标

知识要求

1. **掌握**　格列本脲、二甲双胍的结构特点、理化性质以及作用用途。

2. **熟悉**　胰岛素及口服降血糖药物的分类、代表药；胰岛素的结构特点、理化性质。

3. **了解**　口服降血糖药物的临床应用及不良反应；甲苯磺丁脲、阿卡波糖、瑞格列奈等药物。

能力要求

　　学会运用降血糖药物的理化性质解决药物制剂的生产、贮存、检验及使用等工作岗位中的实际问题。

📖**实例分析**

　　实例　高分国产悬疑网剧—《隐秘的角落》介绍了磺酰脲类降糖药可以成为杀人凶器，男教师将格列美脲降糖药偷偷放在妻子的药盒子里，妻子去海边游泳时不巧吃了这颗药，结果在游泳过程中发生低血糖而溺水死亡。对此你有什么启示？使用磺酰脲类降糖药时要注意什么？

　　分析　磺酰脲类口服降糖药通过刺激胰岛素的分泌来降低血糖，用于治疗 2 型糖尿病患者。但有低血糖的不良反应，出现饥饿、出汗、心慌、焦虑、震颤，严重者出现昏迷、惊厥、休克甚至死亡。所以口服这类药物时，平时随身带点糖果，以备不时之需。出现低血糖症状可直接口服糖水，如果已经昏迷，应立即送到医院，注射 50% 葡萄糖或胰高血糖素抢救。

　　糖尿病是由于不同病因引起胰岛素分泌不足或作用减低，导致碳水化合物、脂肪及蛋白质代谢异常，并伴有血脂、心血管、神经、皮肤及眼睛等多系统的慢性病变的一组综合征。并发症较多，其中血管并发症是糖尿病患者致死和致残的主要原因。临床分为胰岛素依赖型（即 1 型糖尿病）和非胰岛素依赖型（即 2 型糖尿病）两种类型。1 型糖尿病是由于胰岛 β 细胞受损，致使血浆胰岛素分泌水平降低，主要用胰岛素及代用品的制剂进行治疗。约 90% 以上的糖尿病患者属 2 型糖尿病。2 型糖尿病是一种胰岛素耐受性疾病，其病因主要是由于胰岛素抵抗造成相应的高血糖症状，主要用口服降血糖药治疗。

　　目前临床常用的降血糖药有：①胰岛素及胰岛素类似物；②口服降糖药。

PPT

第一节　胰岛素

胰岛素是由胰脏内的胰岛 β 细胞受内源性或外源性物质（如葡萄糖、乳糖、核糖、精氨酸、胰高血糖素等）刺激而分泌的一种蛋白质激素，是体内唯一降血糖的激素。其在体内起调节血糖、脂肪及蛋白质代谢的作用，对代谢过程具有广泛影响。胰岛素加速葡萄糖的酵解和氧化，为机体提供能量，同时增加葡萄糖的利用，促进糖原的合成和贮存，并能促进葡萄糖转变为脂肪，抑制糖原分解。此外，还能促进脂肪合成并抑制其分解。

胰岛功能受到损害时，胰岛素分泌不足而引起糖尿病。胰岛素至今仍是治疗 1 型糖尿病的唯一药物，也可用于 2 型糖尿病的治疗。

你知道吗

胰岛素的发现

1921 年，加拿大医生 Banting 和生理学家 Best 在多伦多大学著名生理学教授 J. J. R. Mcleod 的实验室里，从胰岛中提取分离得到了胰岛素，并确定胰岛素有抗糖尿病的作用。由于这贡献，Banting 和 J. J. R. Mcleod 获得了 1923 年诺贝尔生理学或医学奖。胰岛素的发现挽救了无数糖尿病患者的生命。因此世界卫生组织和国际糖尿病联合会确定每年 11 月 14 日为"世界糖尿病日"，旨在纪念胰岛素发明人 Banting 的生日。

1955 年，牛胰岛素全部氨基酸序列的一级结构被确定。1965 年，我国科学家首次人工合成牛胰岛素，这是我国科学工作者在理论科学研究方面的重大突破，标志着人工合成蛋白质的时代已经开始。

临床常用的胰岛素种类繁多。根据胰岛素来源不同，分为人胰岛素、猪胰岛素和牛胰岛素。

人胰岛素

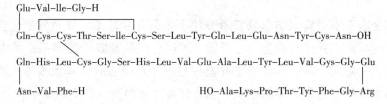

本品含有 16 种 51 个氨基酸，由 21 个氨基酸的 A 肽链与 30 个氨基酸的 B 肽链以 2 个二硫键联结而成，分子式为 $C_{257}H_{283}N_{65}O_{77}S_6$。 微课

本品为白色或类白色的结晶型粉末；在水、乙醇、三氯甲烷或乙醚中几乎不溶；熔点为 233℃。

本品显酸碱两性，易溶于稀酸或稀碱溶液，在酸性 pH 为 2.5~3.5 中较稳定，在碱性溶液中易被破坏。胰岛素的等电点 pH 为 5.1~5.3，结晶随 pH 值变化可得到不同晶型。

本品为蛋白质类药物，对热不稳定，未开瓶使用的胰岛素注射液应在 2～8℃ 条件下冷藏密闭避光保存，避免冰冻，冷冻后的胰岛素不可使用。已开瓶使用的胰岛素注射液可在室温（最高 25℃）保存最长 4 周，使用中的胰岛素笔芯不要放进冰箱里，可与胰岛素笔一起随身携带。

本品具有蛋白质结构，可被胰岛素酶、胃蛋白酶、糜蛋白酶水解破坏，口服无效，必须注射使用。

本品主要用于 1 型糖尿病，治疗胰岛素依赖型糖尿病、糖尿病妇女妊娠期与分娩期、糖尿病合并重度感染、有严重并发症以及非胰岛素依赖型糖尿病经口服降糖药足够剂量治疗一段时间后无效者。

根据胰岛素作用时间的长短，可分为速效、短效、中效、长效四类。

> **请你想一想**
>
> 1. 胰岛素口服有效吗？为什么？
>
> 2. 胰岛素注射剂可以放在冰箱冷冻室吗？为什么？

1. 速效胰岛素 速效胰岛素代表药物有门冬胰岛素、赖脯胰岛素。其中门冬胰岛素是将人胰岛素 B 链上第 28 位的脯氨酸用门冬氨酸替换，避免胰岛素聚集成六聚体，直接以单体胰岛素形式吸收入血。赖脯胰岛素是将人胰岛素 B28 脯氨酸与 B29 赖氨酸互换位置，减少胰岛素的聚合，增加胰岛素的吸收速度。该类胰岛素类似物注射后 15min 起效，药效持续时间 3～5h。

2. 短效胰岛素 短效胰岛素包括胰岛素（又称正规胰岛素）、中性胰岛素等。短效胰岛素可用于皮下、肌肉及静脉点滴。该类胰岛素皮下吸收较快，起效时间和持续时间均较短，皮下注射后 30min 效，持续时间 5～8h。

3. 中效胰岛素 中效类有低精蛋白胰岛素等，低精蛋白胰岛素又称低分子量鱼精蛋白锌胰岛素。由于本品中与胰岛素结合的鱼精蛋白锌逐渐与胰岛素分离，所以胰岛素吸收的速度缓慢，维持时间较长。皮下注射后 2～4h 起效，持续时间 18～24h，适合于血糖波动较大，不易控制的病人使用。

4. 长效胰岛素 长效类主要有精蛋白锌胰岛素等。精蛋白锌胰岛素含鱼精蛋白锌比低精蛋白胰岛素多，注射后胰岛素释出和吸收速度更慢，维持时间更长。起效时间 4～6h，持续时间 24～36h，适用于轻型和中型糖尿病。

你知道吗

胰岛素泵

胰岛素泵是一种计算机控制的、可连续微量注射胰岛素的蠕动泵，其可以模拟人体胰岛素生理分泌模式给病人补充胰岛素，同时根据病人的血糖控制情况来调节胰岛素的注入量，最大可能地减少血糖的波动，减少并发症的发生，还能使早期的并发症得到缓解。胰岛素泵体积小，使用时将导管针头埋入腹部皮下，携带方便，不影响日常生活。大部分应用注射胰岛素治疗的病人都可以使用胰岛素泵治疗。

第二节 口服降血糖药

约 90% 以上的糖尿病患者属非胰岛素依赖型糖尿病，即 2 型糖尿病。口服降血糖药是主要治疗手段。目前主要药物类型有磺酰脲类、双胍类、噻唑烷二酮类、苯甲酸衍生物类和 α-葡萄糖苷酶抑制剂（表 11-1、11-2）。

表 11-1 磺酰脲类降血糖药物

磺酰脲类	代表药物	作用特点
第一代	甲苯磺丁脲、氯磺丙脲、醋磺己脲、妥拉磺脲	作用于胰腺 β 细胞，促进胰岛素的分泌，这类药物仅适用于胰岛功能尚未完全丧失的患者
第二代	格列本脲、格列齐特、格列吡嗪、格列喹酮和格列波脲	活性较第一代强数十至数百倍，吸收迅速，与血浆蛋白的结合率高、作用强、长效、毒性低
第三代	格列美脲	口服吸收快速，作用能持续 24 小时以上，属于长效药物

表 11-2 其他口服降血糖药

类型	代表药物	作用特点
双胍类	二甲双胍、苯乙双胍	抑制肝糖原异生而减少肝脏内葡萄糖的产生与输出，促进外周组织对葡萄糖的摄取与利用，减轻胰岛素抵抗，增加胰岛素受体的数量和亲和力
噻唑烷二酮类（胰岛素增敏剂）	吡格列酮、罗格列酮、曲格列酮	通过改善胰岛素抵抗，使组织对胰岛素的敏感性增强而起降血糖作用
苯甲酸衍生物类（非磺酰脲类胰岛素分泌促进剂）	瑞格列奈、那格列奈	刺激胰岛素的早期分泌相，促进糖尿病患者胰岛素生理分泌曲线的恢复
α-葡萄糖苷酶抑制剂	阿卡波糖（拜糖平、卡博平）、伏格列波糖（倍欣）、米格列醇	竞争性地抑制小肠的 α 糖苷酶，影响淀粉、蔗糖、麦芽糖等糖类被消化酶分解为单糖，延缓葡萄糖和果糖的吸收，与其他类型的口服降糖药联合使用可以提高疗效

甲苯磺丁脲

化学名：1-丁基-3-（对甲苯基磺酰基）脲素。

本品为白色结晶或结晶性粉末，无臭；在丙酮或三氯甲烷中易溶，在乙醇中溶解，在水中几乎不溶来；熔点为 126～130℃。

本品分子具有磺酰脲结构，显较强酸性，在氢氧化钠试液中易溶。

本品磺酰脲结构中的酰胺键，易水解。与硫酸溶液加热水解后，放冷，即析出白色沉淀，滤过，沉淀用少量水重结晶后，测熔点约为138℃。上述滤液，加20%氢氧化钠溶液使成碱性后，加热，即产生特臭的碱性气体。

$$C_4H_9NH_2 \cdot \frac{1}{2} H_2SO_4 \xrightarrow{NaOH} Na_2SO_4 + C_4H_9NH_2 \uparrow$$

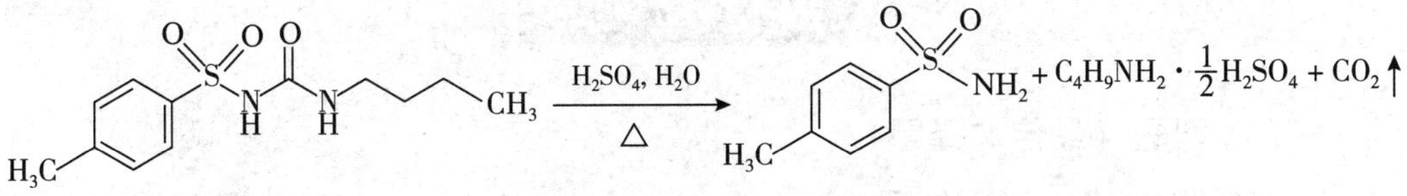

本品能刺激胰腺分泌胰岛素，用于轻度和中度糖尿病患者。

格列本脲

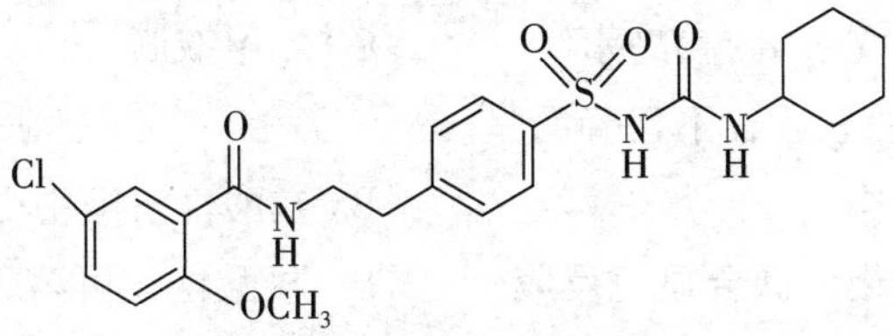

化学名：*N*－［2－［4－［［［（环己氨基）羰基］氨基］磺酰基］苯基］乙基］－2－甲氧基－5－氯苯甲酰胺，又名优降糖。

本品为白色结晶性粉末，几乎无臭，无味；微溶于甲醇或乙醇，不溶于水；熔点为170～174℃，熔融时同时分解。

本品水解过程与甲苯磺丁脲相似。

本品为第二代磺酰脲类口服降糖药中的第一个代表约物，属于强效降糖药。用于治疗饮食不能控制的中、重度2型糖尿病患者，不适用于治疗老年患者，因为易引起低血糖。

> **请你想一想**
>
> 1. 格列本脲具有显酸碱两性吗？
>
> 2. 甲苯磺丁脲与硫酸试液共热产生什么气体？

二甲双胍

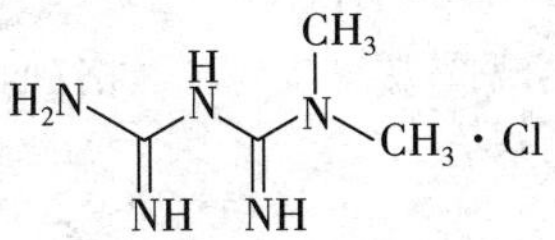

化学名：1，1－二甲基双胍盐酸盐。

本品为白色结晶或结晶性粉末，无臭；易溶于水，微溶于乙醇，不溶于丙酮、三氯甲烷和乙醚中；熔点为220～225℃。

本品具有胍的结构，比一般脂肪胺的碱性更强。

本品的水溶液显氯化物的鉴别反应。

本品的水溶液与亚硝基铁氰化钠溶液－铁氰化钾试液－氢氧化钠溶液作用，显红色。

本品用于轻、中度 2 型糖尿病，尤其对胰岛素耐受的肥胖患者疗效较好。

目标检测

一、A 型题（最佳选择题）

1. 胰岛素按来源分类不包括（　　）
   A. 人胰岛素　　　　B. 猪胰岛素　　　　C. 马胰岛素　　　　D. 牛胰岛素

2. 胰岛素注射剂应存放在（　　）
   A. 冰箱冷冻室　　　B. 冰箱冷藏室　　　C. 常温下　　　　　D. 阳光充足处

3. 治疗胰岛素依赖型糖尿病的首选药物是（　　）
   A. 格列美脲　　　　B. 胰岛素　　　　　C. 二甲双胍　　　　D. 阿卡波糖

4. 有关格列本脲的叙述，不正确的是（　　）
   A. 含磺酰脲结构　　　　　　　　　B. 在酸性溶液中受热易水解
   C. 能发生重氮化－偶合显色反应　　D. 显酸性，可溶于氢氧化钠溶液

5. 关于磺酰脲类口服降糖药的叙述，不正确的是（　　）
   A. 水解生成磺酰胺产物　　　　　　B. 分子中磺酰脲具有酸性
   C. 格列本脲为第三代药物　　　　　D. 能促进体内胰岛素分泌

6. 胰岛素的结构类型应属于（　　）
   A. 蛋白激素类　　　B. 多环类　　　　　C. 酰胺类　　　　　D. 甾体激素类

7. 关于胰岛素的叙述，不相符的是（　　）
   A. 其结构 A、B 两个肽链组成　　　B. 其性质是两性，具等电点
   C. 由于性质不稳定，需冷冻保存　　D. 临床用的是偏酸性水溶液

8. 与盐酸二甲双胍不符的叙述是（　　）
   A. 比一般脂肪胺的碱性更强　　　　B. 水溶液显氯化物的性质
   C. 可促进胰岛素分泌　　　　　　　D. 增加葡萄糖的无氧酵解和利用

9. 属第二代磺酰脲类降血糖药物的是（　　）
   A. 格列美脲　　　　B. 乙酰唑胺　　　　C. 格列本脲　　　　D. 呋塞米

10. 与二甲双胍不符的描述是（　　）
    A. 易溶于水　　　　　　　　　　　B. 其分子呈碱性
    C. 肾功能损害者禁用　　　　　　　D. 其分子呈中性

11. 具有较强酸性的药物是（　　）
    A. 胰岛素　　　　　B. 二甲双胍　　　　C. 格列本脲　　　　D. 瑞格列奈

12. 具有较强碱性的药物是（　　）
    A. 胰岛素　　　　　B. 二甲双胍　　　　C. 瑞格列奈　　　　D. 格列本脲

13. 精蛋白锌胰岛素按作用时间分类属于（　　　）

    A. 速效　　　　　B. 短效　　　　　C. 中效　　　　　D. 长效

14. 属于蛋白质激素类药物的是（　　　）

    A. 阿卡波糖醇　　B. 胰岛素　　　　C. 青霉素　　　　D. 甲苯磺丁脲

15. 格列本脲在贮存过程中可能发生的反应是（　　　）

    A. 氧化　　　　　B. 水解　　　　　C. 聚合　　　　　D. 重排

二、X 型题（多项选择题）

16. 格列本脲具有的结构是（　　　）

    A. 磺酰脲结构　　B. 酰胺键　　　　C. 甲基苯　　　　D. 环己氨基

17. 属于磺酰脲类降糖药物的是（　　　）

    A. 甲苯磺丁脲　　B. 阿卡波糖　　　C. 二甲双胍　　　D. 格列苯脲

18. 属于短效胰岛素药物的是（　　　）

    A. 正规胰岛素　　B. 门冬胰岛素　　C. 赖脯胰岛素　　D. 中性胰岛素

19. 属于胰岛素分泌促进剂的药物是（　　　）

    A. 格列美脲　　　B. 罗格列酮　　　C. 格列本脲　　　D. 二甲双胍

20. 口服有效的降血糖药物是（　　　）

    A. 二甲双胍　　　B. 格列本脲　　　C. 阿卡波糖　　　D. 中性胰岛素

（罗翠婷）

书网融合……

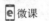微课　　　📝 划重点　　　📋 自测题

第十二章 抗过敏药及消化系统药

学习目标

知识要求

1. **掌握** 盐酸苯海拉明、马来酸氯苯那敏、西咪替丁、奥美拉唑的结构特征、性质、作用用途。

2. **熟悉** 氯雷他定、盐酸雷尼替丁、多潘立酮、莫沙必利、昂丹司琼的结构特征、化学性质、作用用途。

3. **了解** 抗过敏药、抗溃疡药的作用机制、基本结构、构效关系；促胃肠动力药和止吐药的分类；赛庚啶、法莫替丁、西沙必利、盐酸地芬尼多、联苯双酯、熊去氧胆酸等药物的结构、用途。

能力要求

学会运用抗过敏药及消化系统药物的理化性质解决药物制剂的生产、贮存、检验及使用等工作岗位中的实际问题。

实例分析

实例 患者，男，35 岁，国企职员。最近早上常喷嚏不断，流清水样鼻涕，自行服用感冒药半个月没有好转，后到医院就诊，诊断为过敏性鼻炎，给予马来酸氯苯那敏治疗，用药后症状虽得到缓解，但每天感觉嗜睡、乏力，严重影响工作，于是她向药店的药师咨询，能否更换药物治疗。

分析 过敏性疾病比较常见，马来酸氯苯那敏的副作用之一就是嗜睡。若能合理选用治疗药物可以显著改善症状，提高工作和生活质量。

第一节 抗过敏药

PPT

过敏反应（又称变态反应），是机体对某些药物或外界刺激产生的病理性免疫反应。过敏反应的致病机制复杂，一般与体内的组胺、白三烯、缓激肽、血小板活化因子等化学介质有关系。抗过敏药物主要包括 H_1 受体阻断剂、白三烯阻断剂、缓激肽阻断剂、血小板活化因子阻断剂、过敏介质释放抑制剂。本节主要介绍目前抗变态反应最常用的组胺 H_1 受体阻断剂。

一、H_1 受体阻断剂

目前临床应用的 H_1 受体阻断剂品种较多，按化学结构可大致分类为：乙二胺类、氨基醚类、丙胺类、三环类、哌嗪类、哌啶类和其他类。

H_1受体阻断剂的基本结构可用如下通式表示：

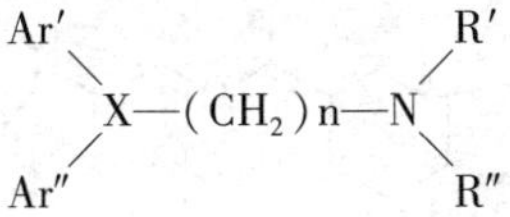

构效关系如下。

1. Ar′和Ar″为芳环、芳杂环、取代芳环或连成三环；X是N（乙二胺类）、CHO（氨基醚类）或CH（丙胺类）等；n = 2～3，一般为2，叔胺与芳环中心之间以0.5～0.6nm为保持活性的较好距离；－NR_1R_2一般为叔胺，也可以是环，如四氢吡咯。

2. 2个芳环（或杂环）Ar′和Ar″不处于一个平面时才能保持最大的抗组胺活性，否则活性降低。苯海拉明的2个苯环、氯苯那敏的对氯苯基和吡啶基都不处在同一平面上，异丙嗪分子中的噻嗪环呈船式构象，因此均具有较高的抗组胺活性。

3. H_1受体阻断剂的几何异构体有立体选择性，显示不同的拮抗活性。光学异构体也显示不同的活性，如氯苯那敏的右旋体活性比左旋体高。

（一）乙二胺类

1942年发现了第一个有临床应用价值的乙二胺类抗组胺药芬苯扎胺。在此基础上用吡啶和噻吩对苯环进行生物电子等排交换，得到了活性更大和副作用更小的抗过敏药。1946年发现的曲吡那敏抗组胺作用强而持久，毒副作用低，是至今临床仍常用的抗过敏药之一。同类药物还有西尼二胺等。

乙二胺类基本结构：

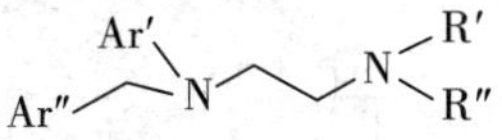

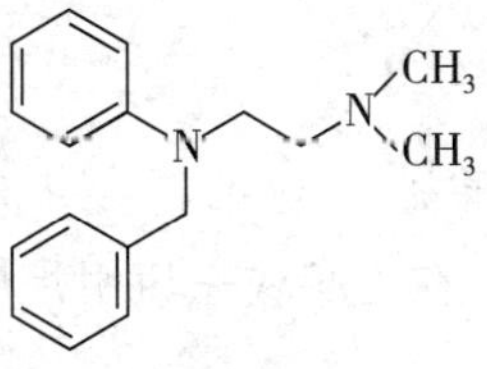

芬苯扎胺 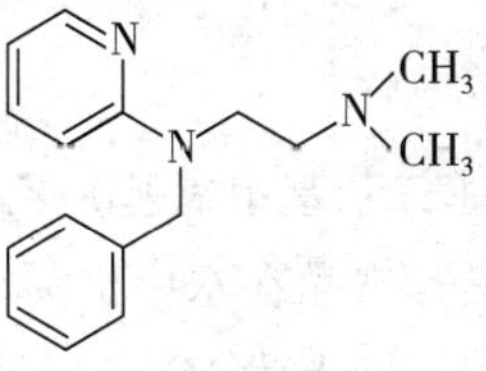　　　　　　　曲吡那敏 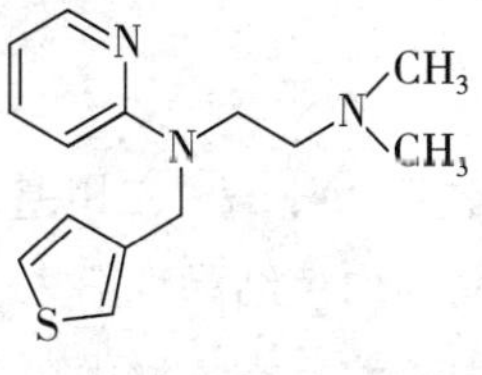　　　　　　西尼二胺

（二）氨基醚类

氨基醚类是将乙二胺类结构的Ar′CH_2（Ar″）N－改为Ar′（Ar″）CHO－得到的一类组胺H_1受体阻断剂。第一代氨基醚类H_1受体阻断剂有明显的中枢镇静作用和抗胆碱作用，常见嗜睡、头晕、口干等不良反应，部分药物在常用量时可治疗失眠。苯海拉明于1946年问世后，相继发现了多西拉明、卡比沙明、苯吡拉宁、司他斯汀、甲氧拉敏、溴马秦等药物。

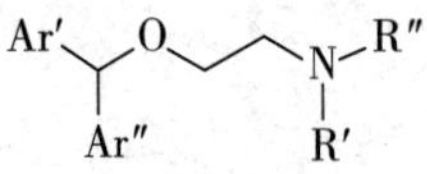

氨基醚类基本结构 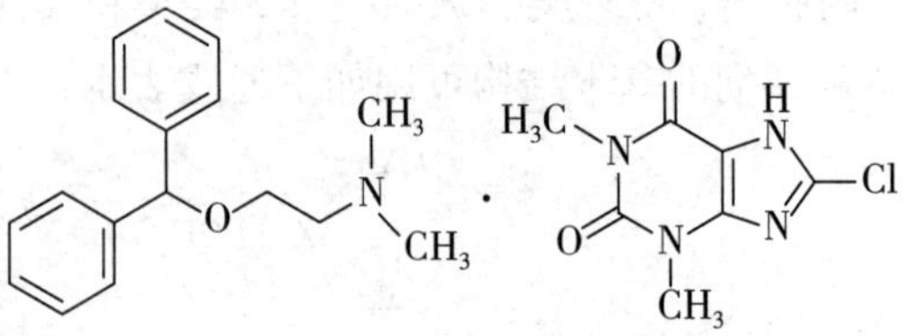　　　　　　　茶苯海明

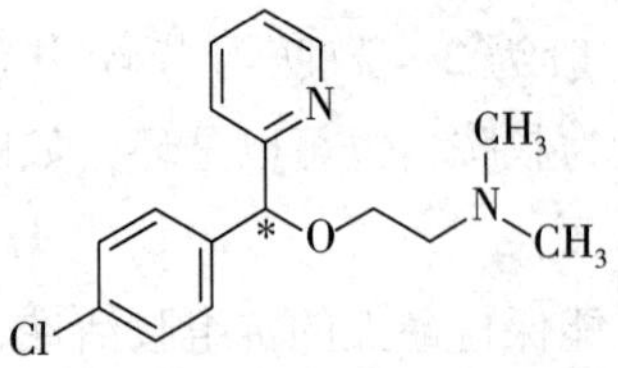

卡比沙明 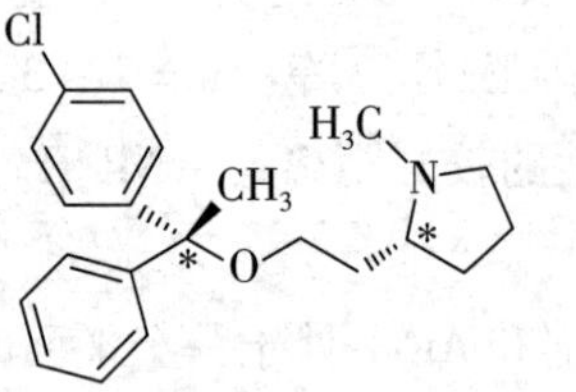　　　　　氯马斯汀 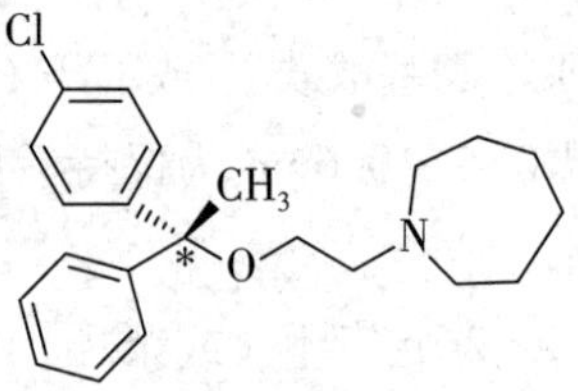　　　　　司他斯汀

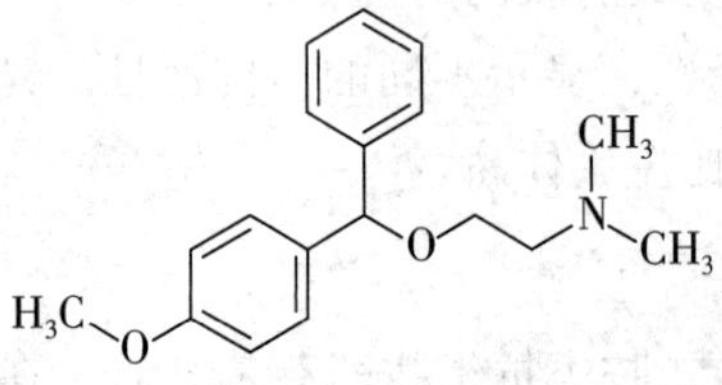

甲氧拉敏 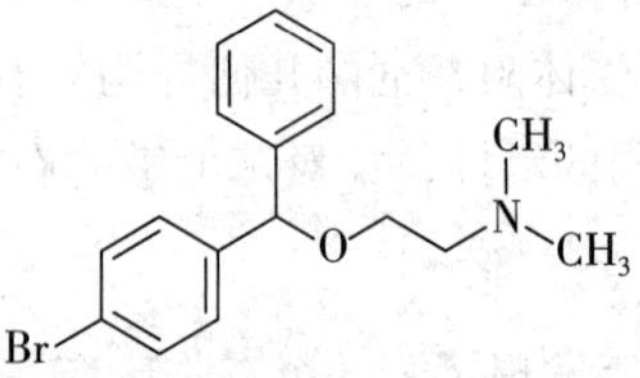　　　　　　　　　　溴马秦

盐酸苯海拉明

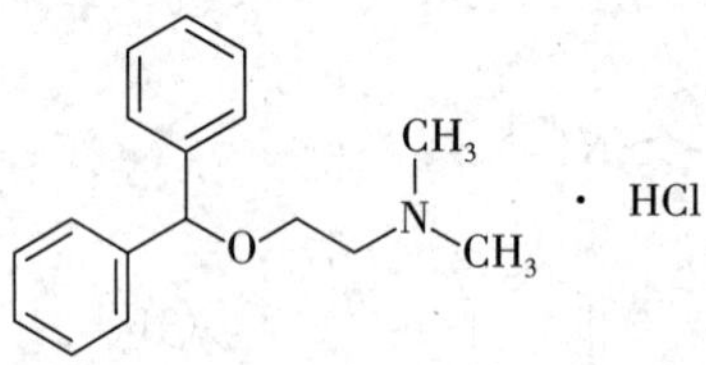

化学名：*N*，*N*-二甲基-2-（二苯基甲氧基）乙胺盐酸盐。

本品为白色结晶性粉末；无臭；本品在水中极易溶解，在乙醇或三氯甲烷中易溶，在丙酮中略溶，在乙醚中极微溶解；熔点为 167～171℃。

本品具醚类结构，化学性质较稳定。酸性条件下久置，会分解产生少量杂质二苯甲醇，溶液出现白色乳浊现象。

本品具叔胺结构，能发生有机碱沉淀反应。

本品显氯化物的鉴别反应。

本品用于皮肤、黏膜的过敏性疾病如荨麻疹、湿疹、皮炎、药疹、瘙痒，神经性皮炎，虫咬症，日光性皮炎，过敏性鼻炎及食物、药物过敏，对支气管哮喘的效果较差。

苯海拉明中枢抑制作用显著，为了克服这一缺点，本品与具有中枢兴奋作用的 8-氯茶碱结合成盐，得到茶苯海明（又名乘晕宁），其副作用减轻，为常用抗晕动病药。

（三）丙胺类

运用生物电子等排原理，将乙二胺和氨基醚结构中 N，O 用 – CH – 置换，就得到丙胺类抗组胺药。其代表药物为氯苯那敏、吡咯他敏、阿伐斯汀等。与乙 – 二胺类、氨基醚类和三环类等传统抗组胺药相比，丙胺类 H₁ 受体拮抗药的抗组胺作用较强而中枢镇静作用较弱。临床适用于过敏性鼻炎、花粉病、荨麻疹、皮肤划痕症等。

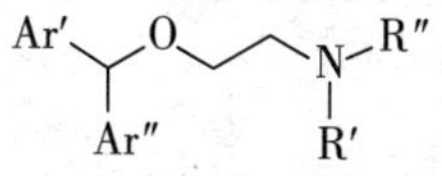

丙胺类基本结构 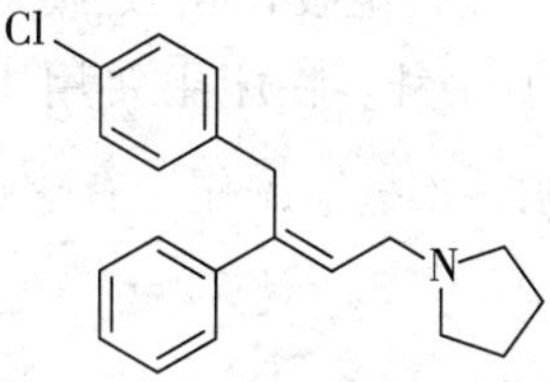　　吡咯他敏 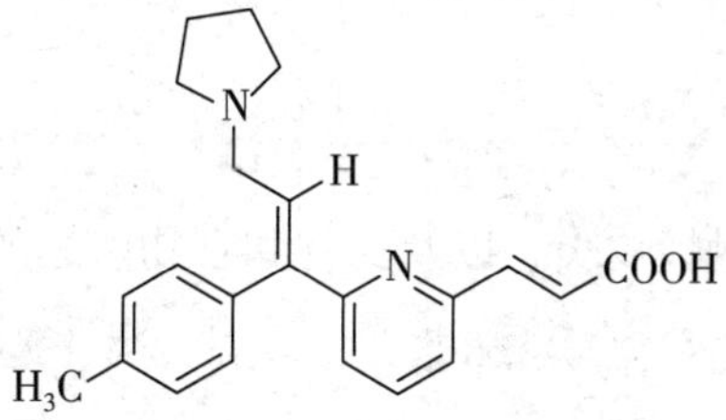　　阿伐斯汀

马来酸氯苯那敏

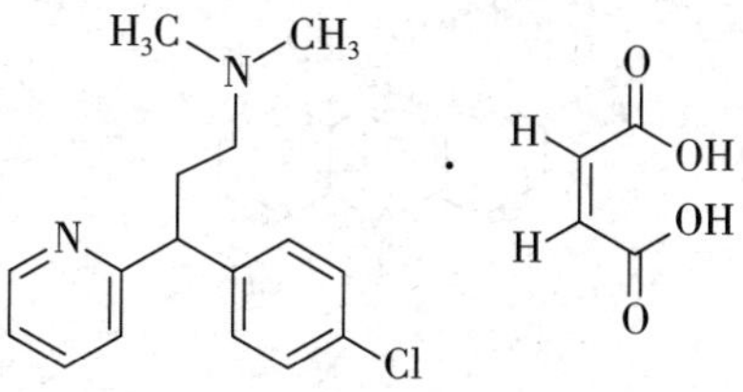

化学名：2 – ［对 – 氯 – α – ［2 –（二甲氨基）乙基］苯基］吡啶马来酸盐，又名扑尔敏。

本品为白色结晶性粉末；无臭，味苦；本品在水或乙醇或三氯甲烷中易溶，在乙醚中微溶；熔点为 131.5～135℃；有升华性，升华物为特殊晶形，可与其他 H₁ 受体拮抗约相区别。

本品结构中有 1 个手性碳原子，右旋体（S 构型）的活性强于左旋体（R 构型），药用其外消旋体。

本品分子中的马来酸有不饱和双键结构，加稀硫酸及高锰酸钾试液，高锰酸钾红色褪去，马来酸生成二羟基丁二酸。

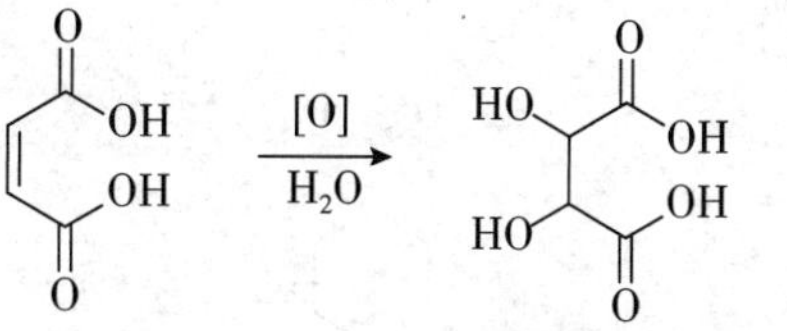

马来酸　　　　　　二羟基丁二酸

请你想一想

1. 马来酸氯苯那敏能使高锰酸钾试液褪色的原因是什么？

2. 马来酸氯苯那敏与枸橼酸－醋酐试液作用呈红紫色，是因为分子中具有什么结构？

本品具有叔胺结构，与枸橼酸－醋酐试液在水浴上加热，呈红紫色。脂肪族、脂环族和芳香族叔胺均有此反应。

本品具吡啶环结构，能发生戊烯二醛的显色反应。在 pH 为 3.5 的缓冲溶液中，与溴化氰试剂作用，吡啶开环，生成戊烯二醛，再加苯胺的二溴乙烷溶液，生成黄橙色缩合物。

本品抗组胺作用较强，用量少，副作用小，适用于小儿科。临床主要用于过敏性鼻炎、荨麻疹、接触性皮炎，以及药物和食物引起的过敏性疾病。副作用有嗜睡、口渴、多尿等。

（四）三环类

将乙二胺类、氨基醚类、丙胺类 H_1 受体阻断剂的两个芳环部分通过不同的基团连接，形成三环结构，再运用生物电子等方法加以修饰，得到一类为数众多的三环类抗组胺药。

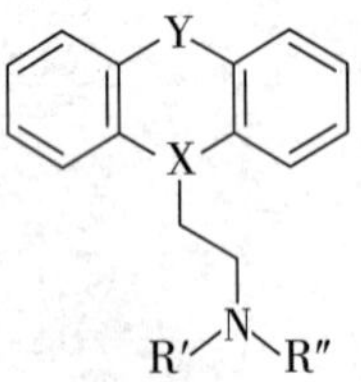
三环类基本结构

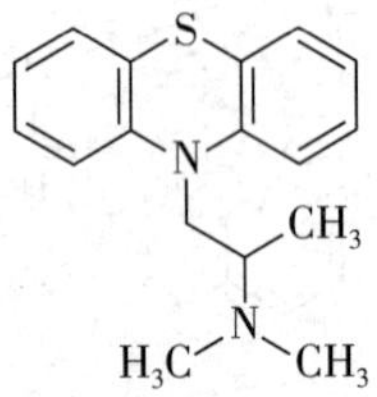
异丙嗪

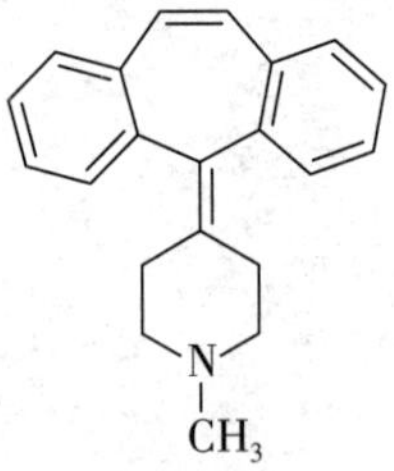
赛庚啶

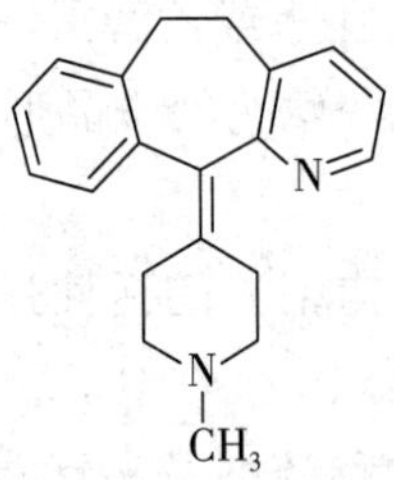
阿扎他定

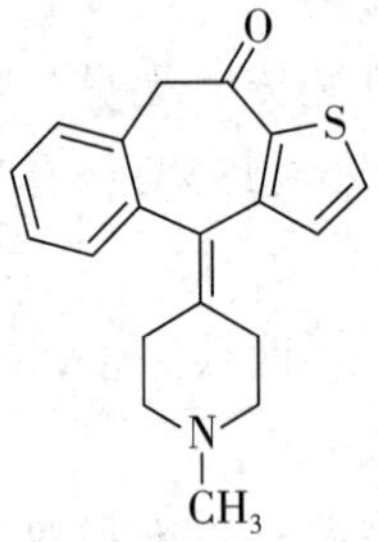
酮替芬

氯雷他定

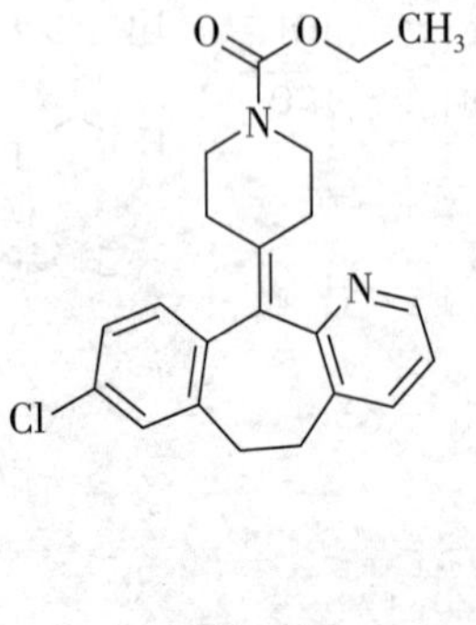

化学名：4 -（8 - 氯 - 5，6 - 二氢 - 11H - 苯并 [5，6] - 环庚并 [1，2 - b] 吡啶 - 11 - 亚基）- 1 - 哌啶羧酸乙酯。

本品为白色或微黄色的粉末；在水中不溶解，在丙酮、乙醇和三氯甲烷中易溶解；熔点为 128～130℃。

本品是强效选择性 H_1 受体阻断剂，适用于减轻过敏性鼻炎的症状，治疗荨麻疹和过敏性关节炎。

本品无抗胆碱活性和中枢抑制作用，口服吸收良好，起效快，持续作用达 24 小时以上。在肝脏迅速代谢，主要代谢产物为去乙氧羰基氯雷他定（地氯雷他定），代谢物仍具有较强的 H_1 受体阻断作用，结合后经肾消除。地氯雷他定及其衍生物卢帕他定也分别于 2001 年和 2003 年上市。

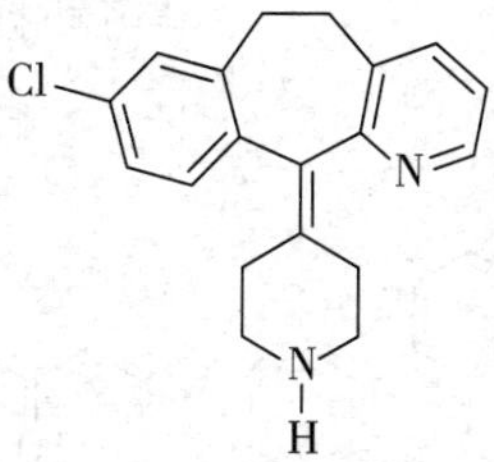

地氯雷他定 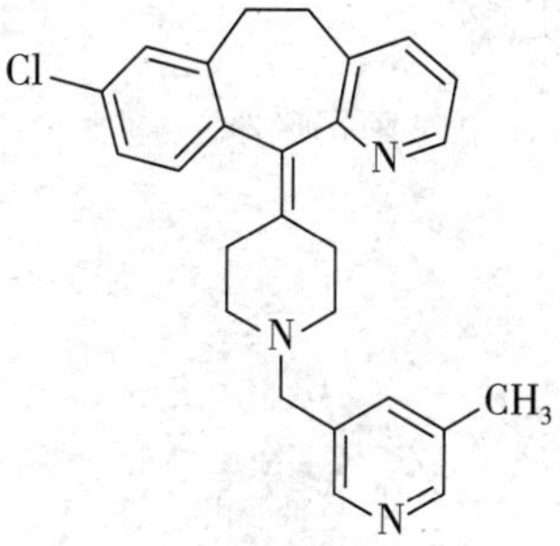　　卢帕他定

（五）哌嗪类

将乙二胺类药物的两个氮原子再用一个乙基环合起来，就构成了哌嗪类抗组胺药。1987 年西替利嗪首先在比利时上市，有高效、长效、低毒、非镇静性等特点。同类药物还有去氯羟嗪、氯环力嗪、美克洛嗪、桂利嗪和氟桂利嗪。

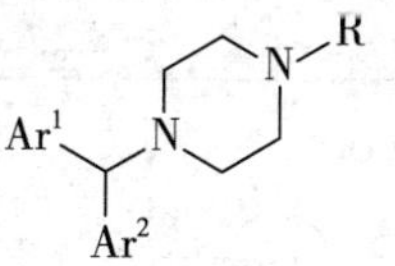

哌嗪类基本结构 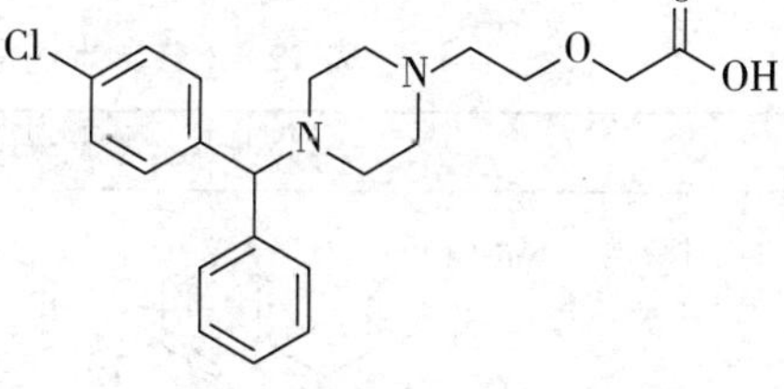　　西替利嗪

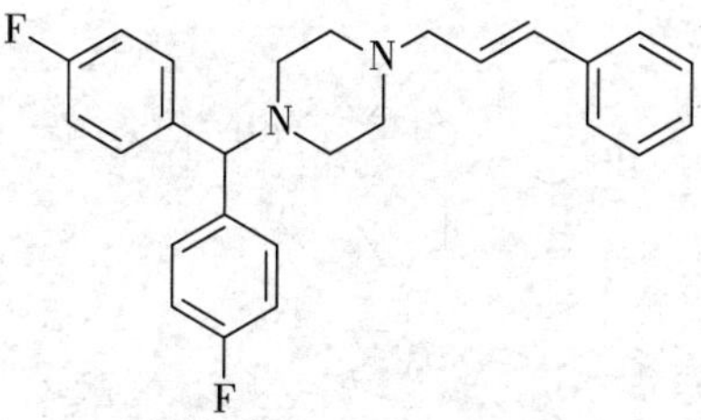

氟桂利嗪

（六）哌啶类

将哌嗪类药物结构中氮原子以碳原子替代，得到哌啶类抗组胺药物。1983 年上市的阿司咪唑曾是此类中广泛使用的抗过敏药，但也因心脏毒性于 1999 年被撤销。阿司咪唑的代谢产物诺阿司咪唑作用增强 40 倍，已用于临床。后来发现的咪唑斯汀、依巴斯汀，能选择性阻断于外周组胺 H_1 受体，无明显的中枢抑制和抗胆碱的副作用。

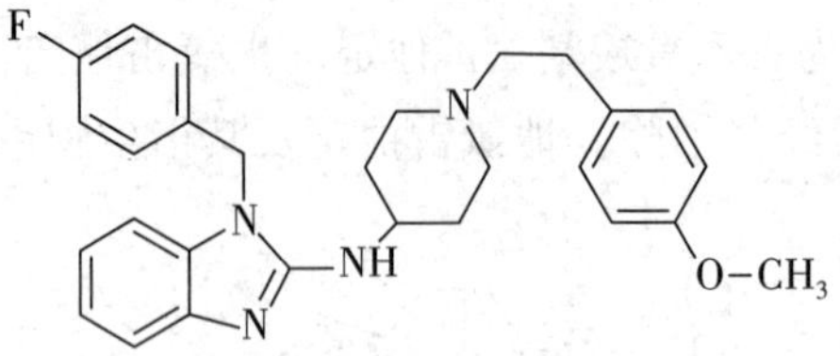

阿司咪唑

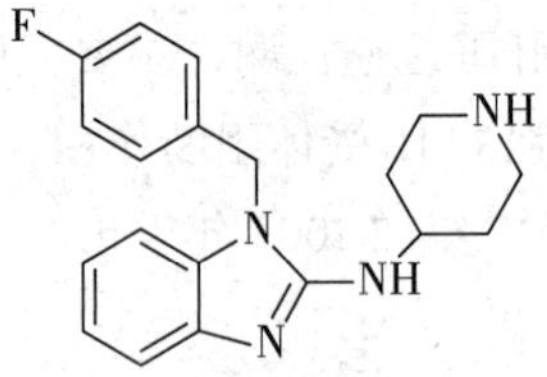

诺阿司咪唑

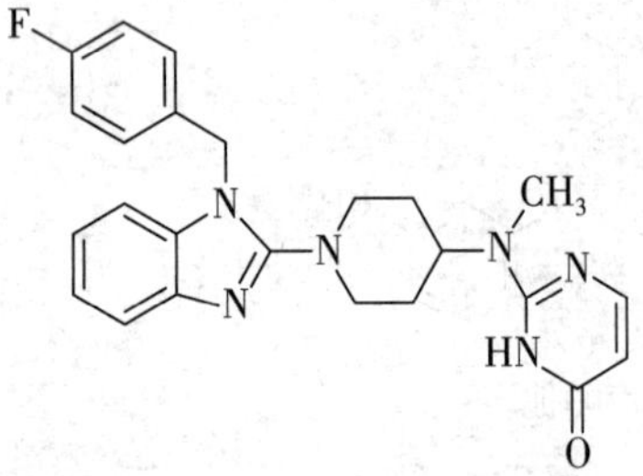

咪唑斯汀

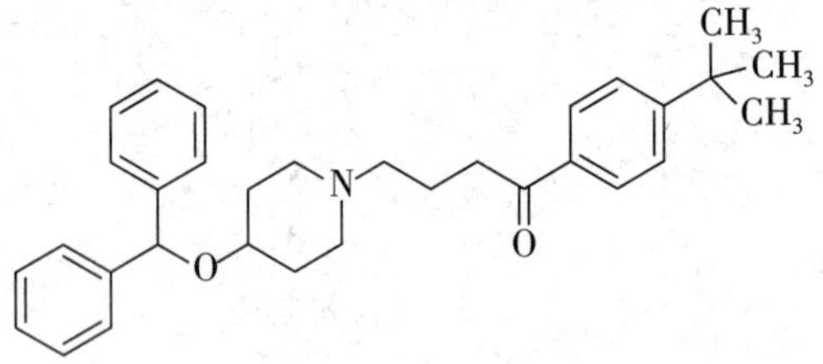

依巴斯汀

二、其他抗过敏药物

其他抗过敏药物的结构、作用特点见表 12-1。

表 12-1　其他抗过敏药物

类别	药名	药物结构	作用特点
过敏介质释放抑制剂	色甘酸钠	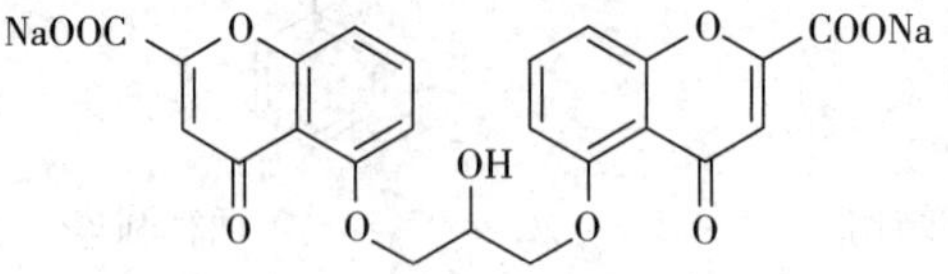	治疗过敏性哮喘有较好疗效，也用于过敏性鼻炎或溃疡性结肠炎
糖皮质激素	地塞米松	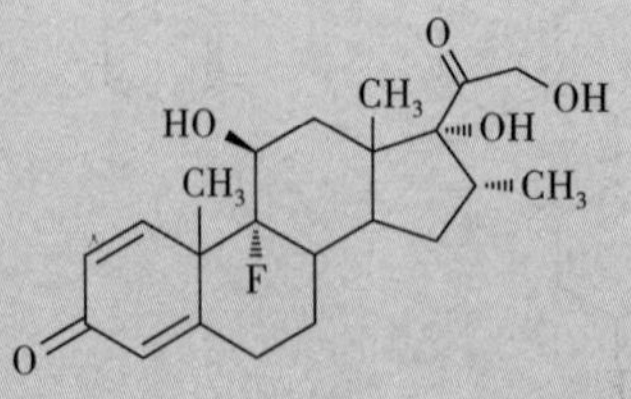	主要用于过敏性与自身免疫性炎症性疾病

续表

类别	药名	药物结构	作用特点
茶碱类	氨茶碱		用于支气管哮喘、哮喘性支气管炎、阻塞性肺气肿、心源性哮喘等症
β_2受体激动药	沙丁胺醇		用于支气管哮喘、哮喘性支气管炎、支气管痉挛、肺气肿等症

第二节　抗溃疡药

消化性溃疡是一种常见病和多发病，主要发生在胃幽门和十二指肠处，是胃蛋白酶、胃酸的消化作用所引起的胃黏膜损伤。

近代研究认为，胃溃疡的发生与体内的组胺、乙酰胆碱、促胃液素、前列腺素及其相关受体和胃壁细胞 H^+, K^+ – ATP 酶（质子泵）均有密切关系，是胃幽门和十二指肠处的黏膜损害因素与黏膜保护因素失去平衡所致。

目前，在临床上使用的抗溃疡药物主要有三类：组胺 H_2 受体阻断剂、质子泵抑制剂（也称 H^+, K^+ – ATP 酶抑制剂）、前列腺素类胃黏膜保护剂。

你知道吗

幽门螺旋杆菌、胃溃疡和诺贝尔奖

1982 年，澳大利亚科学家巴利·马歇尔为了获得科学证据，毅然喝下幽门螺杆菌培养液。通过一系列研究，鲁宾·华伦和巴利·马歇尔发现幽门螺旋杆菌是导致胃溃疡的"元凶"。这一发现于 1983 年发表在《柳叶刀》杂志上。二人也因此获得了 2005 年的诺贝尔生理学或医学奖。

一、H_2 受体拮抗药

组胺 H_2 受体阻断剂是运用合理药物设计理论概念进行药物设计的成功范例。早在 20 世纪 50 年代，人们已经知道组胺可以刺激胃酸分泌。20 世纪 60 年代，从假定胃壁细胞中存在促胃酸分泌的组胺 H_2 受体开始了该类药物的研究。

保留组胺的咪唑环，改变侧链，通过筛选得到 N – 胍基组胺，具有微弱的抑制组胺刺激胃酸分泌的作用，在这个先导化合物的基础上对胍基进行改造，合成出布立马胺（又称咪丁硫脲）。布立马胺是第一个 H_2 受体拮抗药，选用亚甲基的电子等排体硫（－S－）代替原侧链上的第 2 个亚甲基（－CH_2－），在咪唑环的 5 - 位引入供电子的甲基，获得活性更高的甲硫米特，但发现有少数患者出现粒细胞减少的症状。在胍基的亚氨基氮上引入吸电子的氰基以降低胍基的碱性，最后得到西咪替丁，成为第一个高活性的 H_2 受体拮抗药。 微课

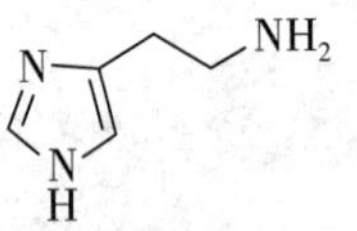

组胺 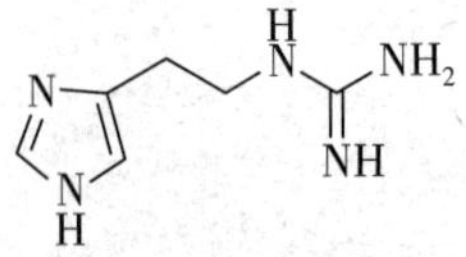　　　　　N-胍基组胺 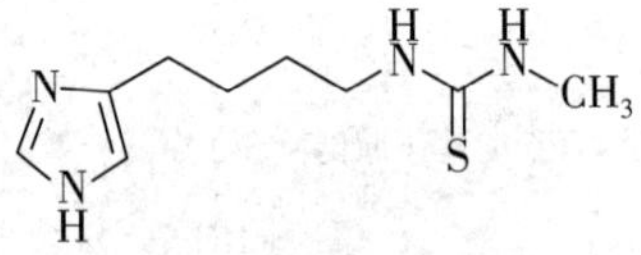　　　　　布立马胺(咪丁硫脲)

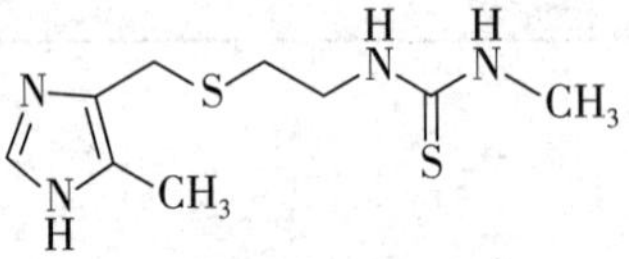

甲硫米特 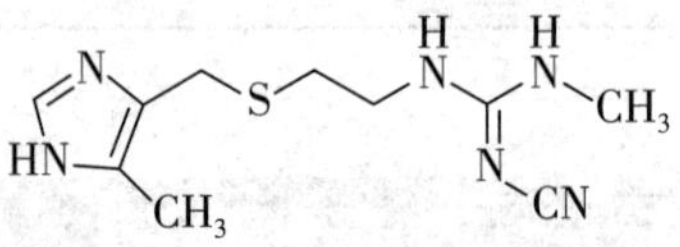　　　　　　西咪替丁

利用生物电子等排原理，用呋喃环置换西咪替丁结构中的咪唑环，在环上引入二甲氨基甲基以保持碱性，将侧链末端的氰基胍置换为硝基乙胺，得到雷尼替丁，于 1982 年上市，其抑制胃酸分泌的作用比西咪替丁强 5～8 倍，无西咪替丁的抗雄激素等作用，称为第二代 H_2 受体拮抗药药物。

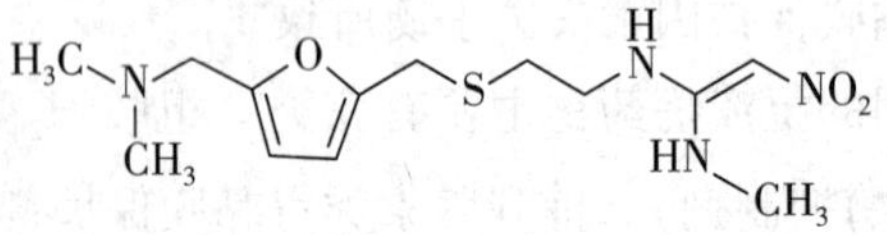

雷尼替丁

以噻唑环代替西咪替丁结构中的咪唑环，相继开发了噻唑类药物法莫替丁和尼扎替丁。法莫替丁抑制胃酸分泌的作用比西咪替丁强 30～100 倍，比雷尼替丁强 6～10 倍，且无西咪替丁的抗雄激素作用。尼扎替丁的结构与雷尼替丁相似，差异之处只是将雷尼替丁的呋喃环换成噻唑环。法莫替丁和尼扎替丁称为第三代 H_2 受体拮抗药。

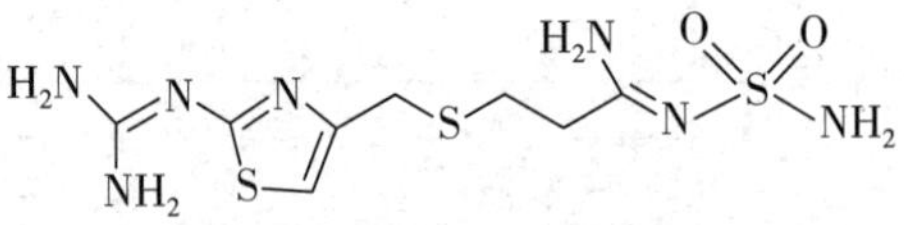

法莫替丁 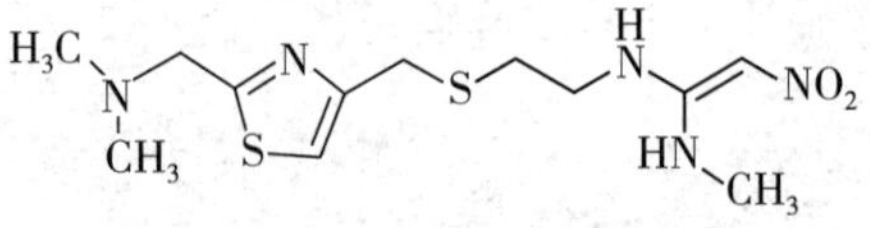　　　　　　　　　尼扎替丁

西咪替丁

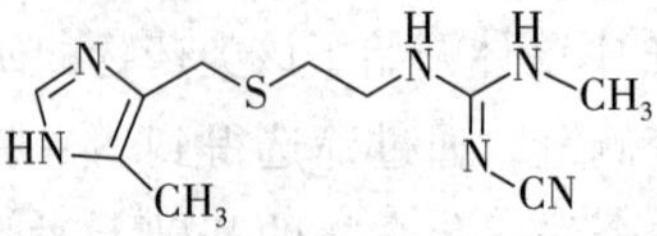

化学名：1－甲基－2－氰基－3－[2－[[（5－甲基咪唑－4－基）甲基］硫代]－乙基]胍，又名甲氰咪胍、泰胃美。

本品为白色或类白色结晶性粉末；几乎无臭，味苦；在甲醇中易溶，在乙醇中溶解，在异丙醇中略溶，在水中微溶，在乙醚中不溶；熔点为140~146℃。

本品分子有咪唑环结构而显碱性，易溶于盐酸、硝酸。

本品有胍基结构，在氨试液条件下，与硫酸铜发生反应，生成蓝灰色络合物沉淀，继续加氨试液，沉淀可溶解。

本品有硫醚结构，炽灼分解生成硫化氢气体，遇醋酸铅生成硫化铅，气体使醋酸铅试纸呈黑色。

$$西咪替丁 \xrightarrow{炽灼} H_2S \xrightarrow{Pb(Ac)_2} PbS（黑色）$$

本品具有阻断组胺 H_2 受体作用，用于治疗活动性十二指肠溃疡，可预防溃疡复发，对胃溃疡、反流性食管炎、应激性溃疡等均有效。

本品不良反应较多，与雌激素受体有亲和作用，长期应用或用药剂量大时可产生男子乳腺发育和阳痿，妇女溢乳等副作用，停药后可消失。

盐酸雷尼替丁

化学名：N'－甲基－N－[2［[［5－[（二甲氨基）甲基］－2－呋喃基］甲基]硫基]乙基]－2－硝基－1，1－乙烯二胺盐酸盐，又名甲硝呋胍、呋喃硝胺、善胃得。

本品为类白色至浅黄色晶形粉末，有异臭；味微苦带涩；极易潮解，吸潮后颜色变深；在丙酮中几乎不溶，在乙醇中略溶，在水或甲醇中易溶；熔点为137~143℃，熔融时分解。

本品具硫醚化合物的鉴别反应。

本品作用较西咪替丁强5~8倍，对胃及十二指肠溃疡疗效高，且有速效和长效特点。临床上主要用于治疗十二指肠溃疡、良性胃溃疡、术后溃疡、反流性食管炎等。其副作用较西咪替丁小，无抗雌激素副作用。

请你想一想

西咪替丁和雷尼替丁在炽灼过程中会分解产生什么气体？此气体用什么试纸检查？

二、质子泵抑制剂

质子泵即 H^+, K^+－ATP 酶，该酶使氢离子和钾离子交换，分泌胃酸。20世纪60年代，质子泵作用机制的发现，给抗胃酸分泌药提供了新靶点。奥美拉唑是第一个研发上市的质子泵抑制剂，与传统 H_2 受体阻断剂相比较，能使胃和十二指肠溃疡较快愈合，治愈率较高、显效快、不良反应少，其活性代谢物还具有抑制和根除幽门螺杆菌的作用，与抗菌药物合用，能有效杀灭幽门螺杆菌。奥美拉唑化学结构由三部分组成，即苯并咪唑环、吡啶环和连接这两个环系的亚磺酰甲基。对本品进行结构改造，得到兰索拉唑、泮托拉唑、雷贝拉唑等一系列的质子泵抑制剂。

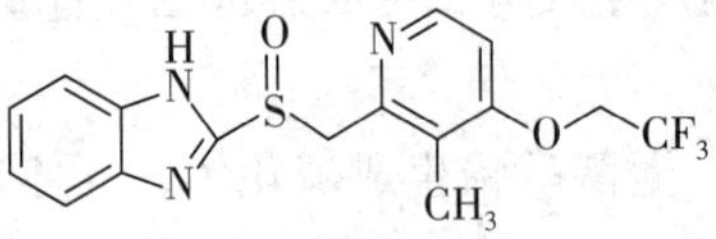

兰索拉唑

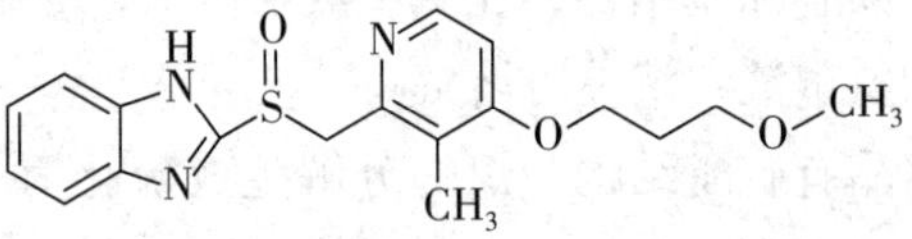

雷贝拉唑

奥美拉唑

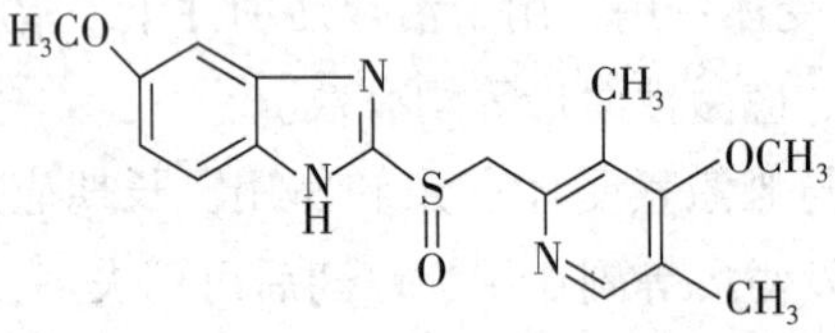

化学名：5 - 甲氧基 - 2 - [[（4 - 甲氧基 - 3，5 - 二甲基 - 2 - 吡啶基）甲基] 亚磺酰基] - 1H - 苯并咪唑，又名洛赛克、奥克等。

本品为白色或类白色结晶性粉末；无臭；在水中不溶，在丙酮中微溶，在甲醇或乙醇中略溶，易溶于二氯甲烷；熔点为 156℃。

本品亚砜结构具有光学活性，药用其外消旋体。

本品因具有咪唑环结构显弱碱性，因具有亚砜结构显弱酸性。

本品对强酸也不稳定，遇光易变色应低温避光保存。制剂为有肠溶衣的胶囊和肠溶片，以避免在胃部被降解。

本品用于治疗胃溃疡、十二指肠溃疡、应激性溃疡、反流性食管炎和胃泌素瘤。

三、前列腺素类胃黏膜保护剂

前列腺素 E_1 的衍生物米索前列醇，具有抑制胃酸分泌和防止溃疡形成的作用，从而保护胃黏膜，同时对妊娠子宫有收缩作用，用于治疗十二指肠溃疡、预防抗炎引起的消化性溃疡和抗早孕。

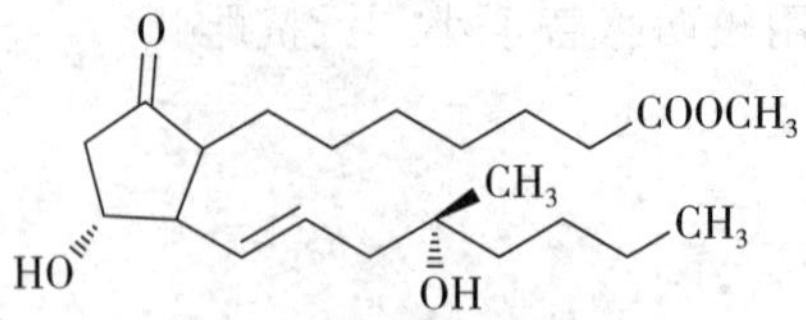

米索前列醇

PPT

第三节 促胃肠动力药和止吐药

一、促胃肠动力药

胃肠推进性蠕动受神经、体液等因素调节，乙酰胆碱、多巴胺、5－羟色胺等神经递质起到重要作用。促胃肠动力药分类包括多巴胺 D_2 受体阻断剂、5－羟色胺（5－HT_4）受体激动药和胃动素受体激动药。临床用于治疗胃肠道动力障碍的疾病，如食物反流症状、反流性食管炎、消化不良、肠梗阻等。

（一）多巴胺 D_2 受体阻断剂

20 世纪 60 年代上市的甲氧氯普胺是第一个用于临床的多巴胺 D_2 受体阻断剂类促动力药，对中枢及外周多巴胺 D_2 受体均有阻断作用，容易引起锥体外系副作用。进一步研究开发出多潘立酮，为外周多巴胺 D_2 受体阻断剂，对中枢多巴胺受体无影响。

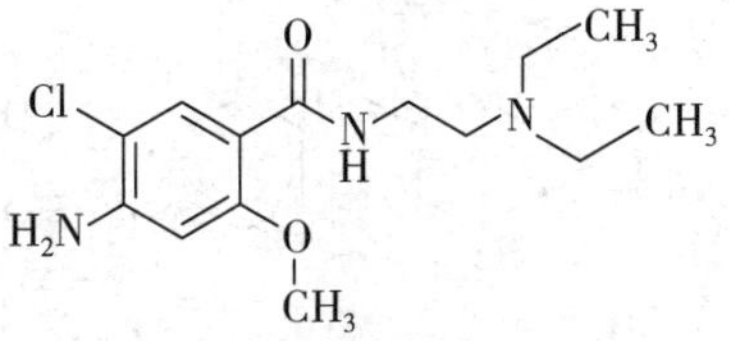

甲氧氯普胺

多潘立酮

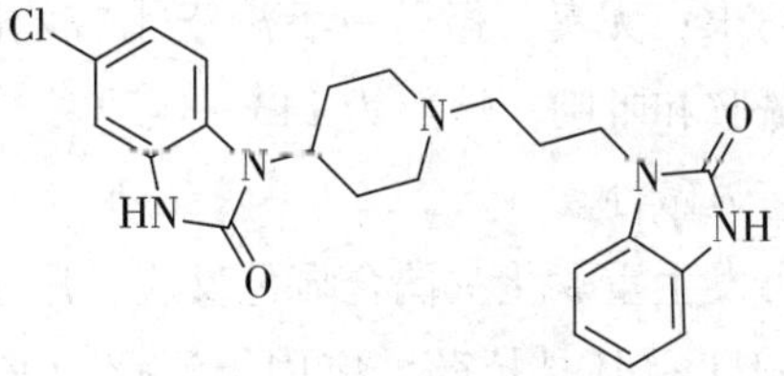

化学名：5－氯－1－[1－[3－（2，3－二氢－2－氧代－1H－苯并咪唑－1－基）丙基]－4－哌啶基]－1，3－二氢－2H－苯并咪唑－2－酮，又名吗丁啉。

本品为白色或类白色粉末；几乎不溶于水，微溶于乙醇和甲醇，溶于二甲基甲酰胺；熔点为 242.5℃。

本品具哌啶环，显碱性。

本品为较强的外周性多巴胺 D_2 受体阻断剂，大剂量会对 5－HT_3 受体起到阻断作用，产生促胃肠动力和止吐的双重作用。

本品极性较大，不能透过血－脑屏障，少见甲氧氯普胺中枢神经系统副作用（椎体外系症状）。

（二）5 – HT₄受体激动药

5 – 羟色胺（5 – HT）是一种神经递质，也是一种自身活性物质。目前已知5 – HT受体至少存在7种亚型，其中5 – HT₄受体激动药在胃肠道的生理活动中起重要作用，可以促进胃排空、加快小肠和结肠蠕动，用以治疗胃轻瘫、胃食管反流、非溃疡性消化不良以及以便秘为主的肠易激综合征等疾病的多种消化道症状。

5 – HT₄受体激动药有西沙必利、莫沙必利等药物。

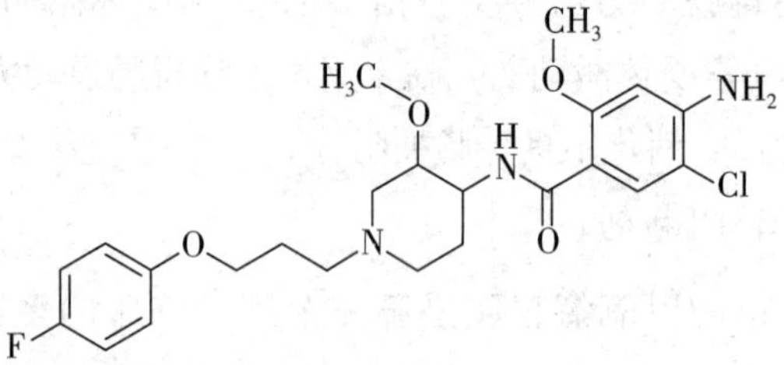

西沙必利

枸橼酸莫沙必利

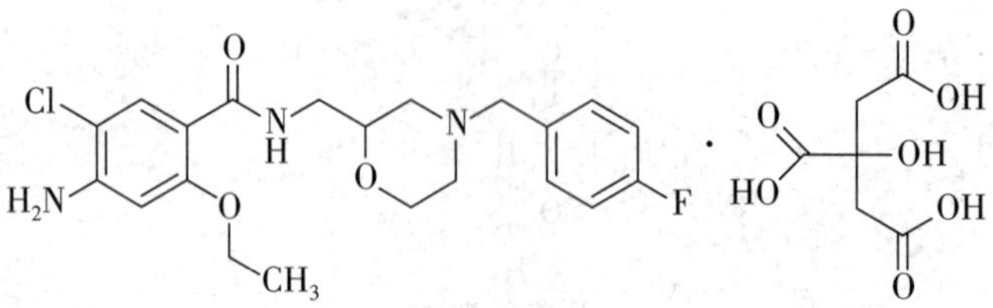

化学名：4 – 氨基 – 5 – 氯 – 2 – 乙氧基 – N – [[4 – (4 – 氟苄基) – 2 – 吗啉基] 甲基] 苯甲酰胺枸橼酸盐。

本品为白色或类白色粉末；无臭，微苦；不溶于水或乙醚，难溶于95%乙醇，微溶于甲醇，溶于二甲基甲酰胺和吡啶；熔点为143～145℃。

本品含叔胺和芳伯胺，显碱性。

本品含有芳伯胺基，可发生重氮化 – 偶合显色反应，用于鉴别。

本品为强效选择性5 – HT₄受体拮抗药，应用于治疗功能性消化不良、胃食管反流性疾病、糖尿病性胃轻瘫及便秘等。

二、止吐药

呕吐是指胃内容物或一部分小肠内容物通过食管逆流出口腔的一种复杂的反射动作，是机体的一种防御反射，有一定的保护作用，但大多数并非由此引起。某些疾病如妊娠、癌症患者的放射治疗和药物治疗都可引起恶心、呕吐，导致失水、电解质紊乱、酸碱平衡失调、营养失衡，严重的会发生食管 – 贲门黏膜裂伤等并发症。

止吐药分为多巴胺受体阻断剂、乙酰胆碱受体阻断剂、组胺 H₁受体阻断剂、5 – HT₃受体阻断剂及神经激肽（NK₁）受体阻断剂等。巴胺受体阻断剂如甲氧氯普胺和多潘立酮具有促动力和止吐两方面作用。乙酰胆碱受体阻断剂地芬尼多和 H_1 受体阻断剂苯海拉明可有效地治疗运动性的恶心、呕吐，但对预防和减少癌症病人化疗引起的恶心、呕吐的作用很弱。常见止吐药的化学结构、作用机制见表 12 – 2。

表 12 – 2　常见止吐药的化学结构与作用机制

药物名称	化学结构	作用机制
甲氧氯普胺	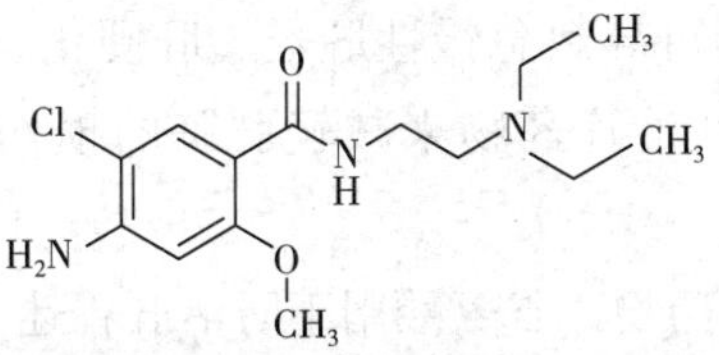	多巴胺 D_2 受体阻断剂，大剂量止吐
地芬尼多	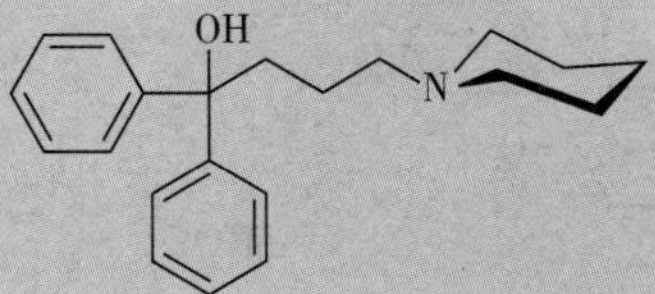	乙酰胆碱受体阻断剂，用于晕动症及运动性恶心、呕吐
苯海拉明	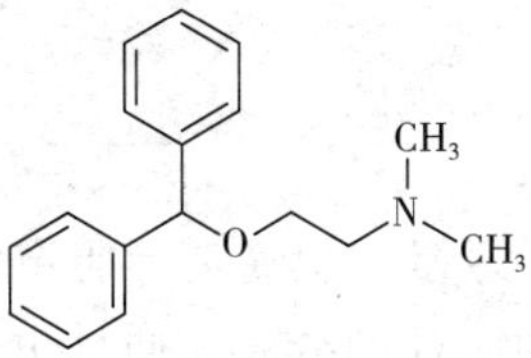	H_1 受体阻断剂，用于晕动症及运动性恶心、呕吐

昂丹司琼

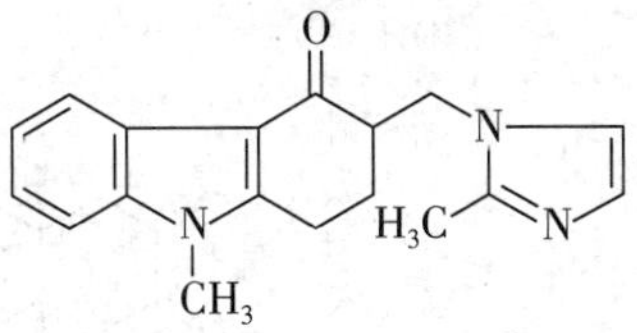

化学名：2，3 – 二氢 – 9 – 甲基 – 3 – [（2 – 甲基咪唑 – 1 – 基）甲基] – 4（1*H*） – 咔唑酮。

本品为白色或类白色结晶性粉末；无臭、味苦；在水中略溶，在丙酮中微溶，在甲醇中易溶；熔点为 178.5 ~ 179.5℃，常用其二水合盐酸盐。

本品具有手性碳，其 R – 异构体活性较大，临床上使用外消旋体。

本品是第一个上市的强效、高选择性的 5 – HT₃ 受体阻断剂。用于治疗癌症患者的恶心、呕吐，其止吐剂量仅为甲氧氯普胺有效剂量的 1%，无锥体外系副作用，毒副作用极小，还用于预防和治疗手术后的恶心、呕吐。

PPT

第四节 肝胆疾病辅助用药

一、肝病辅助用药

病毒、细菌、原虫等病原体感染，毒素、化学药物的损害，遗传基因缺陷所致代谢障碍和自身免疫抗体反应异常均可导致急慢性肝炎、肝硬化、肝性脑病及肝细胞癌变，至今尚无理想的特效的病因性治疗药物来减轻肝脏的损伤、坏死或促进肝细胞再生。

联苯双酯是我国创制的降肝酶药物，谷氨酸用于防治肝昏迷。

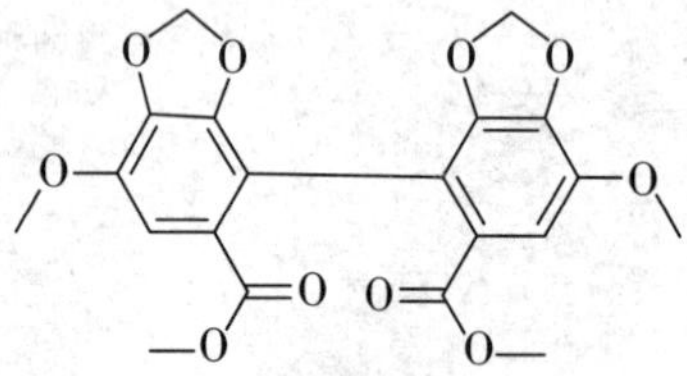

联苯双酯 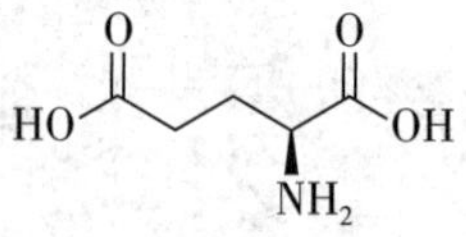   谷氨酸

二、胆病辅助用药

胆病辅助治疗药主要用于胆结石、急慢性胆囊炎等胆道疾病的治疗以及急慢性肝炎的辅助治疗。利胆药可刺激肝脏增加胆汁的分泌，使排出量增加。熊去氧胆酸是常用的胆病辅助治疗药，去氢胆酸是慢性胆囊炎辅助药。

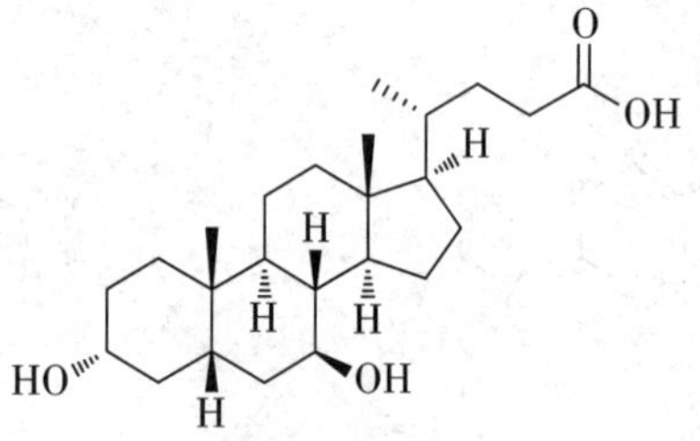

熊去氧胆酸 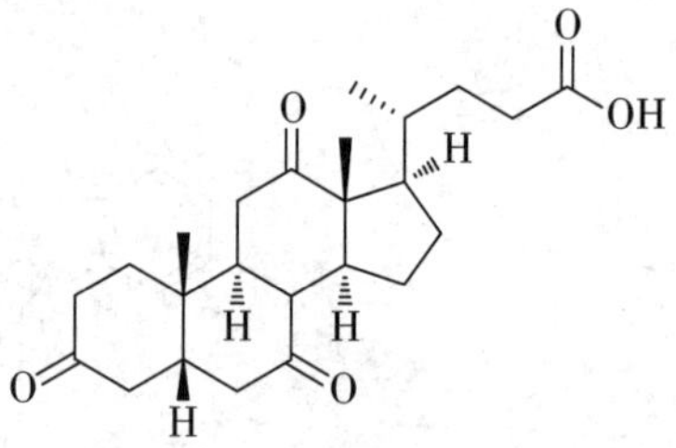   去氢胆酸

实训十三 甲苯磺丁脲与西咪替丁的性质

一、实训目的

1. 认识甲苯磺丁脲、西咪替丁的结构与性质。
2. 学会验证甲苯磺丁脲、西咪替丁性质的方法和操作程序。
3. 能够分析和解决实训中遇到的实际问题。

二、试药及器材

药品：甲苯磺丁脲、西咪替丁。

试剂：硫酸、丙酮、20% 氢氧化钠溶液、乙醇、盐酸、硫酸铜试液、醋酸铅试纸。

仪器材料：电子秤、试管、烧杯、水浴锅、酒精灯、漏斗、滤纸、红色石蕊试纸、蓝色石蕊试纸、醋酸铅试纸。

三、实训原理

（一）甲苯磺丁脲

1. 酸性 磺酰脲结构显酸性，甲苯磺丁脲与氢氧化钠反应，生成钠盐而易溶于水。

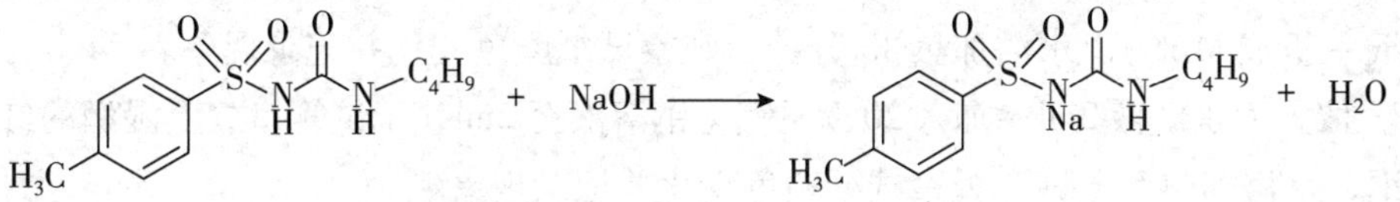

2. 水解性 磺酰脲结构，在硫酸催化作用下水解，生成硫酸丁胺、硫酸丁胺和二氧化碳气体；水解液与氢氧化钠溶液反应，生成丁胺气体。

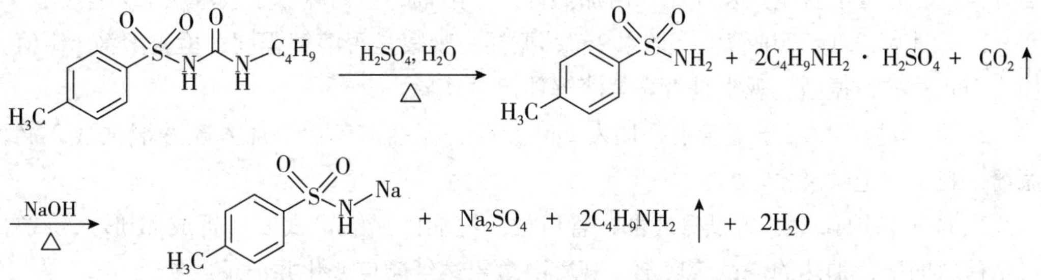

（二）西咪替丁

1. 溶解性与碱性 本品易溶于甲醇、盐酸，溶于乙醇，不溶于水。本品分子有咪唑环结构而显碱性。

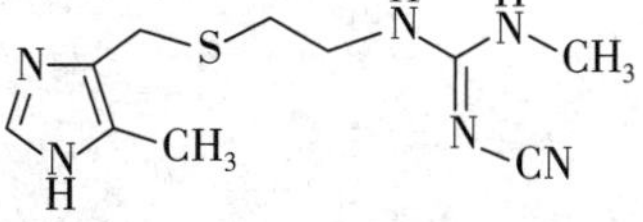

2. 配位反应 本品分子具有胍基结构，能与硫酸铜发生反应，生成配位合物，呈现蓝灰色沉淀。

3. 硫醚的鉴别反应 本品分子具有硫醚结构，灼烧分解生成硫化氢气体，遇醋酸铅生成硫化铅，气体使醋酸铅试纸呈黑色。

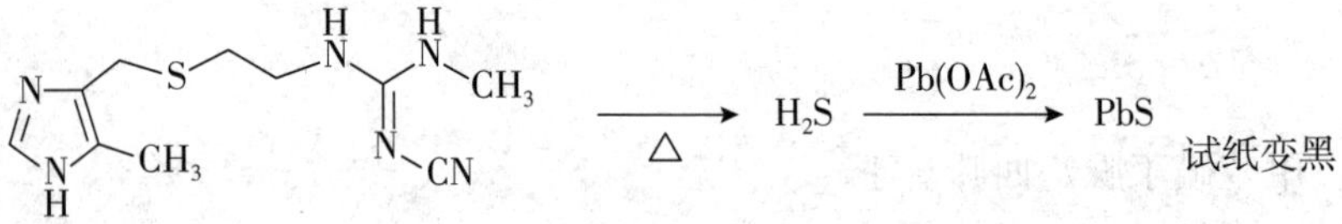

四、操作步骤

(一) 甲苯磺丁脲

若为片剂，取本品 1 片的细粉，加丙酮 8ml，振摇提取，滤过，滤液置水浴上蒸干，得提取物残渣，供下列试验。片剂规格：0.5g。

1. 取本品 0.1g 于试管中，加水 2 ml，振摇，检查溶液 pH 值，再加入 20% 氢氧化钠溶液 2ml，振摇，观察并记录现象。

2. 取本品 0.3g 于试管中，加硫酸试液（1→3）6ml，于试管口放上湿润的蓝色石蕊试纸（折成 M 形），水浴加热 30 分钟，观察试纸颜色变化并记录现象。

3. 取上面水解液 2ml，加入 20% 氢氧化钠溶液至 2ml，于试管口放上湿润的红色石蕊试纸，水浴加热 5 分钟，观察试纸颜色变化并记录现象。

(二) 西咪替丁

若为西咪替丁片，取 2 片，于研钵中研细，倒入小烧杯中，加入乙醇 10ml，振摇溶解，过滤，滤液置于蒸发皿，水浴加热挥发干溶剂，得西咪替丁残渣供下列操作。

1. 取本品 0.1g 于试管中，加水 2ml，振摇，观察是否溶解程度，检查溶液 pH 值。加入 2ml 盐酸，振摇，观察是否完全溶解并记录现象。

2. 取本品约 0.1g 于试管中，加入 2ml 盐酸，振摇溶解后，加入硫酸铜试液 2 滴，振摇，观察并记录现象。

3. 取本品约 0.2g，置试管底部，管口放一湿润的醋酸铅试纸（折成 M 形），试管口稍稍斜向下，加热灼烧试管底部，观察醋酸铅试纸颜色变化并记录现象。

五、实训现象与解释

(一) 甲苯磺丁脲

1. pH = _____   现象：

解释：

2. 蓝色石蕊试纸的现象：

解释：

红色石蕊试纸的现象：

解释：

(二) 西咪替丁

1. pH = _____   现象：

解释：

2. 现象：

解释：

3. 现象：

解释：

六、思考题

1. 甲苯磺丁脲因有什么结构显酸性？
2. 甲苯磺丁脲与氢氧化钠溶液作用，反应产生的气体是什么？
3. 西咪替丁因有什么结构而显碱性？
4. 西咪替丁炽灼分解产生硫化氢气体，与药物分子什么结构有关？
5. 西咪替丁的盐酸溶液与什么试液反应会产生蓝灰色沉淀？

目标检测

一、A 型题（最佳选择题）

1. 属于氨基醚类结构的抗过敏药是（ ）
   A. 曲吡那敏　　　　　　　　　B. 马来酸氯苯那敏
   C. 氯雷他定　　　　　　　　　D. 盐酸苯海拉明

2. 属于三环类结构的抗过敏药是（ ）
   A. 奥美拉唑　　　　　　　　　B. 马来酸氯苯那敏
   C. 氯雷他定　　　　　　　　　D. 盐酸苯海拉明

3. 盐酸苯海拉明不具有的结构是（ ）
   A. 吡啶　　　　B. 苯　　　　C. 叔胺　　　　D. 醚

4. 关于马来酸氯苯那敏的叙述，错误的是（ ）
   A. 结构中有 1 个手性碳原子　　B. 药用为外消旋体
   C. 马来酸结构中有不饱和双键　　D. 无嗜睡副作用

5. 关于氯雷他定的叙述，错误的是（ ）
   A. 无抗胆碱活性　　　　　　　B. 有抗组胺作用
   C. 三环类抗组胺药　　　　　　D. 有硫醚结构

6. 因有亚砜结构而具光学活性的药物是（ ）
   A. 氯苯那敏　　　　　　　　　B. 奥美拉唑
   C. 氯雷他定　　　　　　　　　D. 苯海拉明

7. 具有硫醚结构的药物是（ ）
   A. 西替利嗪　　B. 西咪替丁　　C. 苯海拉明　　D. 多潘立酮

8. 能与高锰酸钾试液作用发生褪色反应的药物是（ ）
   A. 多潘立酮　　　　　　　　　B. 盐酸苯海拉明

C. 马来酸氯苯那敏   D. 氯雷他定

9. 按结构分类，苯海拉明属于（　　）

   A. 氨基醚类   B. 哌啶类   C. 丙胺类   D. 乙二胺类

10. 属于呋喃类 H_2 受体阻断剂的是（　　）

   A. 雷尼替丁   B. 氯苯那敏   C. 联苯双酯   D. 多潘立酮

11. 属于质子泵抑制剂的是（　　）

   A. 法莫替丁   B. 奥美拉唑   C. 莫沙必利   D. 多潘立酮

12. 炽灼会产生硫化氢气体的药物是（　　）

   A. 雷尼替丁   B. 奥美拉唑   C. 氯苯那敏   D. 多潘立酮

13. 有胍基结构，能与硫酸铜发生反应生成蓝灰色络合物沉淀的是（　　）

   A. 西咪替丁   B. 雷尼替丁   C. 奥美拉唑   D. 扑尔敏

14. 氯苯那敏没有的结构是（　　）

   A. 苯   B. 吡啶   C. 叔胺   D. 胍

15. 西咪替丁具有的结构是（　　）

   A. 苯   B. 亚砜   C. 咪唑   D. 吡啶

二、X 型题（多项选择题）

16. 含硫元素的药物有（　　）

   A. 西咪替丁   B. 雷尼替丁   C. 奥美拉唑   D. 氯雷他定

17. 属于组胺 H_1 受体阻断剂的结构类型是（　　）

   A. 氨基醚类   B. 乙二胺类   C. 咪唑类   D. 哌啶类

18. 关于马来酸氯苯那敏的叙述，正确的是（　　）

   A. 有叔胺结构   B. 有硫醚结构

   C. 能使高锰酸钾褪色   D. 具升华性

19. 与奥美拉唑相符的描述是（　　）

   A. 苯并咪唑结构   B. 外消旋体

   C. 质子泵抑制剂   D. 碱性

20. 灼热后产生硫化氢气体，使湿润的醋酸铅试纸显黑色的药物是（　　）

   A. 甲氧氯普胺   B. 多潘立酮   C. 西咪替丁   D. 雷尼替丁

（蒋　波）

书网融合……

         微课   划重点   自测题

第十三章　抗肿瘤药

学习目标

知识要求

1. **掌握**　盐酸氮芥、环磷酰胺、氟尿嘧啶、巯嘌呤的结构特点、理化性质、作用用途。
2. **熟悉**　其他药物的结构特点、理化性质、作用用途。
3. **了解**　理解抗肿瘤药物的分类及作用原理。

能力要求

　　学会运用抗肿瘤药物的理化性质解决药物制剂的生产、贮存、检验及使用等工作岗位中的实际问题。

实例分析

　　实例　患者，男，55岁，诊断为小细胞肺癌广泛期。医生制定了紫杉醇加顺铂的治疗方案。化疗三个疗程后患者出现恶心、呕吐、食欲减退和腹泻等胃肠道反应，还出现了红细胞、白细胞、血小板减少等骨髓抑制的严重不良反应。为什么使用抗肿瘤药物后会出现这么多的不良反应？

　　分析　紫杉醇是天然药物类抗肿瘤药，顺铂是烷化剂类抗肿瘤药。抗肿瘤药物在杀伤肿瘤细胞的同时，对增生较快的正常细胞也有杀伤作用，所以会出现脱发、骨髓抑制、恶心、呕吐、腹泻等副作用。

　　恶性肿瘤又称为癌症，是一种严重威胁人类生命健康的疾患。目前治疗恶性肿瘤的方法主要有手术治疗、化学治疗和放射治疗。其中化学治疗也就是用抗肿瘤药物进行治疗的方法，发挥着极其重要的作用。我们把治疗恶性肿瘤的化学药物称为抗肿瘤药，又称抗癌药。自1943年氮芥用于治疗恶性淋巴瘤后，化学治疗在这几十年来有了很大进展，由单一的化学治疗进入联合化疗阶段，能明显延长患者的生命。但是抗肿瘤药物在杀伤肿瘤细胞的同时，对增生较快的正常细胞，如毛发细胞、骨髓细胞以及胃肠上皮细胞也有杀伤作用，所以会出现脱发、骨髓抑制、恶心、呕吐、腹泻等副作用。

　　我国抗肿瘤药的研究和生产也有很大的进展。特别是中西医结合，从中草药中寻找抗肿瘤有效成分，已取得不少成果。抗肿瘤药物分为生物烷化剂、抗代谢药物、抗肿瘤天然药物和抗肿瘤抗生素等类型。

第一节　生物烷化剂

PPT

　　生物烷化剂，简称烷化剂，是应用较早的一类重要抗肿瘤药物。这类药物具有高度的化学活性，能以共价键与 DNA 关键部位相结合，使细胞的结构和功能发生变异，使细胞分裂受抑制而死亡，从而产生抗肿瘤作用。

你知道吗

细胞毒性药物

　　细胞毒性药物是一类可有效杀伤免疫细胞并抑制其增殖的药物。可通过皮肤接触或吸入等方式造成包括生殖系统、泌尿系统、肝肾系统的毒害，还有致畸作用。芥子气是最早出现于第一次世界大战期间的一种毒气，能无选择性地杀灭人体细胞，后来结构衍化为烷化剂类抗肿瘤药物。

　　烷化剂的细胞毒作用主要在于烷化 DNA 分子中的鸟嘌呤或腺嘌呤等，引起单链断裂，双螺旋链交联，因而改变 DNA 的结构而损害其功能，妨碍 RNA 合成，从而抑制细胞有丝分裂。这类药物抗肿瘤活性强，但选择性较差，在抑制和毒害增生活跃的肿瘤细胞的同时，对一些增殖较快的正常细胞（如骨髓细胞、肠上皮细胞和生殖细胞等）也能产生抑制和伤害作用，毒性较大，因此该类药物会产生许多严重的副反应，如恶心、呕吐、骨髓抑制、脱发等。

　　生物烷化剂按化学结构可分为氮芥类（盐酸氮芥、环磷酰胺）、乙撑亚胺类（塞替派）、甲磺酸酯类（白消安）、亚硝基脲类（卡莫司汀、洛莫司汀）、金属铂配合物（顺铂、卡铂）、生物还原烷化剂（喜树碱、丝裂霉素 C）等。

盐酸氮芥

　　化学名：N - 甲基 - N - (2 - 氯乙基) - 2 - 氯乙胺盐酸盐。

　　本品为白色结晶性粉末；有引湿性与腐蚀性；在水中极易溶解，在乙醇中易溶；熔点为 108 ~ 110℃。

　　本品具有氯代烷结构，显水解性，易水解生成醇和氯化物而失效，注射液 pH 应控制在 3.0 ~ 5.0，且忌与碱性药物配伍。

　　本品加硫代硫酸钠滴定液与碳酸氢钠，小心加热，放冷，加稀盐酸使成酸性后，再加碘滴定液，黄色不消失。

　　本品显氯化物的鉴别反应。用稀硝酸溶液酸化后，加硝酸银试液生成白色沉淀，沉淀能溶解于氨水而不溶于硝酸。

　　本品是最早用于抗肿瘤的氮芥类烷化剂，主要用于治疗淋巴肉瘤、霍奇金病、慢性白血病、卵巢癌等。

　　本品不能口服，选择性差，且毒副作用大。使用过程中会产生许多严重的不良反应，如恶心、呕吐、骨髓抑制、脱发等。

你知道吗

氮芥类药物的基本结构

氮芥类药物的结构可以分为两部分：烷基化部分和载体部分。烷基化部分是抗肿瘤活性的功能基；载体部分可以改善该类药物在体内的吸收、分布等药代动力学性质，可提高选择性和抗肿瘤活性，也会影响药物的毒性。因此选用不同的载体，可以达到提高药物选择性和疗效、降低毒性的目的。

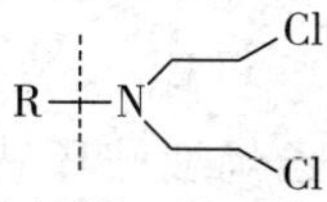

载体部分　烷基化部分

环磷酰胺

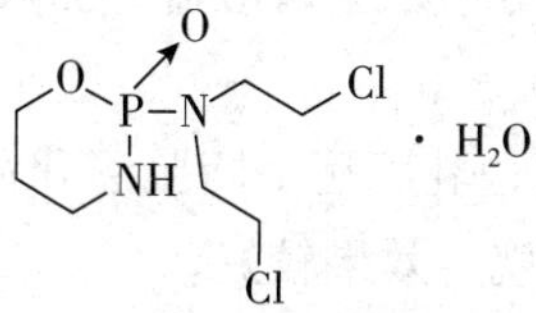

化学名：$P-[N，N-$双（$\beta-$氯乙基）$]-1-$氧$-3-$氮$-2-$磷杂环己烷$-P-$氧化物一水合物，又名癌得星、环磷氮芥。

本品为白色结晶或结晶性粉末；失去结晶水即液化；在乙醇中易溶，在水或丙酮中溶解；熔点为 48.5～52℃。 📱微课

本品水溶液不稳定。在 pH 为 4.0～6.0 时，磷酰胺基易发生水解而失去作用，故应在溶解后短期内使用。本品注射使用时应制成粉针剂。

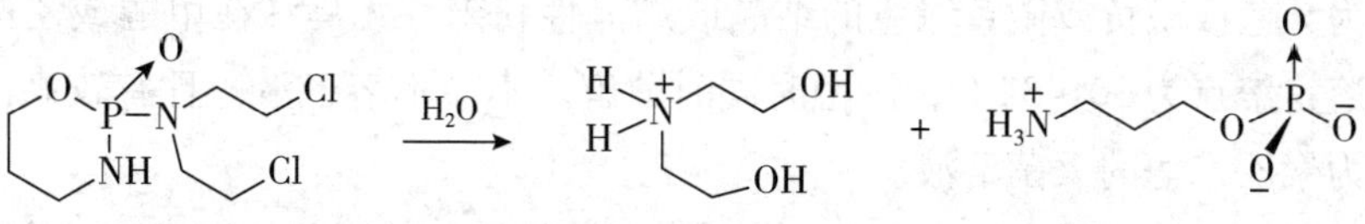

本品与无水碳酸钠混合，加热熔融后，放冷，加水使溶解，滤过，滤液加硝酸酸化后，显氯化物与磷酸盐的鉴别反应。

本品为前体药物，体外无抗肿瘤活性，体内经肝脏酶转化醛基磷酰胺，进入肿瘤细胞内分解为有细胞毒活性的酰胺氮芥和丙烯醛，杀灭亡肿瘤细胞。

本品为广谱抗癌药，主要用于恶性淋巴瘤、急性淋巴细胞白血病、多发性骨髓瘤、肺癌、神经母细胞瘤等，对乳腺癌、卵巢癌、鼻咽癌也有效，毒性比其他氮芥类药物小。

🛏️**请你想一想**
氯化物、磷酸盐、硫酸盐的鉴别反应分别是什么？

塞替派

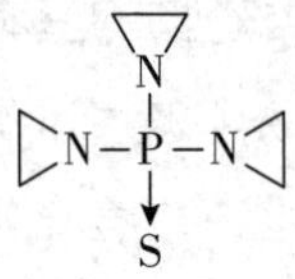

化学名：1，1′，1″ - 硫次膦基三氮丙啶。

本品为白色鳞片状结晶或结晶性粉末，无臭或几乎无臭；在水、乙醇或三氯甲烷中易溶，在石油醚中略溶；熔点为 52~57℃。

本品性质不稳定，在酸性环境中乙烯亚胺环破裂生成聚合物而失效。本品不能口服，在胃肠道吸收较差，须通过静脉注射给药。

本品水溶液加稀硝酸和高锰酸钾试液，分子中的硫原子被氧化为硫酸盐，再加氯化钡则产生硫酸钡白色沉淀。

本品水溶液与硝酸共热后，分解产生磷酸盐，加入钼酸铵试液，产生淡黄色沉淀，放置后变成蓝绿色。

本品临床上主要用于卵巢癌、乳腺癌、膀胱癌和消化道癌的治疗，是膀胱癌的首选治疗药物，采用直接注射入膀胱，效果较好。

本品不良反应较氮芥类轻，主要有骨髓抑制、胃肠道反应、过敏反应等。

卡莫司汀

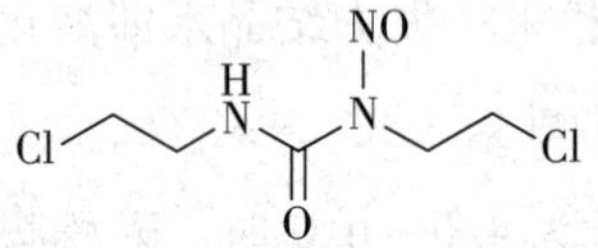

化学名：1，3 - 双（2 - 氯乙基）- 1 - 亚硝基脲，又名卡氮芥。

本品为无色或微黄或微黄绿色的结晶或结晶性粉末，无臭；在甲醇或乙醇中溶解，在水中不溶；熔点为 30~32℃，熔融时同时分解。本品不溶于水，且有较高的脂溶性，其注射液为聚乙二醇的灭菌溶液。

本品对酸、碱均不稳定。结构中的亚硝基脲部分在碱性条件下不稳定易分解而放出氮和二氧化碳。

本品对热也极不稳定，在 30~32℃会熔融分解，因此应置于冰箱中 5℃以下保存。

本品加氢氧化钠溶液水解，水解液显氯化物的鉴别反应。

本品主要用于脑瘤、恶性淋巴瘤及小细胞肺癌，对多发性骨髓瘤、恶性黑色素瘤、头颈部癌和睾丸肿瘤也有效。

本品主要有恶心、呕吐、骨髓抑制、肝肾毒性等不良反应。

白消安

$$H_3C\overset{O}{\underset{O}{\overset{\|}{S}}}O\frown\frown O\overset{O}{\underset{O}{\overset{\|}{S}}}CH_3$$

化学名：1，4-丁二醇二甲磺酸酯，又名马利兰。

本品为白色结晶性粉末，几乎无臭；在丙酮中溶解，在水或乙醇中微溶；熔点为114~118℃。

本品具有磺酸酯结构，在氢氧化钠条件下易水解生成丁二醇，再脱水生成具有特殊臭味的四氢呋喃。

本品因具有磺酸酯结构，加硝酸钾与氢氧化钾加热熔融，分解生成硫酸盐，放冷，加水溶解，加稀盐酸使成酸性，加氯化钡试液数滴，即生成白色硫酸钡沉淀。

本品主要用于治疗慢性粒细胞白血病的慢性期，也可用于真性红细胞增多症、骨髓纤维化等。

本品不良反应主要有骨髓抑制、胃肠道反应、色素沉着，伴有进行性呼吸困难与持续性干咳的广泛性肺部纤维化等。

> **请你想一想**
>
> 卡莫司汀、白消安分别属于什么结构类型的抗肿瘤药物？

顺铂

$$\begin{matrix} Cl & & NH_3 \\ & \diagdown\!Pt\diagup & \\ Cl & & NH_3 \end{matrix}$$

化学名：(Z)-二氨二氯铂，又名顺氯氨铂。

本品为亮黄色或橙黄色的结晶性粉末，无臭；在二甲基亚砜中易溶，在 N，N-二甲基甲酰胺中略溶，在水中微溶，在乙醇中不溶。

本品为金属铂配合物抗肿瘤药，其加硫酸即显灰绿色。

本品在室温条件下对光和空气稳定，可长期贮存。加热至170℃时转化为反式，加热至270℃时熔融并分解成金属铂。

本品的水溶液不稳定，可逐渐水解和转化为无活性的反式异构体。

本品对多数实体瘤有效。临床用于睾丸癌、卵巢癌、头颈部肿瘤、小细胞和非小细胞肺癌等治疗，是临床联合化疗中最常用的药物之一。

本品不良反应主要有消化道反应、骨髓抑制、肾毒性、神经毒性及过敏反应等。

第二节 抗代谢药物

PPT

常用的抗代谢药物有嘧啶类抗代谢物（氟尿嘧啶、呋氟尿嘧啶、阿糖胞苷）、嘌呤类抗代谢物（巯嘌呤、磺巯嘌呤钠）、叶酸类抗代谢物（甲氨蝶呤）等。

你知道吗

代谢拮抗原理

代谢拮抗就是设计与生物体内基本代谢物的结构有某种程度相似的化合物，使其与基本代谢物竞争、干扰基本代谢物的利用，或掺入生物大分子的合成之中形成伪生物大分子，导致致死合成，从而影响细胞的生长。

抗代谢抗肿瘤药物是应用代谢拮抗原理而设计的，化学结构一般与代谢物很相似，大多是将代谢物的结构应用生物电子等排原理进行细微改变而得到的。常见的有以—F代替—H、以—S—代替—O—、以—NH$_2$或—SH代替—OH等。此外，也发现某些化合物虽在结构上与代谢物不相联系，但因能直接抑制有关的生物合成酶，亦可干扰代谢物的合成，从而达到抗肿瘤的目的。

例如抗肿瘤药物氟尿嘧啶，以原子半径与—H相似的—F替代尿嘧啶分子中的5位氢，分子体积与代谢物尿嘧啶几乎相等，而且碳氟键很稳定，在代谢过程中不易分解，因此能在分子水平代替正常代谢物尿嘧啶的作用。作为胸腺嘧啶合成酶抑制剂，干扰脱氧胸腺嘧啶核苷酸的合成，抑制DNA的合成，最后导致肿瘤细胞死亡。

氟尿嘧啶

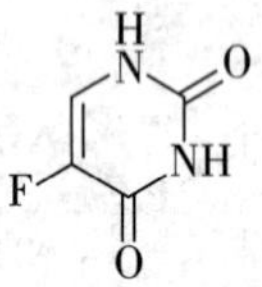

化学名：5 - 氟 - 2，4（1H，3H）- 嘧啶二酮，又名5 - 氟尿嘧啶，简称5 - FU。

本品为白色或类白色的结晶或结晶性粉末。本品在水中略溶，在乙醇中微溶，在三氯甲烷中几乎不溶；在稀盐酸或氢氧化钠溶液中溶解。

本品有烯键结构，遇红色的溴试液，发生加成反应而褪色；加氢氧化钡试液生成紫红色沉淀。

本品与碱熔融破坏后的水溶液显氟化物的鉴别反应。

本品的抗瘤谱较广，临床上用于治疗绒毛膜上皮癌、恶性葡萄胎和白血病，有显著疗效；也可用于治疗结肠癌、直肠癌、胃癌和乳腺癌、头颈部癌等，是治疗实体肿瘤的首选药物。

巯嘌呤

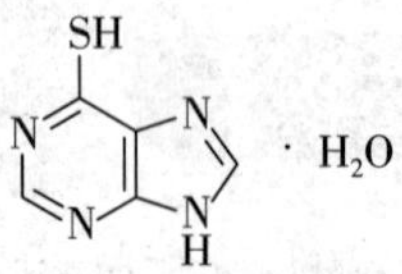

化学名：6 - 嘌呤巯醇一水合物，又名乐疾宁，简称6 - MP。

本品为黄色结晶性粉末，无臭；在水和乙醇中极微溶解，在乙醚中几乎不溶。

本品分子中具有巯基结构，显酸性。若加乙醇微热使溶解，加醋酸铅的乙醇溶液，生成巯嘌呤铅盐的黄色沉淀。若用氨水溶解，生成铵盐，再加硝酸银试液即产生巯嘌呤银的白色沉淀，此沉淀不溶于硝酸。

本品巯基结构有还原性，与硝酸水浴蒸干，氧化生成黄色的 6 - 嘌呤磺酸，放冷，加氢氧化钠，生成钠盐呈黄棕色。本品遇光易氧化变色，应避光密闭保存。

本品主要用于治疗各种急性白血病、绒毛膜上皮癌和恶性葡萄胎，对恶性淋巴瘤和多发性骨髓癌也有效。

甲氨蝶呤

化学名：L - （ + ） - N - ［4 - ［［（2，4 - 二氨基 - 6 - 蝶啶基）甲基］甲氨基］苯甲酰基］谷氨酸，简称 MTX。

本品为橙黄色结晶性粉末；在水、乙醇、三氯甲烷或乙醚中几乎不溶。

本品具有显碱性的蝶啶环、显酸性的羧基，故显酸碱两性，在盐酸或氢氧化钠溶液都能成盐溶解。

本品的酰胺键显水解性，在强酸溶液中不稳定，水解生成谷氨酸和蝶呤酸而失去活性。

本品用于治疗急性白血病、绒毛膜上皮癌和恶性葡萄胎，对头颈部肿瘤、乳腺癌、宫颈癌、消化道癌和恶性淋巴癌也有一定疗效。

> **请你想一想**
>
> 1. 氟尿嘧啶能与溴水发生什么反应而出现褪色现象？
>
> 2. 巯嘌呤因有什么结构遇光易被氧化变色？
>
> 3. 如何理解甲氨蝶呤溶于酸溶液和碱溶液，而在水中几乎不溶？

第三节 其他抗肿瘤药

PPT

一、天然抗肿瘤药

自 20 世纪 60 年代以来，我国从中医药中研究和开发出了一批疗效确切、价格合理的天然抗肿瘤药物，并通过结构修饰和改造，得到更好的半合成抗肿瘤药物，包括喜树碱类、长春碱类和紫杉烷类药物。

（一）喜树碱类抗肿瘤药

喜树碱和羟基喜树碱是从中国特有的珙桐科植物喜树中分离得到的具有抗肿瘤活性的内酯生物碱。1994 年上市的喜树碱类衍生物伊立替康，属于前体药物，抗癌谱较广，毒性低。

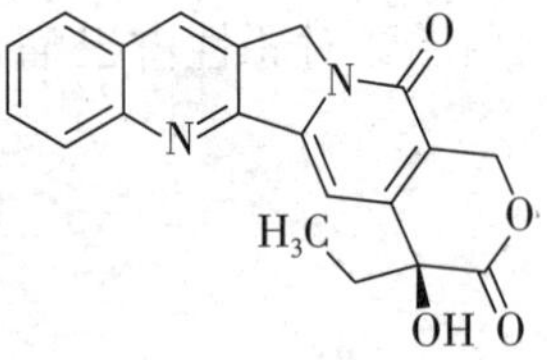

喜树碱 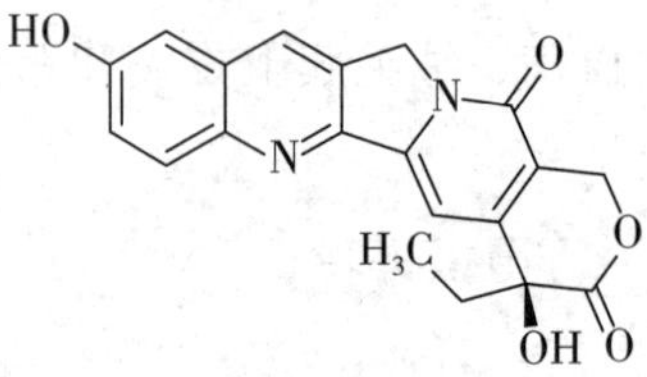　　　　　　　　羟基喜树碱 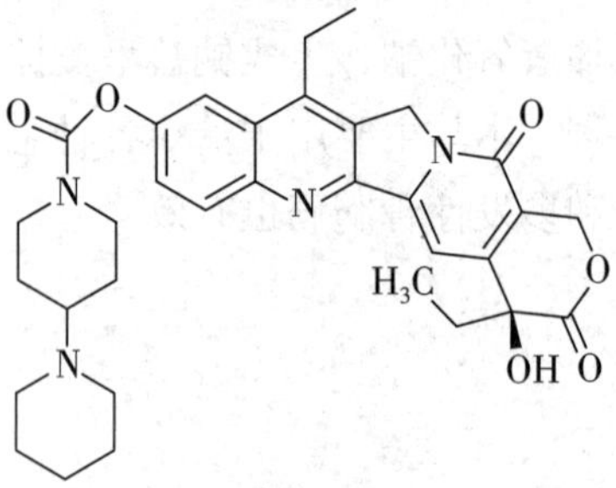　　　　　　　　伊立替康

（二）长春碱类抗肿瘤药

长春碱类抗肿瘤药是由夹竹桃科植物长春花分离得的抗肿瘤活性生物碱，有长春碱和长春新碱。长春碱的衍生物长春地辛和长春瑞滨，毒性更低。

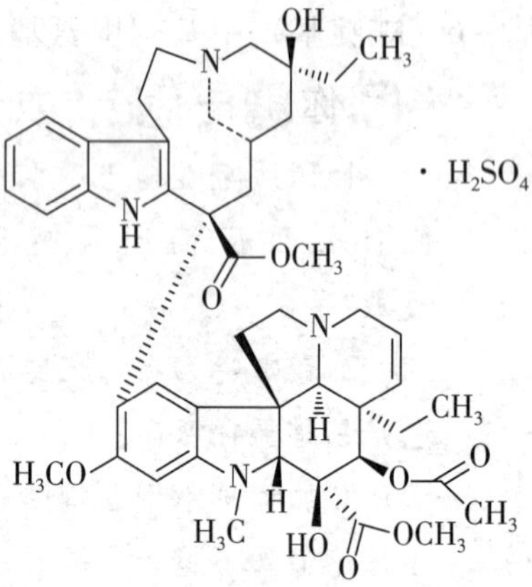

硫酸长春碱 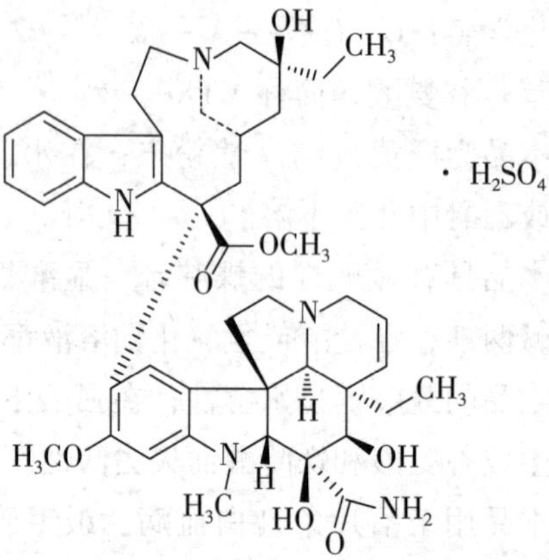　　　　　　　　　　　硫酸长春地辛

（三）紫杉烷类抗肿瘤药

紫杉烷类抗肿瘤药物主要指紫杉醇及其衍生物，是近年来新发展起来的新抗肿瘤药物。紫杉醇是 1971 年从太平洋红豆杉的树皮中分离和提取的一种具有紫杉烯环的二萜类化合物，具有很强的抗肿瘤活性。临床上主要用于治疗卵巢癌、乳腺癌和非小细胞癌。半合成衍生物多西他赛，水溶性更好，毒性更小，抗癌谱更广，活性更强。

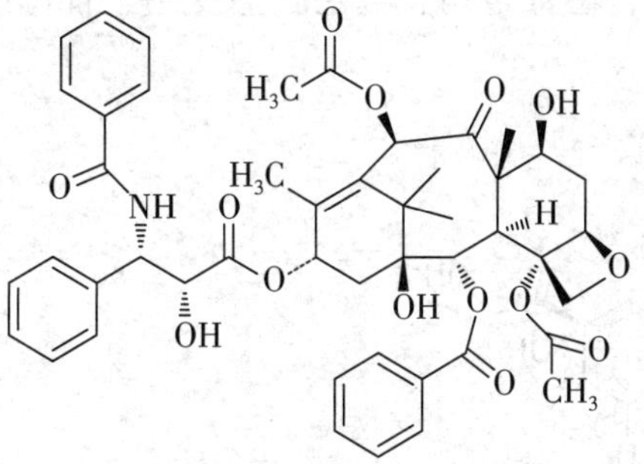

紫杉醇 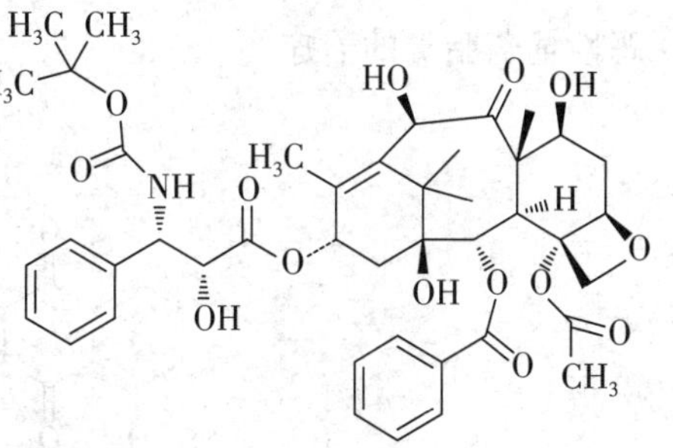　　　　　　　　　　　　多西他赛

请你想一想

　　患者，男，61岁。临床诊断为胃癌，行胃癌根治术后，医生制定了多西他赛＋顺铂＋氟尿嘧啶的化疗方案。你能指出这几种药物分别属于哪类抗肿瘤药物吗？

二、抗肿瘤抗生素

　　常用的抗肿瘤抗生素有多肽类（更生霉素、博来霉素、平阳霉素）和蒽醌（阿霉素、丝裂霉素、柔红霉素）两大类。

放线菌素 D

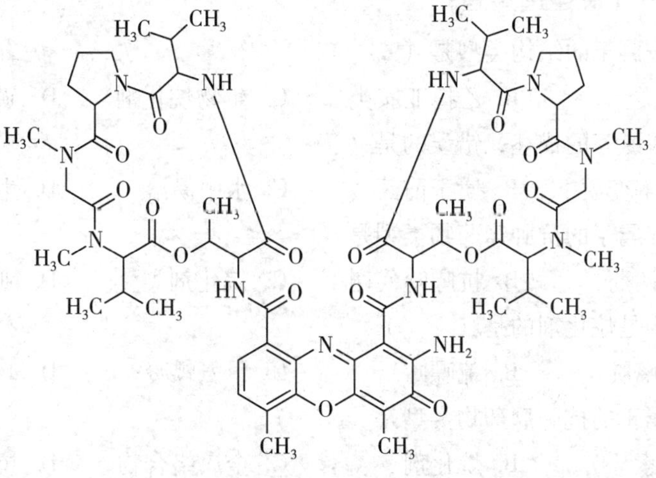

　　本品为鲜红色结晶或橙红色结晶性粉末，无臭，有引湿性；遇光和热不稳定；几乎不溶于水，微溶于乙醇，略溶于甲醇，在丙酮、三氯甲烷或异丙醇中易溶；熔点为243～248℃（分解）。

　　本品又名更生霉素，我国1957年从放线菌培养液中提取得到，与国外产品一样。放线菌素能与 DNA 结合形成复合体，阻碍 RNA 多聚酶的功能，抑制 RNA 合成，特别是 mRNA 合成，从而阻碍蛋白质合成，抑制肿瘤细胞生长。

　　本品的抗瘤谱较窄，主要用于恶性淋巴瘤、霍奇金病、绒毛膜上皮癌、肾母细胞瘤、恶性葡萄胎等的治疗。

多柔比星

　　本品又名阿霉素，20 世纪 70 年代从放线菌的培养液中分离得到。

　　本品为橘红色针状结晶。盐酸多柔比星在水中易溶，水溶液稳定；熔点为 201～205℃。

　　本品具有蒽醌结构，在碱性条件下不稳定，易迅速分解。

　　本品其抗癌谱较广，不仅可用于治疗急、慢性白血病和恶性淋巴瘤，还可以用于治疗乳腺癌、膀胱癌、甲状腺癌、肺癌、卵巢癌等实体瘤。

目标检测

一、A 型题（最佳选择题）

1. 环磷酰胺属于的结构类型是（　　　）

　　A. 氮芥类　　　　　B. 乙撑亚胺类　　　C. 生物烷化剂　　　D. 磺酸酯类

2. 有关盐酸氮芥的描述，错误的是（　　　）

　　A. 易水解变质　　　B. 属于前药　　　　C. 水中易溶　　　　D. 生物烷化剂

3. 氟尿嘧啶属于的抗肿瘤药物类型是（　　　）

　　A. 抗代谢药　　　　B. 抗嘌呤代谢　　　C. 烷化剂类　　　　D. 亚硝基脲类

4. 下列药物是烷化剂的是（　　　）

　　A. 氟尿嘧啶　　　　B. 巯嘌呤　　　　　C. 甲氨蝶呤　　　　D. 环磷酰胺

5. 白消安属于的抗肿瘤药物类型是（　　　）

　　A. 抗生素　　　　　B. 烷化剂　　　　　C. 金属络合物　　　D. 抗代谢药

6. 可使溴试液的红色消退的药物是（　　　）

　　A. 盐酸氮芥　　　　B. 甲氨蝶呤　　　　C. 顺铂　　　　　　D. 氟尿嘧啶

7. 抗尿嘧啶代谢的药物是（　　　）

　　A. 顺铂　　　　　　B. 阿霉素　　　　　C. 长春新碱　　　　D. 氟尿嘧啶

8. 不属于烷化剂的抗肿瘤药是（　　　）

　　A. 氮芥　　　　　　B. 环磷酰胺　　　　C. 巯嘌呤　　　　　D. 卡莫司汀

9. 下列药物为金属络合物类抗肿瘤药物的是（　　）

    A. 塞替派　　　　B. 顺铂　　　　　C. 氟尿嘧啶　　　D. 巯嘌呤

10. 下列性质与顺铂不符的是（　　）

    A. 黄色固体　　　B. 对空气稳定　　C. 水溶液不稳定　D. 不溶于水

11. 有亚硝基脲结构的药物是（　　）

    A. 环磷酰胺　　　B. 卡莫司汀　　　C. 阿霉素　　　　D. 巯嘌呤

12. 抗肿瘤药物紫杉醇属于（　　）

    A. 生物碱类　　　B. 抗生素类　　　C. 嘧啶类　　　　D. 嘌呤类

13. 下列药物属于甲磺酸酯类烷化剂的是（　　）

    A. 环磷酰胺　　　B. 白消安　　　　C. 磺巯嘌呤钠　　D. 卡莫司汀

14. 属于叶酸类抗代谢药物的是（　　）

    A. 喜树碱　　　　B. 巯嘌呤　　　　C. 多柔比星　　　D. 甲氨蝶呤

15. 以下不属于天然抗肿瘤药物的是（　　）

    A. 多柔比星　　　B. 放线菌素D　　　C. 长春新碱　　　D. 氟尿嘧啶

二、X 型题（多项选择题）

16. 属于烷化剂类抗肿瘤药物的是（　　）

    A. 盐酸氮芥　　　B. 环磷酰胺　　　C. 卡莫司汀　　　D. 氟尿嘧啶

17. 下列药物不是白色固体的是（　　）

    A. 顺铂　　　　　B. 甲氨蝶呤　　　C. 多柔比星　　　D. 巯嘌呤

18. 含有硫元素的有（　　）

    A. 环磷酰胺　　　B. 巯嘌呤　　　　C. 塞替派　　　　D. 氟尿嘧啶

19. 属于抗代谢类抗肿瘤药的是（　　）

    A. 甲氨蝶呤　　　B. 巯嘌呤　　　　C. 塞替派　　　　D. 氟尿嘧啶

20. 下列属于天然抗肿瘤药的是（　　）

    A. 喜树碱　　　　B. 紫杉醇　　　　C. 长春碱　　　　D. 更生霉素

（陈红燕）

书网融合……

微课　　　　划重点　　　　自测题

第十四章 甾体激素类药物

学习目标

知识要求

1. **掌握** 甾体激素类药物的基本结构和共有的化学性质；炔雌醇、黄体酮、醋酸氢化可的松、醋酸地塞米松的结构特点、化学性质、作用用途。

2. **熟悉** 雌二醇、己烯雌酚、甲睾酮、苯丙酸诺龙、炔诺酮等药物的结构特点、理化性质、作用与用途。

3. **了解** 其他甾体类药物的名称、结构特点、理化性质、作用用途及药物化学命名。

能力要求

学会应用甾体类药物的理化性质解决药物制剂的生产、贮存、检验及使用等工作岗位中的实际问题。

实例分析

实例 某男孩经常用醋酸地塞米松软膏治疗皮肤病，每次不经过皮肤病医生的诊断，稍有一些不适（尤其是面部），就自选含有激素的药物外涂。结果却诱发了令人烦恼的并发症。

分析 感染性皮肤病，只外用醋酸地塞米松软膏不但无效，还会使局部抵抗力降低，令病情加重，甚至会导致药物依赖性皮炎（激素依赖性皮炎）。

第一节 概述

PPT

一、概念与作用

甾体激素是由内分泌细胞分泌的高效生物活性物质。在体内作为信使传递信息，通过调节各种组织细胞的代谢活动影响人体的生理活动。虽在体内的浓度极低，但具有重要的生理功能。其在保持机体内平衡和正常生理活动、促进性器官的发育、维持生殖系统的功能、治疗皮肤病及控制生育等方面发挥着广泛的作用，是临床常用药物。

二、甾体类药物的分类与母核结构

甾体激素类药物按药理作用可分为性激素和肾上腺皮质激素。性激素包括雌激素、雄激素、孕激素、抗孕激素；肾上腺皮质激素包括糖皮质激素、盐皮质激素。按化学结构可分为雌甾烷、雄甾烷、孕甾烷三类。

甾体激素的母核为环戊烷并多氢菲，各原子的编号如下：

甾体药物基本母核

A、B、C 三个六元环构成菲烷，五元环结构的 D 环为环戊烷，环上共 17 个碳原子。

雌甾烷：仅 C_{13} 位有甲基侧链，甲基碳原子编号为 18。

雄甾烷：C_{10} 位和 C_{13} 位均有甲基侧链，C_{10} 位的甲基碳原子编号为 19。

孕甾烷：C_{10} 位和 C_{13} 位有甲基、C_{17} 位含有乙基侧链，乙基碳原子编号为 20、21。

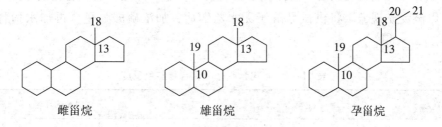

雌甾烷　　　　　　　　雄甾烷　　　　　　　　孕甾烷

你知道吗

甾体化合物的命名规则

1. 处于甾环平面上方的取代基为 β 构型，用实线表示；处于甾环平面下方的取代基为 α 构型，用虚线表示；构型未定者为 ξ 构型（读"克西"），用波纹线表示。

2. 用"去甲基"或"降甲基"表示比原化合物减少一个甲基或环缩小时减少一个碳原子；用"高甲基"表示环扩大或侧链增加一个碳原子。

3. 有些甾体药物要用其类似的甾核作母体，命名时用氢化或去氢来表示增加或失去二个氢原子（失氧表示少一个氧原子）。

4. 双键的位次除用阿拉伯数字表示外，亦可用"△"来表示，如"$\triangle^{1,4}$"表示 1，2 位间及 4，5 位间各有一个双键，读作"1，4 - 二烯"。

5. 在甾体药物的命名中，先选择一个适当的母核，在母核前后分别加上取代基的位次、构型及名称。

例：

17β - 羟基 - 19 - 去甲基 - 17α - 孕甾 - 4 - 烯 - 20 - 炔 - 3 - 酮

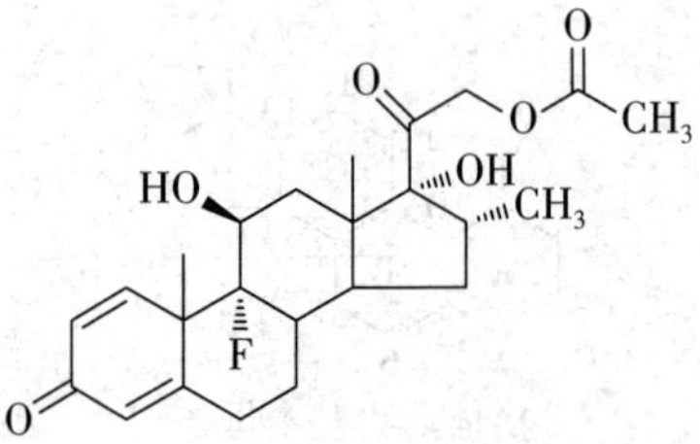

16α-甲基-11β,17α,21-三羟基-9α-氟孕甾-1,4-二烯-3,20-二酮-21-醋酸酯

三、甾体类药物共有的化学性质

1. 含氧多环的显色反应 甾体激素类药物为含氧多环化合物，遇硫酸等强酸都会呈色，以至荧光现象。将供试品溶于无水乙醇后，加浓硫酸显色，再加水稀释观察（表14-1）。 🄴微课

表14-1 常见含氧多环化合物显色反应

药物	呈色	荧光	加水稀释后
炔雌醇	橙红色	黄绿色	絮状玫瑰红色
炔雌醚	橙红色	黄绿色	红色
炔孕酮	红色	亮红色	黄褐色
甲睾酮	淡黄色	黄绿色	淡黄绿色荧光
地塞米松	淡黄棕色（5分钟内）	无	颜色消失
氢化可的松	棕色红色（5分钟内）	绿色	黄色至橙黄色，微带绿色荧光

2. 酮基的显色反应 C_{13}位、C_{20}位的酮羰基，可与肼类试剂，如异烟肼、硫酸苯肼等，反应生成黄色的腙类化合物沉淀。

3. 甲基酮的显色反应 孕激素类药物有甲基酮结构，甲基被酮羰基活化，易与亚硝基铁氰化钠反应呈色。

4. α-醇酮结构的显色反应 糖皮质激素的 C_{17} 位侧链有 α-醇酮结构，显还原性，与碱性酒石酸铜反应，生成氧化亚铜红色沉淀。

5. 炔基的沉淀反应 炔雌醇、炔诺酮等药物，具有乙炔基，与硝酸银反应，生成白色的炔银沉淀。

> 📖 **请你想一想**
> 1. 甾体激素类药物常分为哪几类？
> 2. 甾体激素类药物的特征性反应有哪些？

PPT

第二节　雌甾烷类药物

一、甾体雌激素

雌激素由卵巢分泌，其作用是促进女性性器官的发育成熟及维持第二性征，与孕激素一起完成女性性周期、妊娠、授乳等方面的生理作用。此外，还有降低血胆固醇作用。临床用于雌激素缺乏症、性周期障碍等，也用于治疗绝经症状和骨质疏松、乳腺癌和前列腺癌，并常与孕激素组成复方避孕药。

人体内天然雌激素有雌酮、雌二醇、雌三醇。生理活性（注射给药）分别为：雌二醇 > 雌酮 > 雌三醇。

雌酮　　　　　　　　　雌二醇　　　　　　　　　雌三醇

天然雌激素在消化系统迅速被破坏，所以口服几乎无效。对雌二醇进行结构改造，研制出一些时效长、活性高、更稳定和能够口服的衍生物，如戊酸雌二醇、苯甲酸雌二醇、炔雌醇、炔雌醚等。

雌二醇

化学名：雌甾 – 1，3，5（10）– 三烯 – 3，17β – 二醇。

本品为白色或乳白色结晶性粉末，有吸湿性，无臭；可溶于二氧六环或丙酮，略溶于乙醇，不溶于水；熔点为 175 ~ 180℃；比旋度为 + 75° ~ + 82°（10mg/ml 的二氧六环溶液）；在 280nm 波长处有最大吸收。

本品 C_3 上有酚羟基，显酸性，可溶解于 NaOH 溶液。

本品与硫酸作用，显黄绿色荧光，加三氯化铁试液显草绿色，再加水稀释，变为红色。

本品的氢氧化钠溶液与苯甲酰氯反应生成苯甲酸酯，熔点为 190 ~ 196℃。

本品临床上主要用于治疗雌激素不足所引起的各种疾病。

长期使用会导致内分泌失调、子宫出血、白带增多、乳房胀痛等现象。

本品在消化道迅速被破坏，作用时间短，故不能口服。

本品应遮光，密封保存。

炔雌醇

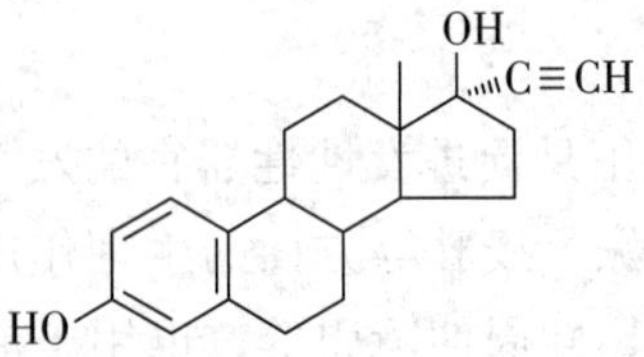

化学名：3 - 羟基 - 19 - 去甲基 - 17α - 孕甾 - 1，3，5（10）- 三烯 - 20 - 炔 - 17 - 醇。

本品为白色或类白色结晶性粉末，无臭；易溶于乙醇、丙酮、乙醚，可溶解于三氯甲烷，不溶于水；熔点为 180 ~ 186℃；比旋度为 - 26° ~ - 31°（4mg/ml 的吡啶溶液）。

本品在硫酸中显橙红色，于反射光下呈黄绿色荧光，用水稀释后呈现玫瑰红色凝聚状沉淀。

本品分子具有乙炔基（-C≡CH），在乙醇溶液中遇硝酸银试液，生成白色的炔雌醇银盐沉淀。

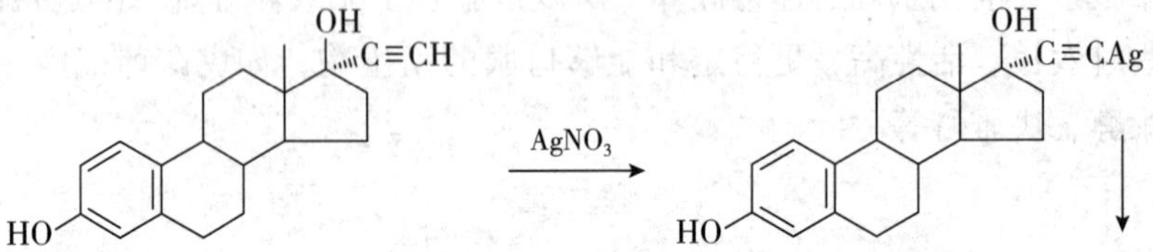

请你想一想

1. 雌二醇能与三氯化铁作用显色吗？为什么？

2. 炔雌醇与硝酸银试剂反应会生什么现象？

本品为口服、高效、长效雌激素，活性为雌二醇的 7 ~ 8 倍，临床用于月经紊乱、子宫发育不全、前列腺癌等。

本品与孕激素合并有抑制排卵协同作用，与孕激素配伍制成口服避孕片。

长期使用会导致内分泌失调、子宫出血、白带增多、乳房胀痛等现象。

本品妊娠及哺乳期妇女禁用。

二、非甾体雌激素

己烯雌酚是人工合成的非甾体雌性激素，作用与雌二醇相同，但活性更强，其反式立体结构的两个官能团间距离为 0.855nm，与天然雌激素相同。

己烯雌酚

化学名：（E）－4，4′－（1，2－二乙基－1，2－亚乙烯基）双苯酚。

本品为无色结晶或白色结晶性粉末，几乎无臭；溶于乙醇、乙醚、脂肪油或稀氢氧化钠溶液，微溶于三氯甲烷，几乎不溶于水；熔点为169～172℃。

本品结构中有双键，反式异构体供药用，顺式结构活性只有其十分之一。

本品与硫酸作用显橙黄色，加水稀释后颜色消失。

本品含两个酚羟基，溶于稀乙醇后，加三氧化铁溶液，生成绿色配合物。

本品与醋酐、无水吡啶一起加热反应，生成二乙酰己烯雌酚；干燥后熔点为121～124℃。

本品用于卵巢功能不全或垂体功能异常所引起的月经紊乱，大剂量用于前列腺癌，常用其酚羟基衍生物。如己烯雌酚丙酸酯和己烯雌酚磷酸酯及钠盐。

长期使用会导致内分泌失调、子宫出血、白带增多、乳房胀痛等现象。

本品妊娠及哺乳期妇女禁用。儿童、老年患者用药易引起钠潴留和高钾血症，应慎用。

第三节 雄甾烷类药物

雄甾烷类药物主要包括雄激素和蛋白同化激素。

PPT

一、雄激素

雄激素主要由睾丸产生。少量雄激素是由肾上腺皮质、卵巢、胎盘分泌，其作用是促进男性器官的发育成熟及维持男性第二性征；雄激素还具蛋白同化活性，能促进蛋白质的合成，抑制蛋白质的代谢，使肌肉生长发达，骨骼粗壮。结构改造可使其蛋白同化作用增强，雄性作用降低，成为一类蛋白同化激素。临床上雄激素用于内源性激素分泌不足的补充疗法，而蛋白同化激素用于治疗病后虚弱和营养不良。

甲睾酮

化学名：17α－甲基－17β－羟基雄甾－4－烯－3－酮。

本品为白色或类白色结晶性粉末，无臭，微有引湿性；易溶于乙醇、丙酮、三氯甲烷，略溶于乙醚，微溶于植物油，不溶于水；熔点为 163～167℃；比旋度为 +79°～+85°（10mg/ml 的乙醇溶液）

本品加硫酸 - 乙醇溶解，显黄色并带有黄绿色荧光。

本品与醋酐吡啶反应得到醋酸酯化合物，熔点为 176℃。

本品作用同睾丸素，作用更强，口服有效。本品用于男性缺乏睾丸素所引起的各种疾病，亦可用于女性功能性子宫出血和迁移性乳腺癌等。

本品对肝脏有一定的毒性，如产生黄疸。女性大剂量使用本品具有男性化的副作用。

二、蛋白同化激素

蛋白同化激素能促进蛋白质的合成、抑制蛋白质的代谢作用，故能促进肌肉的增长。如苯丙酸诺龙、羟甲烯龙、达那唑、氯司替勃等。

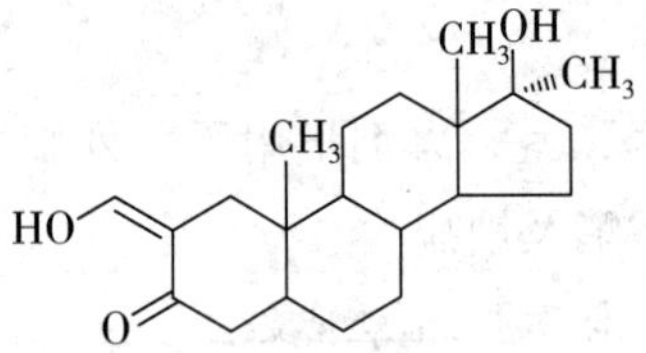

羟甲烯龙 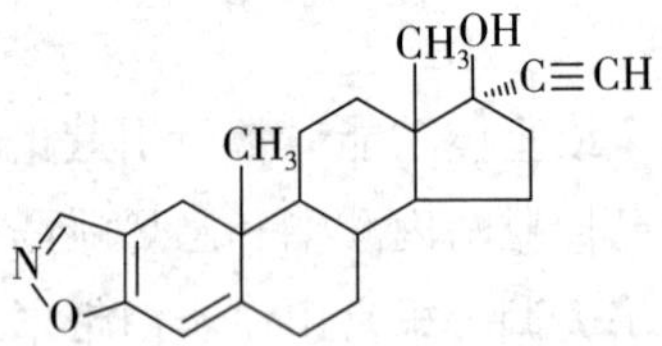　　　　　　　达那唑 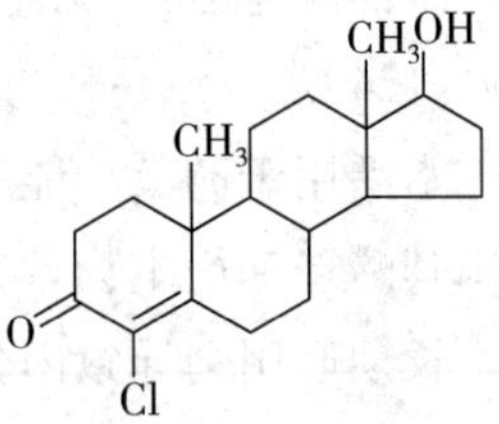　　　　　　　氯司替勃

苯丙酸诺龙

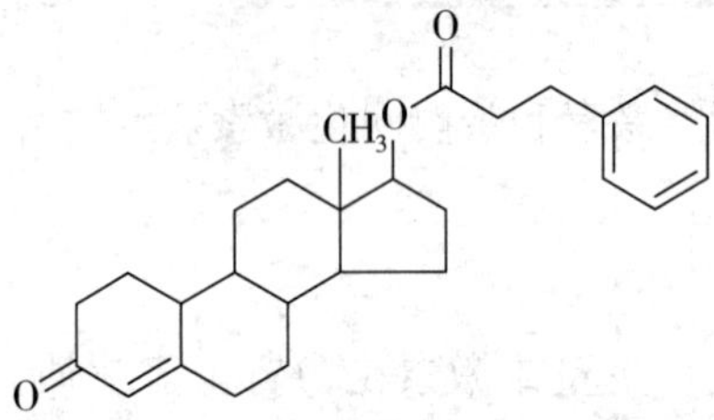

化学名：17β - 羟基雌甾 -4 - 烯 -3 - 酮 -17β - 苯丙酸酯。

本品为白色或类白色结晶性粉末，有特殊臭；本品溶解于乙醇，略溶于植物油，几乎不溶于水；熔点为 93～99℃；比旋度为 +48°～ +51°（10mg/ml 的二氧六环溶液）；281 ±1nm 处有最大吸收。

本品 A 环有酮基结构，其甲醇溶液与醋酸氨基脲缩合，生成缩氨脲衍生物，熔点为 182℃，熔融时分解。

本品可促进蛋白质的合成代谢及骨钙蓄积。用于烫伤、恶性肿瘤手术前后、骨折后不愈合、严重骨质疏松症、早产儿、侏儒症及营养吸收不良、慢性腹泻和一些消耗性疾病。

长期使用时有轻微男性化倾向及肝脏毒性。

高血压、妊娠期妇女及前列腺癌患者禁用。

第四节 孕甾烷类药物

PPT

一、孕激素

天然孕激素黄体酮是由女性卵泡排卵后形成的黄体所分泌，妊娠后改由胎盘分泌。黄体酮具有维持妊娠和正常月经的功能，同时还具有妊娠期间抑制排卵的作用，是天然的避孕药。黄体酮口服易代谢失活，仅能注射给药。在黄体酮结构中改造得口服黄体酮类合成孕激素醋酸甲羟孕酮、醋酸甲地孕酮、氯地孕酮。

黄体酮

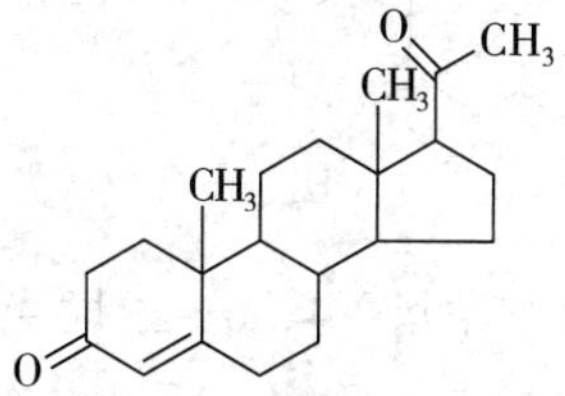

化学名：孕甾－4－烯－3，20－二酮，又名孕酮、助孕素。

本品为白色或几乎白色的结晶性粉末，无臭，无味；极易溶解于三氯甲烷，溶解于乙醇、乙醚或植物油，不溶于水；熔点为 128 ~ 131℃；比旋度为 +186° ~ +198°（10mg/ml 的乙醇溶液）。

本品分子具有酮基结构，与羰基试剂异烟肼反应缩合生成黄色的异烟腙。

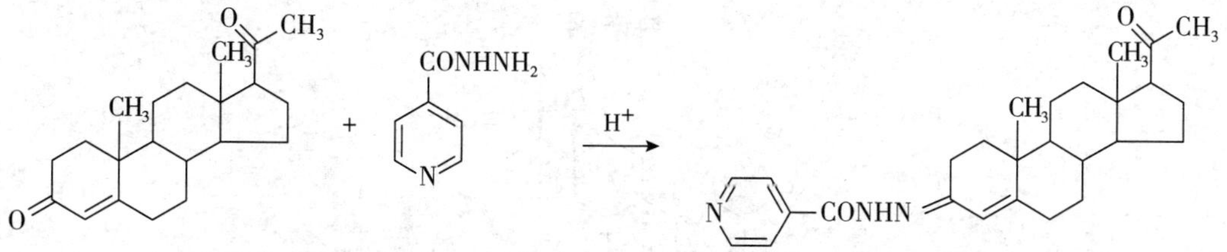

本品分子有甲基酮结构，在碳酸钠及醋酸铵存在下，能与亚硝基铁氰化钠反应生成蓝紫色的阳离子复合物。此反应是黄体酮的专属性反应，其他甾体药物均呈淡紫色或不显色。

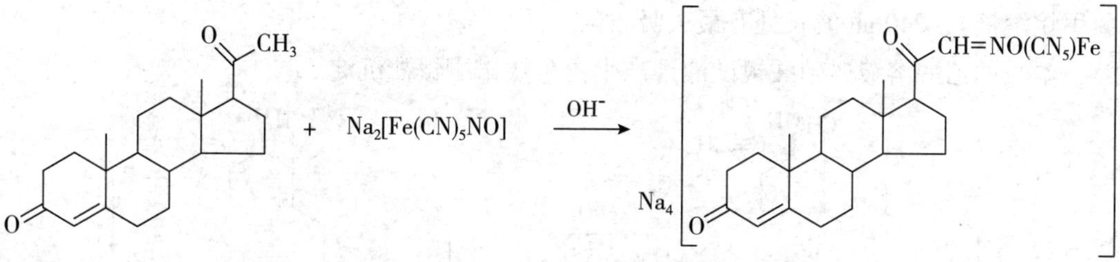

本品为孕激素，有保胎作用。临床上用于黄体机能不足引起的先兆性流产和习惯

性流产、月经不调等症，与雌激素类药物合用能抑制排卵，可作避孕药。本品口服无效，经注射给药。

请你想一想

1. 黄体酮与异烟肼反应生成什么类型化合物而呈黄色沉淀？
2. 甲基酮结构能与什么试剂发生显色反应？

醋酸甲地孕酮

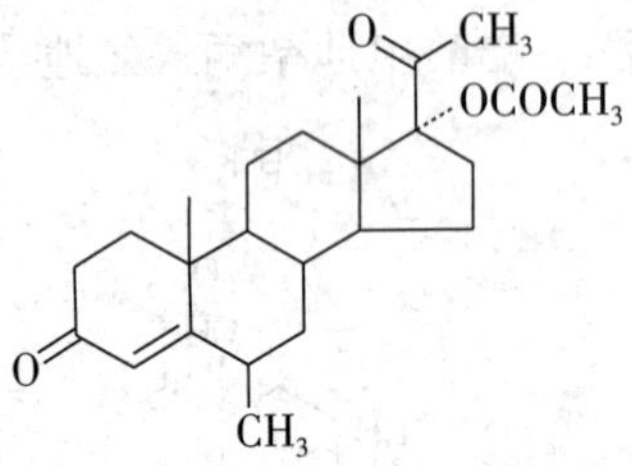

化学名：6－甲基－17α－羟基孕甾－4，6－二烯－3，20－二酮－17－醋酸酯。

本品为白色或类白色结晶性粉末，无臭、无味；在三氯甲烷中易溶，在丙酮或醋酸乙酯中溶解，乙醇中微溶，水中不溶；熔点为 213～220℃；比旋度为 +9°～+12°（50mg/ml 的三氯甲烷溶液）。

本品加乙醇制氢氧化钾试液，水浴加热，冷却，加硫酸煮沸，即产生乙酸乙酯的香气。

本品与硫酸铁铵溶液作用，呈现黄绿色至绿色。

本品作用同黄体酮，用作高效口服避孕药。

炔诺酮

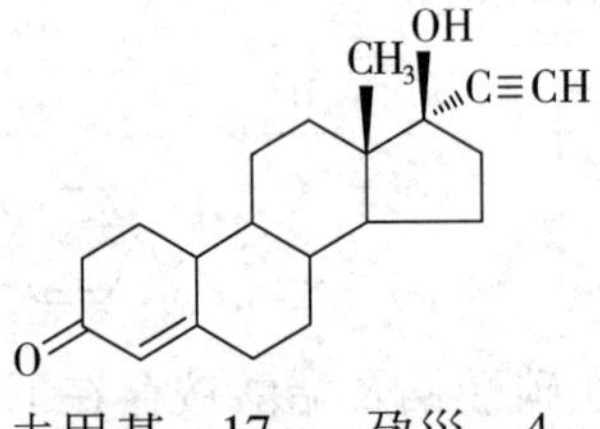

化学名：17β－羟基－19－去甲基－17α－孕甾－4－烯－20－炔－3－酮。

本品为白色或类白色结晶性粉末，无臭，味微苦；溶解于三氯甲烷，微溶于乙醇，略溶于丙酮，不溶于水；熔点为 202～208℃；比旋度为 −22°～−28°（10mg/ml 的三氯甲烷溶液）；240nm 波长处有最大吸收。

本品的乙醇溶液遇硝酸银试液，产生白色炔诺酮银盐沉淀。

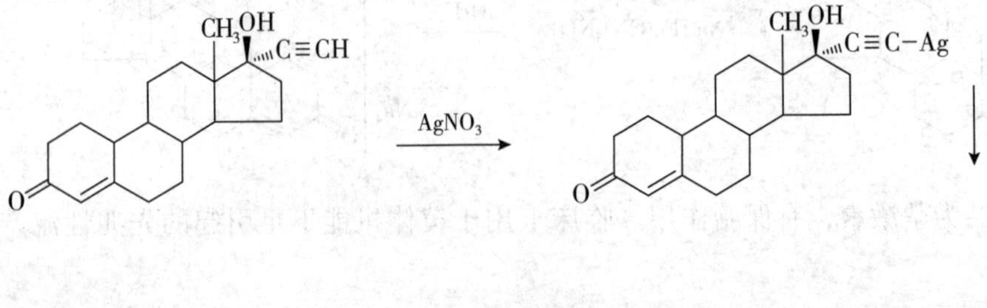

本品与盐酸羟胺及醋酸钠共热生成炔诺酮肟，熔点为115℃。

本品具较强的抑制排卵作用，有轻度的雄激素作用和雌激素作用。临床用于治疗功能性子宫出血、痛经、子宫内膜异位症等；与炔雌醇合用作为短效口服避孕药。

请你想一想

乙炔基结构的化合物能与什么试剂反应生成白色沉淀？

二、肾上腺皮质激素

肾上腺皮质激素是肾上腺皮质受脑垂体前叶分泌的促肾上腺皮质激素刺激所产生的一类激素。其分为盐皮质激素和糖皮质激素。盐皮质激素主要调节机体的水、盐代谢和维持电解质平衡，较少使用；糖皮质激素主要与糖、脂肪、蛋白质的代谢和生长发育有关，大剂量使用时，可产生抗炎、抗毒、抗休克和抗过敏等作用，故又称抗炎激素。常用药物有醋酸氢化可的松、醋酸泼尼松、倍他米松、氟氢松和醋酸地塞米松等。

醋酸氢化可的松

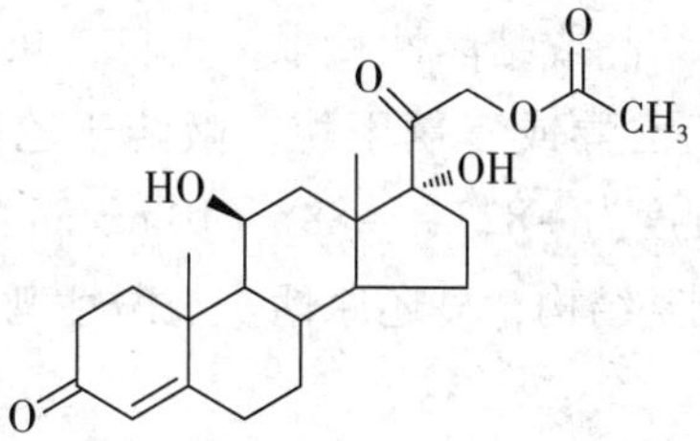

化学名：11β，17α，21 - 三羟基孕甾 - 4 - 烯 - 3，20 - 二酮 - 21 - 醋酸酯。

本品为白色或几乎白色的结晶性粉末，无臭；微溶于乙醇或三氯甲烷，不溶于水；熔点为 $216 \sim 224$℃，熔融时同时分解；比旋度为 $+158° \sim +165°$（10mg/ml 的二氧六环溶液）。

本品加硫酸溶解后，即显黄色至棕黄色，并带绿色荧光。

本品加乙醇溶解后，加新制的硫酸苯肼试液，加热，生成苯腙而显黄色。

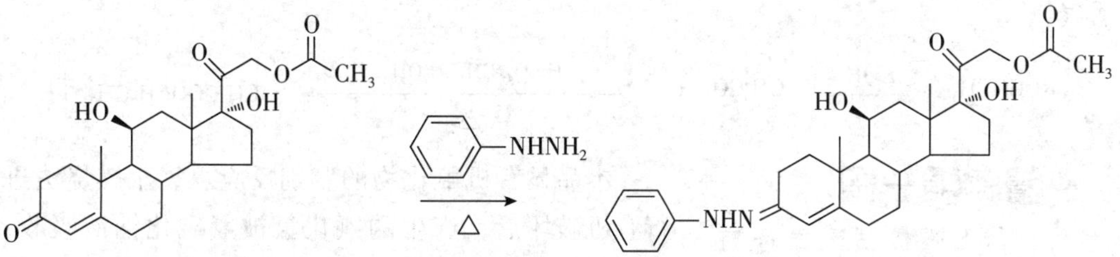

本品加乙醇制氢氧化钾试液，水浴加热，冷却，加硫酸煮沸即产生醋酸乙酯的香气。

本品主要用于治疗风湿病、类风湿关节炎、红斑狼疮等结缔组织病，还可用于免疫抑制、抗休克等。

长期使用会出现类肾上腺皮质功能亢进综合征，诱发或加重感染、溃疡、心血管疾病、糖尿病、精神失常、癫痫，妨碍伤口愈合，抑制儿童生长发育等不良反应。如果突然停药还会出现原来病情加重的反跳现象。

长期用药须逐渐减量停药，并在停药时加用促肾上腺皮质激素（ACTH）。一旦出现反跳现象应恢复激素用量，待症状缓解后再缓慢减量停药。

醋酸地塞米松

化学名：16α – 甲基 – 11β，17α，21 – 三羟基 – 9α – 氟孕甾 – 1，4 – 二烯 – 3，20 – 二酮 – 21 – 醋酸酯。

本品为白色或类白色的结晶或结晶性粉末，无臭，味微苦；易溶于丙酮，可溶解于甲醇或无水乙醇，略溶于乙醇或三氯甲烷，微溶于乙醚，不溶水；熔点为 $223 \sim 233$℃，熔融同时分解；比旋度为 $+82° \sim +88°$（10mg/ml 的二氧六环溶液）。

本品 C_{17} 上具有 α – 醇酮基结构，显还原性，与碱性酒石酸铜试液作用，生成氧化亚铜，呈现红色沉淀。

本品加乙醇制氢氧化钾试液，水浴加热，冷却，加硫酸煮沸，产生醋酸乙酯的香气。

$$ROCOCH_3 \xrightarrow{\text{KOH}} CH_3COOH \xrightarrow[\triangle]{\text{H}_2\text{SO}_4,\ \text{CH}_3\text{CH}_2\text{OH}} CH_3COOCH_2CH_3 \uparrow$$

请你想一想

肾上腺皮质激素因有 α – 醇酮结构，可与什么试剂反应产生红色沉淀？

本品显有机氟化物的鉴别反应。氧瓶燃烧法进行有机破坏后，产生的氟化氢被氢氧化钠液吸收，得氟化钠水溶液，加入茜素氟蓝试液及硝酸亚铈试液，生成蓝紫色配位化合物。

本品抗炎作用是醋酸氢化可的松的 25 倍。应用于治疗肾上腺皮质功能减退症、风湿性关节炎、类风湿关节炎、红斑狼疮等，支气管哮喘、皮炎等过敏性疾病及急性白血病。

实训十四　炔雌醇与醋酸氢化可的松的性质

一、实训目的

1. 认识炔雌醇与醋酸氢化可的松的结构与性质。
2. 学会验证炔雌醇与醋酸氢化可的松的方法和操作技能。
3. 能够分析和解决实训操作中遇到的实际问题。

二、试药及器材

药品：炔雌醇、醋酸氢化可的松。

试剂：乙醇、硫酸、三氯化铁试液、硝酸银试液、乙醇制氢氧化钾试液、硫酸苯肼试液。

仪器材料：电子秤、试管、量筒、玻璃棒、胶头滴管、水浴锅。

三、实训原理

（一）炔雌醇

1. 硫酸显色反应　本品为含氧多环结构，遇硫酸显橙红色，光照呈黄绿色荧光，加水稀释后出现玫瑰红色絮状沉淀。

2. 炔银沉淀反应　本品具有乙炔基结构，其乙醇溶液与硝酸银反应，生成炔银白色沉淀。

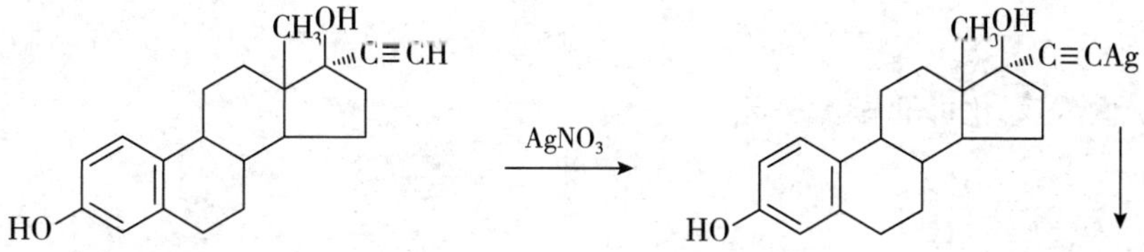

（二）醋酸氢化可的松

1. 硫酸显色反应　本品具有含氧多环结构，与硫酸作用，呈现黄色至棕黄色，并带绿色荧光。

2. 成腙反应　本品有酮基结构，与苯肼发生缩合反应，生成苯腙类化合物，呈现黄色沉淀。

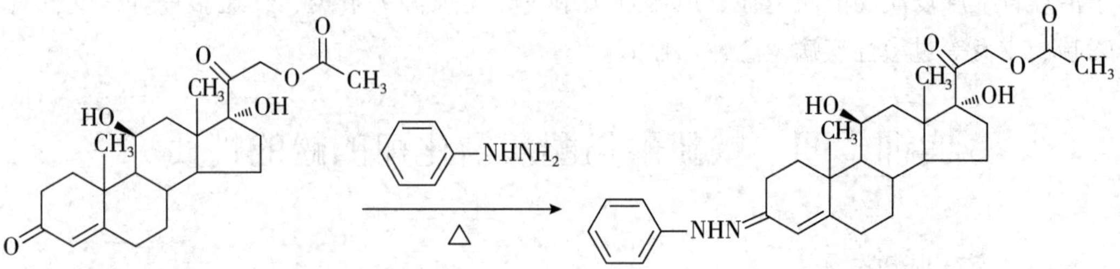

四、操作步骤

（一）炔雌醇

1. 取本品 2mg，加硫酸 2ml 使溶解，观察颜色变化，加水稀释，观察并记录现象变化。

2. 取本品 10mg，加乙醇 1ml 溶解后，加硝酸银试液 5 滴，观察并记录现象变化。

（二）醋酸氢化可的松

1. 取本品约 2mg，加硫酸 2ml，振摇溶解，观察颜色变化，加 10ml 水稀释，观察并记录现象变化。

2. 取本品约 0.1mg，加乙醇 1ml 溶解后，加新制的硫酸苯肼试液 5ml，在 70℃水浴加热 15 分钟，观察并记录现象变化。

五、实训现象与解释

（一）炔雌醇

1. 现象：

解释：

2. 现象：

解释：

（二）醋酸氢化可的松

1. 现象：

解释：

2. 现象：

解释：

六、思考题

1. 炔雌醇与硝酸银试液反应，生成什么物质？有何现象？

2. 炔雌醇是否有酚的结构与性质？

3. 醋酸氢化可的松具有 α - 醇酮结构，有什么性质？与什么试剂反应产生红色沉淀？

4. 醋酸氢化可的松与硫酸作用，有什么现象？

目标检测

一、A 型题（最佳选择题）

1. 分子结构中具有 α - 醇酮基的药物是（　　）

 A. 醋酸地塞米松　　B. 苯丙酸诺龙　　　C. 黄体酮　　　　　D. 炔雌醇

2. 下列不属于天然性激素的是（　　）

 A. 雌酮　　　　　　B. 雌二醇　　　　　C. 炔雌醇　　　　　D. 雌三醇

3. 关于雌二醇的叙述，错误的是（　　）

 A. 天然雌激素　　　B. 口服有效　　　　C. 不溶于水　　　　D. 具有酚羟基结构

4. 关于己烯雌酚的叙述，错误的是（　　）

 A. 没有甾环结构　　B. 遇硫酸显色　　　C. 具酚结构　　　　D. 黄色固体

5. 关于黄体酮的叙述，错误的是（　　）

 A. 天然孕激素　　　B. 口服有效　　　　C. 母核为孕甾烷　　D. 与硫酸显色

6. 属于雄甾烷类药物的是（　　）

 A. 黄体酮　　　　　B. 醋酸地塞米松　　C. 甲睾酮　　　　　D. 炔诺酮

7. 具有甲基酮结构的药物是（　　）

 A. 苯丙酸诺龙　　　B. 黄体酮　　　　　C. 甲睾酮　　　　　D. 地塞米松

8. 遇碱性酒石酸铜试液会产生红色沉淀的药物是（　　）

 A. 醋酸地塞米松　　B. 黄体酮　　　　　C. 甲睾酮　　　　　D. 炔诺孕酮

9. 能与硝酸银试剂反应产生白色沉淀的药物是（　　）

 A. 黄体酮　　　　　B. 醋酸地塞米松　　C. 醋酸甲地孕酮　　D. 炔雌醇

10. 没有酮基结构的甾体激素类药物是（　　）

 A. 雌二醇　　　　　B. 黄体酮　　　　　C. 醋酸地塞米松　　D. 炔诺酮

11. 黄体酮能与亚硝基铁氰化钠作用显色，与其（　　）结构相关

 A. 酚羟基　　　　　B. 酮基　　　　　　C. 烯酮基　　　　　D. 甲基酮

12. 醋酸氢化可的松与（　　）试剂反应会呈现黄色沉淀

 A. 硝酸　　　　　　B. 硝苯银　　　　　C. 苯肼　　　　　　D. 酒石酸铜

13. 属于孕甾烷类激素的是（　　）

 A. 雌二醇　　　　　B. 炔雌醇　　　　　C. 地塞米松　　　　D. 甲睾酮

14. 物能与三氯化铁试液作用显草绿色，加水稀释后显红色的是（　　）

 A. 黄体酮　　　　　B. 醋酸地塞米松　　C. 醋酸甲地孕酮　　D. 雌二醇

15. 分子中含氟元素的药物是（　　）

 A. 甲睾酮　　　　　　　　　　　　　　B. 醋酸地塞米松

 C. 醋酸氢化可的松　　　　　　　　　　D. 雌二醇

16. 没有甾烷母核结构的药物是（　　）

A. 可的松　　　　B. 雌二醇　　　　C. 己烯雌酚　　　　D. 雌三醇

17. 与黄体酮性质不相符的描述是（　　）

    A. 甲基酮显色反应　　　　　　　　　B. 水中不溶

    C. 黄色结晶性粉末　　　　　　　　　D. 有酮基的显色反应

二、X 型题（多项选择题）

18. 口服有效的药物是（　　）

    A. 黄体酮　　　　B. 炔雌醇　　　　C. 雌二醇　　　　D. 甲睾酮

19. 可与硝酸银试液产生白色沉淀的药物是（　　）

    A. 黄体酮　　　　B. 炔雌醇　　　　C. 雌二醇　　　　D. 炔诺酮

20. 具有酚结构的甾体药物是（　　）

    A. 己烯雌酚　　　　B. 炔雌醇　　　　C. 雌二醇　　　　D. 炔诺酮

21. 属于孕甾烷类激素的是（　　）

    A. 黄体酮　　　　　　　　　　　　　B. 炔雌醇

    C. 醋酸氢化可的松　　　　　　　　　D. 醋酸地塞松

（熊　豚）

书网融合……

    e 微课　　　　　　划重点　　　　　　自测题

第十五章　维生素

实例分析

实例　某男孩 11 岁，视力下降严重，眼睛的外层较干燥。医生询问家长了解到男孩有偏食、饮食结构不合理问题，建议家长每天给予男孩服用规定量的维生素 A 软胶囊，并调整饮食，六周后，男孩的眼睛视力有明显改善。

分析　维生素 A 除了可以维持黏膜及上皮细胞的正常功能，还是视网膜感光物质视黄醛的基本原料。若人体缺乏维生素 A，易出现角膜软化病、夜盲症、干眼病及皮肤粗糙、干燥等症状。

维生素（vitamins）是维持动物和人体正常生长、发育、繁殖所必需的微量营养物质。其不是机体的构成物质，也不是能量来源，很多维生素是酶的辅酶和辅基的结构部分，主要作用是参与机体的能量转移和代谢调节。维生素是人类食物中必需的六大营养素（碳水化合物、蛋白质、脂肪、水、矿物质、维生素）之一，大多数维生素不能由人体合成，需从食物摄取，除天然来源外，多数维生素可由人工合成。

一般从食物所摄取的维生素量足以维持人体所需，但在某些生理过程或发生病理变化，如怀孕、哺乳、婴幼儿生长期、营养不良、吸收功能发生障碍时，人体对维生素的需要量将增加，一旦缺乏，就会引起维生素缺乏症。服用维生素过量，不但无益，还可能引起中毒。

现已发现的维生素有 60 余种。通常根据发现的先后，命名为维生素 A、B、C、D、E、K 等。维生素分为脂溶性维生素和水溶性维生素两大类。脂溶性维生素包括维生素 A、D、E、K 等；水溶性维生素包括维生素 B 类（B_1、B_2、B_6、B_{12} 等）、维生素 C、烟酸、烟酰胺、生物素、泛酸、叶酸等。

PPT

第一节 脂溶性维生素

一、维生素 A

1913 年，美国科学家发现，鱼肝油可以治愈干眼病、夜盲症。1931 年从鱼肝油中分离出视黄醇，并确定了其结构，现命名为维生素 A_1，主要以棕榈酸酯形式存在于海水鱼、蛋黄和哺乳动物肝组织中。后来又从淡水鱼鱼肝中分离得到 3 - 脱氢视黄醇，现命名为维生素 A_2，主要存在于淡水鱼的肝中。植物中仅含维生素 A 原，如 β - 胡萝卜素、玉米黄色素等，可被小肠的酶作用得到维生素 A_1。

维生素 A_1、A_2 都具有环己烯及共轭多烯侧链结构，维生素 A_2 的结构比维生素 A_1 的环上多一个双键，但生物活性仅为维生素 A_1 的 30% ~40%。药用维生素 A 一般用指维生素 A_1 的醋酸酯。

维生素A_1 维生素A_2

维生素 A 醋酸酯

化学名：（全 - E 型）- 3，7 - 二甲基 - 9 - （2，6，6 - 三甲基 - 1 - 环己 - 1 - 烯基）- 2，4，6，8 - 壬四烯 - 1 - 醇醋酸酯，又名视黄醇乙酸酯。

本品为淡黄色棱形结晶；易溶于三氯甲烷、乙醚，微溶于乙醇，不溶于水；熔点为 57 ~58℃；紫外最大吸收波长为 326 ±1nm（乙醇）。

本品为酯类化合物，在酸或碱的催化作用下，易发生水解反应，生成维生素 A_1 和醋酸。

$$\xrightarrow{H_2O} \quad OH + CH_3COOH$$

本品在三氯甲烷中与三氯化锑试剂作用，呈现深蓝色，渐变成紫红色。

本品分子中含有共轭多烯侧链结构，性质不稳定，易被空气氧化，生成环氧化合物。如果在酸性介质中可发生重排生成呋喃型氧化物，生物活性消失。加热、重金属离子等均可加速其氧化。

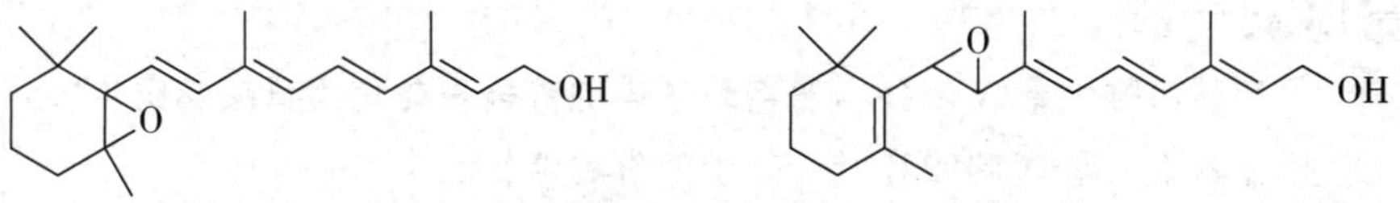

环氧型氧化产物

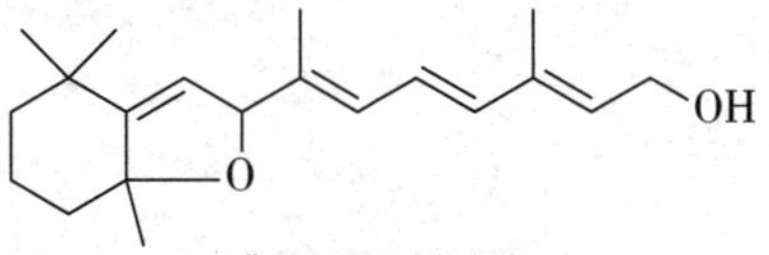

呋喃型重排产物

本品侧链上四个双键，全反式结构活性最强，在长期贮存过程中，发生反应生成 2 - 顺式维生素 A、2，6 - 二顺式维生素 A、4 - 顺式维生素 A 等异构化产物，活性为全反式活性的 20% ~ 50%。

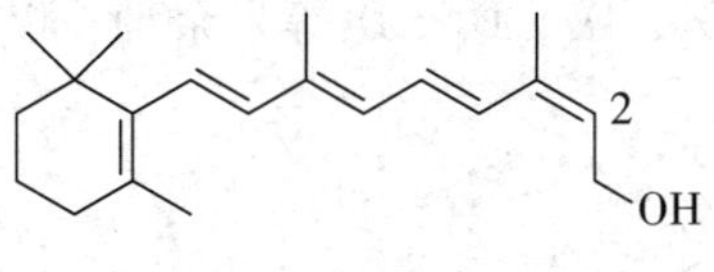

2-顺式维生素A

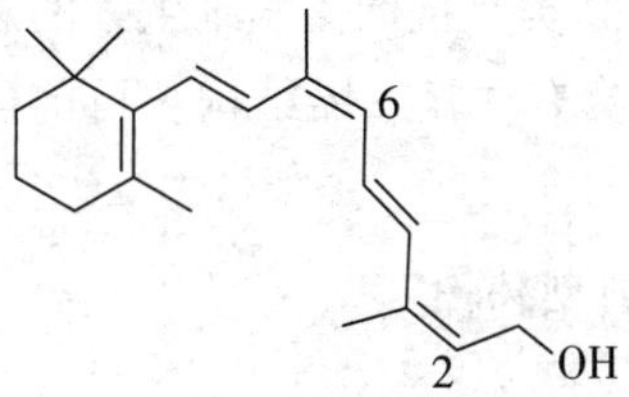

2，6-顺式维生素A

维生素 A_1 分子中含有烯丙醇结构，遇路易斯酸或无水氯化氢乙醇溶液可发生脱水反应，生成脱水维生素 A，其生物活性仅为维生素 A 的 0.4%。

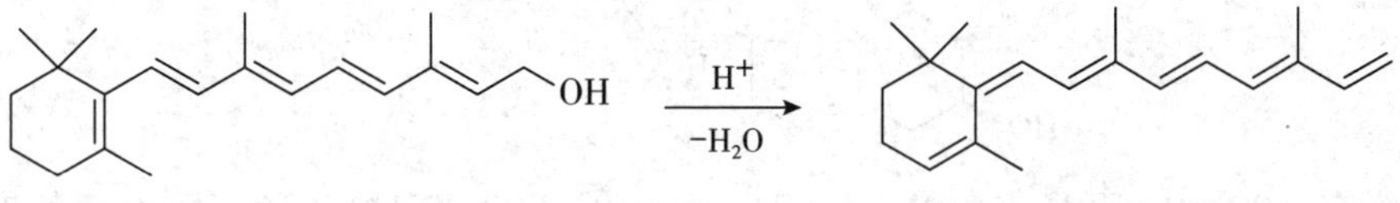

脱水维生素A

维生素 A 性质不稳定，应贮存于铝制容器，充 N_2，密封，置阴凉干燥处保存，也可加入抗氧化剂维生素 E。

本品在体内被氧化代谢生成维生素 A 醛（视黄醛），对维持视网膜功能起到重要作用。

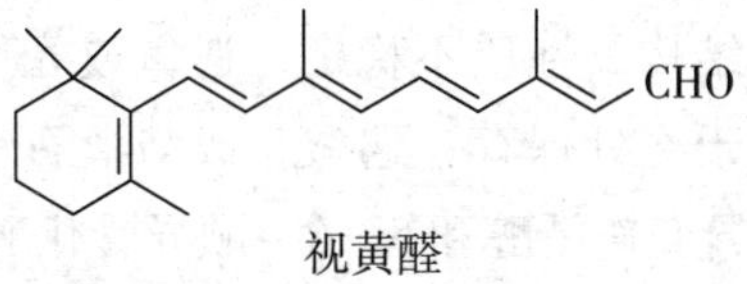

视黄醛

本品用于防治维生素 A 缺乏病，如角膜软化病、夜盲症、干眼病及皮肤粗糙、干燥等。

长期大剂量服用本品，可引起中毒，出现皮肤发痒、食欲不振、脱发、骨痛等病症。

请你想一想

1. 生产药用维生素 A 为什么要将分子中的醇羟基转化为醋酸酯结构？
2. 为什么维生素 A 的贮存时间越长效价越低？

二、维生素 D

（一）来源与结构特征

人体所需的维生素 D 主要来源于食物，主要存在于鱼肝油、肝脏、蛋黄和乳汁中。维生素 D 原广泛存在于植物界和动物界，植物和酵母中含有麦角甾醇，经紫外线照射转变为维生素 D_2；人体内的胆固醇可以转化成 7 - 脱氢胆甾醇储存于皮肤中，在日光或紫外线照射下可转变为维生素 D_3。维生素 D 类药物已由人工合成。

维生素 D 类是抗佝偻病维生素的总称，属于甾醇的开环衍生物，只是 17 位上侧链结构不同，具有共轭三烯结构。目前已知有 D_2、D_3、D_4、D_5 等十余种，以 D_2 和 D_3 最重要。

（二）典型药物

维生素 D_2

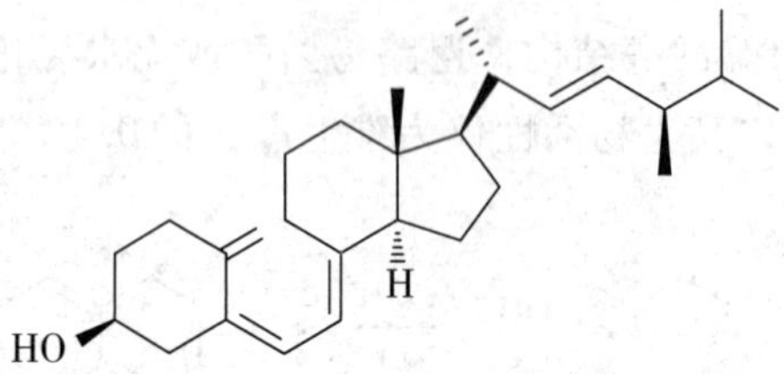

化学名：9，10 - 开环麦角甾 - 5，7，10（19），22 - 四烯 - 3β - 醇，又名骨化醇、麦角骨化醇。

本品为无色针状结晶或白色结晶性粉末，无臭、无味；极易溶于三氯甲烷，易溶于乙醇、乙醚或丙酮，略溶于植物油，不溶于水；熔点为 115～118℃，熔融时分解；紫外最大吸收波长为 265±1nm（乙醇）；比旋度为 +102.5°～+107.5°（4% 无水乙醇溶液）。

本品分子中有共轭多烯结构，性质不稳定，遇氧或光照，易氧化变质失效，故制备时应遮光、充氮、密封并于冷处保存；遇酸，或与滑石粉和磷酸氢钙作用，发生异构化反应，生成异骨化醇、异变速甾醇和 5，6 - 顺异骨化醇；受热（150～200℃），聚合生成焦骨化醇和异焦骨化醇。

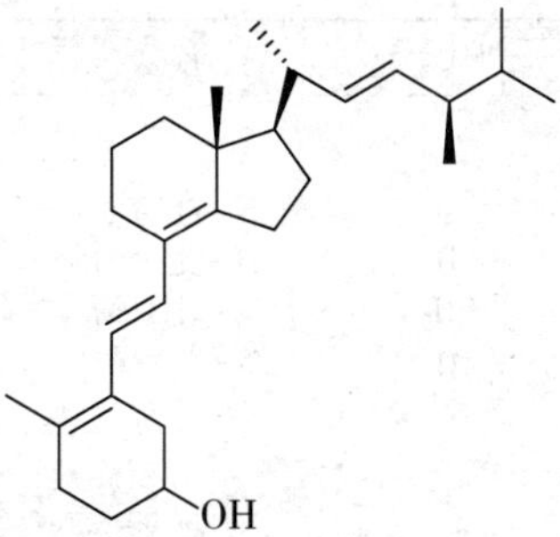

异骨化醇 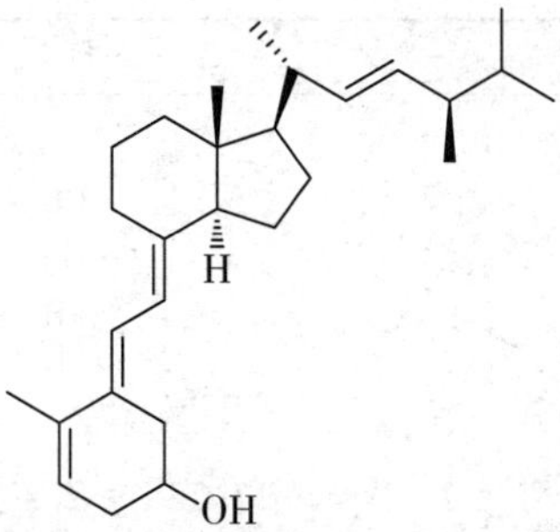　　　　　　　异变速甾醇 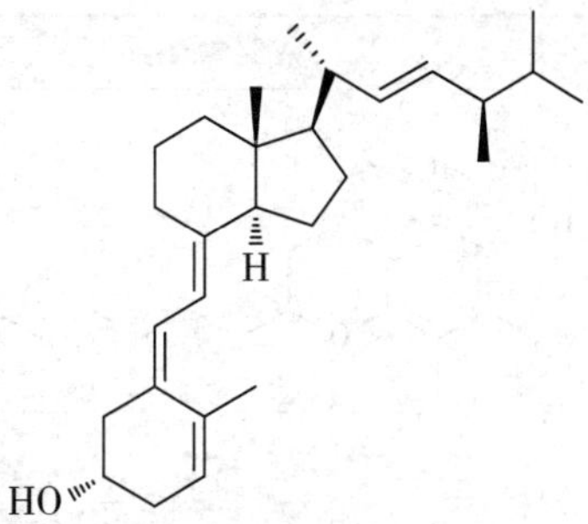　　　　　　5，6-顺异骨化醇

本品的三氯甲烷溶液加酸酐和硫酸振摇，溶液初显黄色，渐变红色，迅速变为紫色，最后成绿色。这是甾类化合物的共有性质，可用于鉴别。

本品具有促进钙、磷元素的吸收，帮助骨骼钙化的作用。主要用于预防和治疗佝偻病、骨质软化病及老年性骨质疏松症。

长期大剂量服用本品，可引起高血钙、软组织异位骨化等病症。

维生素 D_3

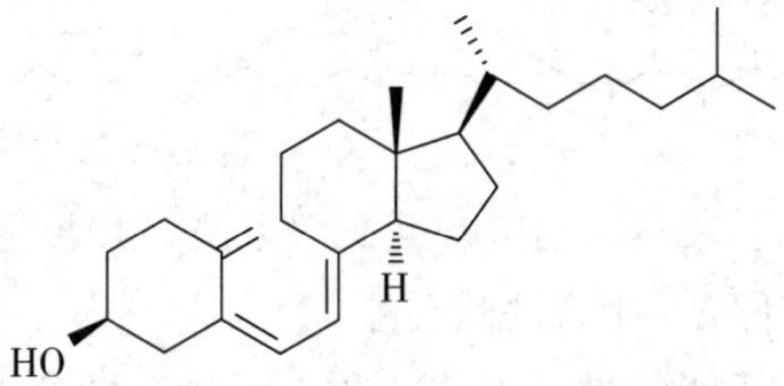

化学名：9，10-开环胆甾-5，7，10（19）-三烯-3β-醇，又名胆骨化醇。

分子结构与维生素 D_2 比较，侧链上无双键、少一个甲基。

本品化学性质与维生素 D_2 类似。

本品作用及用途同维生素 D_2。

三、维生素 E

（一）来源与结构特征

维生素 E 主要存在于植物种子中，其中以麦胚油、豆类、蔬菜中含量最为丰富。天然维生素 E 为右旋体，人工合成品为消旋体，其生物活性仅为右旋体的 40%。维生素 E 具酚结构，易被空气氧化，故多制成维生素 E 醋酸酯及烟酸酯等。

维生素 E 是一类与生育有关的维生素的总称。维生素 E 为苯并二氢吡喃衍生物，因其苯环上含有一个酚羟基，又称生育酚。

维生素 E 在自然界有 8 种同系物，4 种生育酚和 4 种生育三烯酚，其中 α-生育酚活性最强（表 15-1）。

表 15 – 1　维生素 E 类

化学结构	R_1	R_2	名称
	—CH₃	—CH₃	α – 生育酚
	—CH₃	—H	β – 生育酚
	—H	—CH₃	γ – 生育酚
	—H	—H	δ – 生育酚
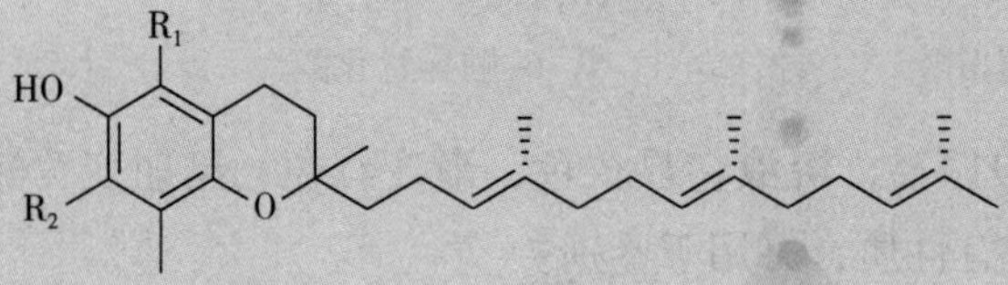	—CH₃	—CH₃	α – 生育三烯酚
	—CH₃	—H	β – 生育三烯酚
	—H	—CH₃	γ – 生育三烯酚
	—H	—H	δ – 生育三烯酚

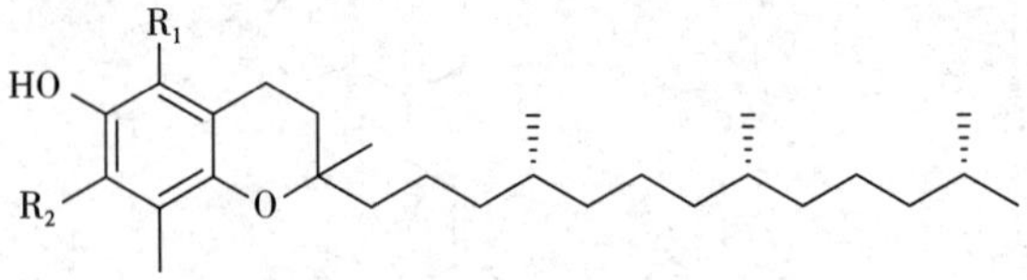

（二）典型药物

维生素 E 醋酸酯

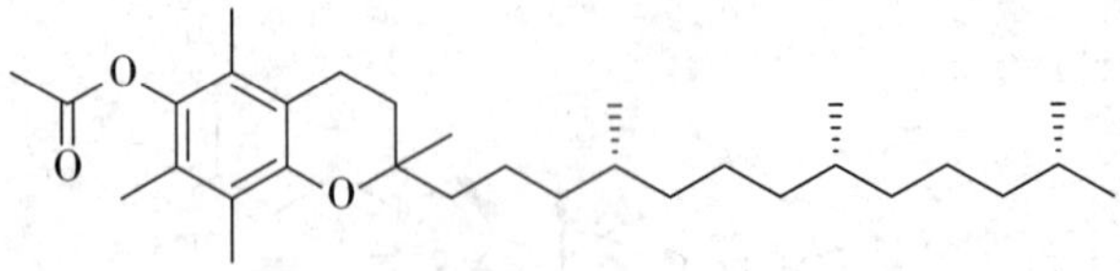

化学名：（±）- 2，5，7，8 - 四甲基 - 2 - （4，8，12 - 三甲基十三烷基）- 6 - 苯并二氢吡喃醇醋酸酯，又称 α - 生育酚醋酸酯。

本品为微黄色或黄色透明的黏稠液体，几乎无臭。易溶于无水乙醇、丙酮、乙醚或石油醚，不溶于水；紫外最大吸收波长为 284 ± 1 nm（乙醇溶液）；折光率为 1.49 ~ 1.50（20℃）。

本品与 KOH 醇溶液共热发生水解反应，生成 α - 生育酚，α - 生育酚因酚羟基结构，具还原性，可与 $FeCl_3$ 作用，生成对生育醌及 Fe^{2+}，Fe^{2+} 与 2，2′ - 联吡啶生成红色络离子，可用于鉴别。

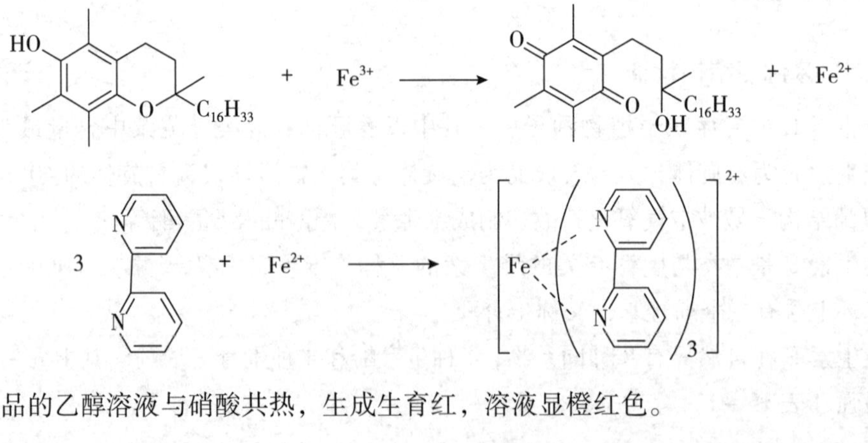

本品的乙醇溶液与硝酸共热，生成生育红，溶液显橙红色。

本品遇光色渐变深，应遮光、密封保存。

本品用于防治习惯性流产、不孕症、进行性肌营养不良、牙周炎等，亦可用于心血管疾病、脂肪肝、新生儿硬肿症的辅助治疗，还可用于抗衰老。本品还用作药物制剂的脂溶性抗氧剂。

长期大剂量服用本品，可引起血小板聚集和血栓形成等症。

你知道吗

维生素 E 又名生育酚，α - 生育酚的活性最强，因酚结构易被氧化变质。

脂溶性维生素排泄较慢，故摄取过多，易产生蓄积中毒。

四、维生素 K

（一）来源与结构特征

维生素 K 是一类具有凝血作用的维生素。现已发现有 7 种，其中维生素 $K_1 \sim K_4$ 均属于 2 - 甲基 - 1，4 - 萘醌类衍生物，维生素 $K_5 \sim K_7$ 均属于萘胺类衍生物（表 15 - 2）。

维生素 K_1　　　　　维生素 K_n（n=2、4、5）

表 15 - 2　维生素 $K_4 \sim K_7$ 结构式

结构通式	R_1	R_2	R_3	R_4	名称
	—OCOCH$_3$	—CH$_3$	—H	—OCOCH$_3$	维生素 K_4
	—OH	—CH$_3$	—H	—NH$_2$	维生素 K_5
	—NH$_2$	—CH$_3$	—H	—NH$_2$	维生素 K_6
	—OH	—H	—CH$_3$	—NH$_2$	维生素 K_7

维生素 K_1、K_2 主要存在于绿色植物以及瘦肉、牛肉、猪肝、蛋等；维生素 K_3、K_4 为化学合成品。其中维生素 K_3 的生理活性最强，化学结构也最简单。维生素 K_1 作用同

维生素 K_3，但作用更迅速、持久。

（二）典型药物

维生素 K_3

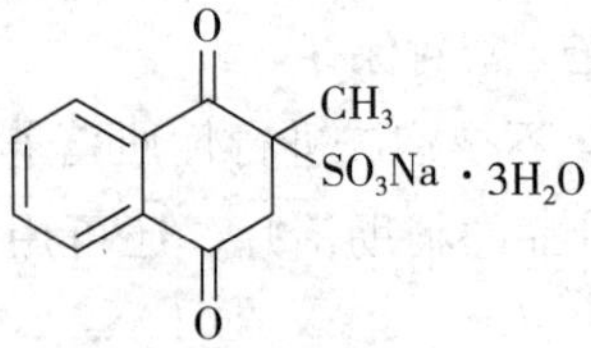

化学名：2 - 甲基 - 1，4 - 二氧 - 1，2，3，4 - 四氢化萘 - 2 - 磺酸钠三水合物，又称亚硫酸氢钠甲萘醌。

本品为白色结晶或结晶性粉末；几乎无臭；易溶于水，微溶于乙醇，几乎不溶于乙醚和苯等有机溶剂，有吸湿性。

本品水溶液与甲萘醌和亚硫酸氢钠间存在着平衡，当与空气中的氧气、酸或碱接触时，亚硫酸氢钠分解，平衡被破坏，甲萘醌从溶液中析出。光和热亦可促进分解，所以本品的水溶液不宜久存。适量加入焦亚硫酸钠或氯化钠可增加其水溶液的稳定性。

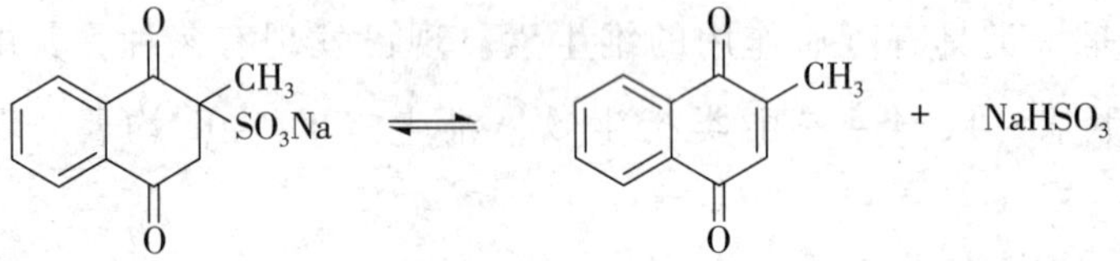

本品水溶液遇光和热，可部分发生异构化，生成 2 - 甲基 - 1，4 - 萘氢醌 - 3 - 磺酸钠，活性降低。为了防止这一反应的发生，可将溶液的 pH 调至 2～5，并加入稳定剂亚硫酸氢钠。

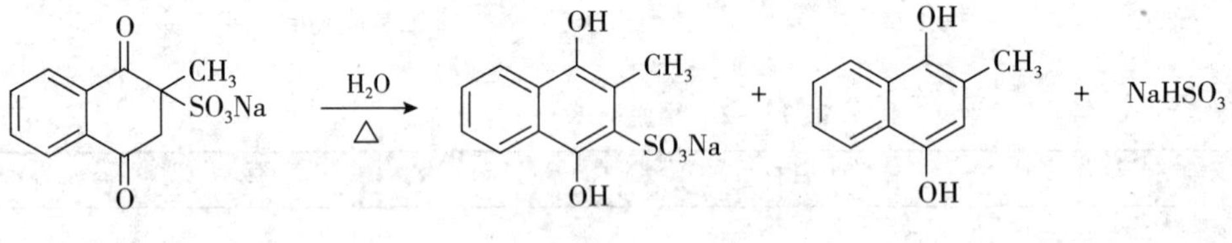

本品可促进肝脏合成凝血酶原，主要用于凝血酶原过低病、维生素 K 缺乏病及新生儿出血病的防治。

第二节　水溶性维生素

水溶性维生素主要有维生素 B 类和维生素 C。维生素 B 类有 B_1、B_2、B_6、B_{12}、烟酸、烟酰胺、叶酸、生物素等。

一、维生素 B 类

维生素 B₁

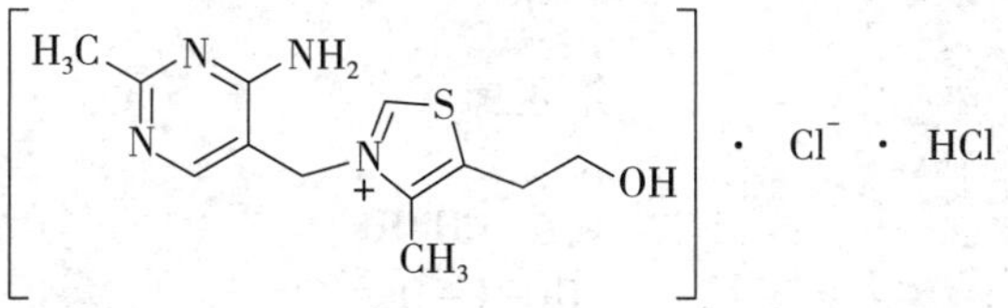

化学名：氯化-4-甲基-3-[（2-甲基-4-氨基-5-嘧啶基）甲基]-5-（2-羟基乙基）噻唑鎓盐酸盐，又称盐酸硫胺。

本品为白色结晶或结晶性粉末，微特臭，味苦；易溶于水，微溶于乙醇，不溶于乙醚；熔点为 245～250℃，熔融时分解；紫外最大吸收波长为 233±1nm、267±1nm（乙醇）。干燥固体在空气中迅速吸收约 4% 的水分，应密闭保存。

本品干燥固体性质稳定，在酸性水溶液中较稳定，在碱性水溶液中极易分解，在体内易被硫胺酶分解。

本品噻唑鎓结构遇碱不稳定，易被分解破坏而失效，故不宜与碱性药物（如碳酸钠、青霉素钠、氨茶碱等）配伍使用。

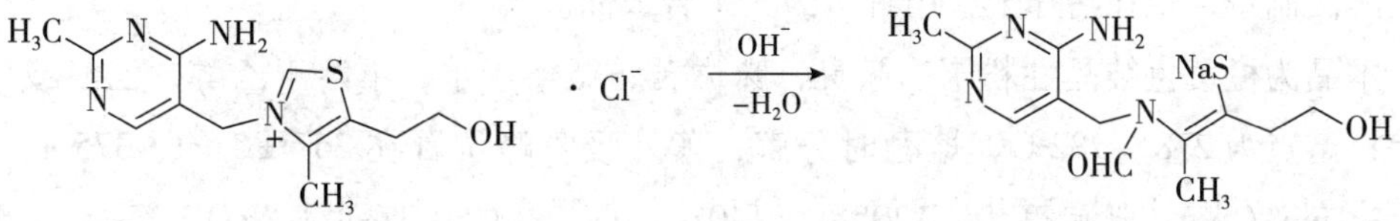

制备时不能用碳酸氢钠或亚硫酸氢钠作维生素 B₁ 的稳定剂，以避免分解而失效。

本品的碱性溶液与空气接触或在铁氰化钾碱性溶液中，氧化生成硫色素，活性消失。光或重金属离子可加速此氧化反应。硫色素溶于正丁醇中，呈蓝色荧光，加酸呈酸性，荧光消失，再加碱，荧光重现。

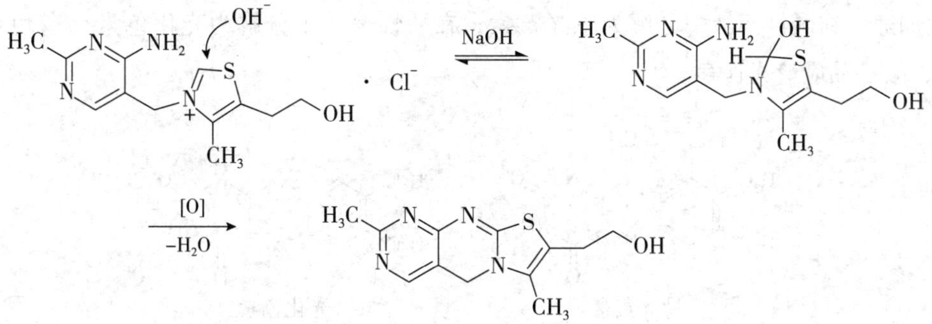

硫色素

本品具有维持糖代谢、神经传导和消化系统功能的作用。主要用于防治维生素 B₁ 缺乏所致的脚气病、多发性神经炎、消化不良。

> **请你想一想**
>
> 1. 用什么化学方法可以判断维生素 B_1 的真伪？
> 2. 维生素 B_1 的性质是否稳定？

维生素 B_2

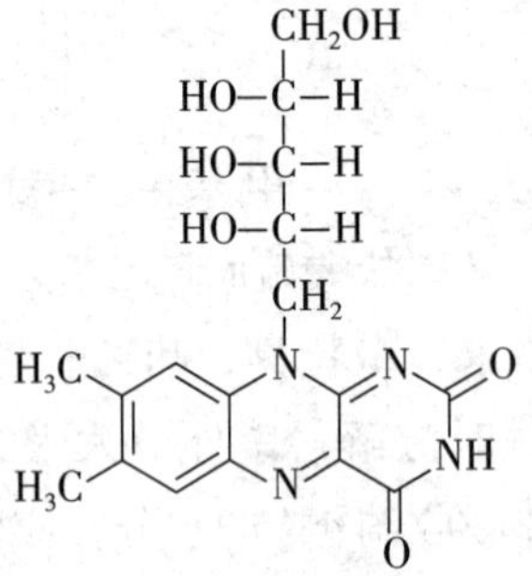

化学名：7，8 – 二甲基 – 10〔（2S，3S，4R）– 2，3，4，5 – 四羟基戊基〕异咯嗪，又名核黄素。

本品分布很广，尤以酵母、青菜、蛋、乳、肝脏中含量多。本品以化学合成和生物发酵法制得，现在治疗上应用者多为人工合成品。

本品为橙黄色结晶性粉末，微臭，味微苦；微溶于水，不溶于乙醇、乙醚或三氯甲烷；熔点为 278～282℃，熔融时分解；紫外吸收峰位置在 267±1nm、375±1nm、444±1nm（水），比旋度为 –120°～ –140°（5mg/ml 的 0.1mol/L NaOH 溶液）。硼砂和烟酰胺可增加本品在水中的溶解度，故在制剂中常加此助溶剂。

本品分子中含二酰亚胺和叔胺结构，显酸碱两性，易溶于氢氧化钠溶液，又溶于稀酸溶液。本品饱和水溶液 pH 为 6，溶液显黄绿色荧光，加酸或碱，荧光消失。

本品干燥时性质稳定，但分子中多羟基侧链结构，对光极易分解，随 pH 增高分解速度加速。在碱性溶液中分解为感光黄素；在酸性溶液中分解为光化色素（蓝色荧光素），故本品应遮光保存。

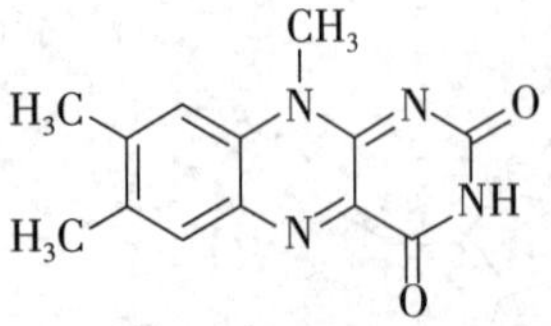

感光黄素 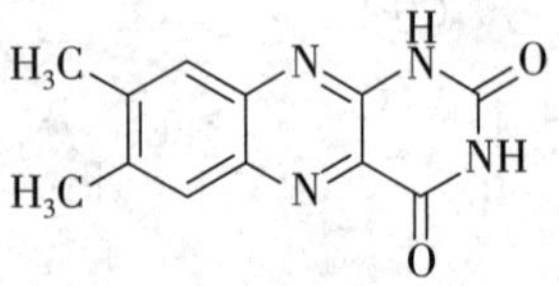　　　　　　光化色素

本品分子有异咯嗪母核结构，母核的共轭双键具有氧化性。对一般氧化剂稳定，但遇强氧化剂如高锰酸钾则被氧化，遇还原剂连二亚硫酸钠、维生素 C 等被还原为无荧光的二氢核黄素，二氢核黄素在空气中又可被氧化成显荧光的核黄素。

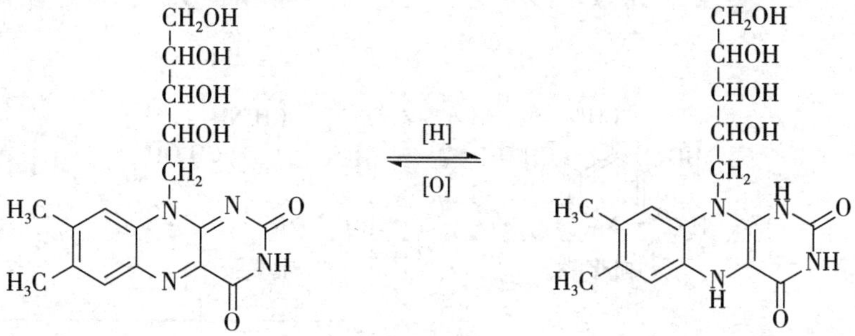

核黄素　　　　　　　　二氢核黄素

本品参与糖、脂肪、蛋白质代谢，维持正常视觉功能，促进生长。用于治疗维生素 B_2 缺乏所引起的唇炎、舌炎、脂溢性皮炎、结膜炎、阴囊炎等。

维生素 B_6

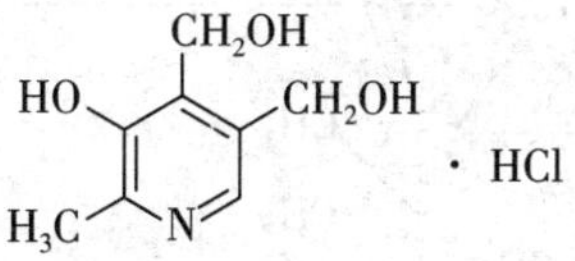

化学名：5-羟基-6-甲基-3，4-吡啶二甲醇盐酸盐，又名盐酸吡多辛。

本品为白色或类白色的结晶或结晶性粉末；无臭，微酸苦；有升华性；易溶于水，微溶于乙醇，不溶于三氯甲烷或乙醚；熔点为 205～209℃，熔融时分解。

本品的干燥品对空气和光稳定。分子具有酚结构，显还原性，水溶液可被空气氧化变色，随 pH 升高，氧化加速。本品在酸性溶液中较稳定，但在中性或碱性溶液中遇光颜色变黄而失效。

本品分子具有酚结构，显络合性，遇三氯化铁试液，反应生成红色络合物，所以在制备注射液时，不能用含微量铁盐的砂芯过滤。

本品与 2，6-二氯对苯醌氯亚胺试液作用生成蓝色化合物，几分钟后蓝色消失变为红色。

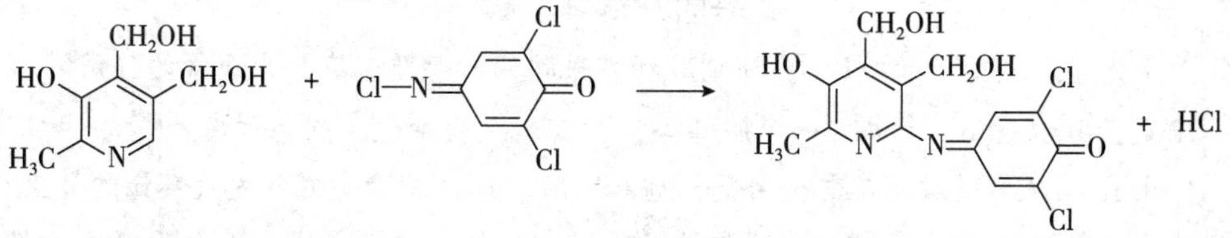

本品在体内参与氨基酸、脂肪代谢。主要用于防治妊娠呕吐、放射病及抗癌药所致的呕吐、异烟肼中毒、脂溢性皮炎及糙皮病等。

你知道吗

维生素 B_6 存在于谷物、豆类、绿色蔬菜、肉类和肝脏中，肠道细菌可合成产生。

在自然界中存在的维生素 B_6 除吡多辛外，还有吡多醛和吡多胺，三者在体内可相互转化。

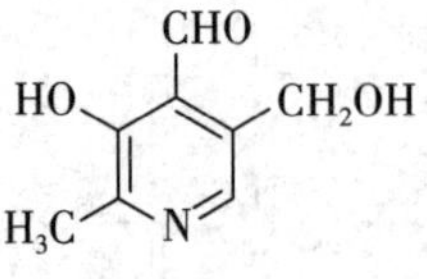

吡多醛 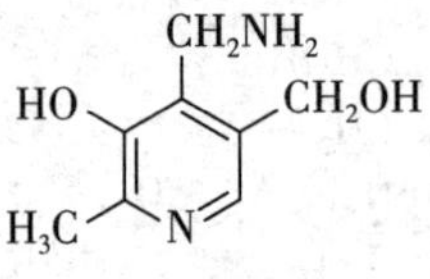　　　　　　　　　吡多胺

维生素 B_{12}

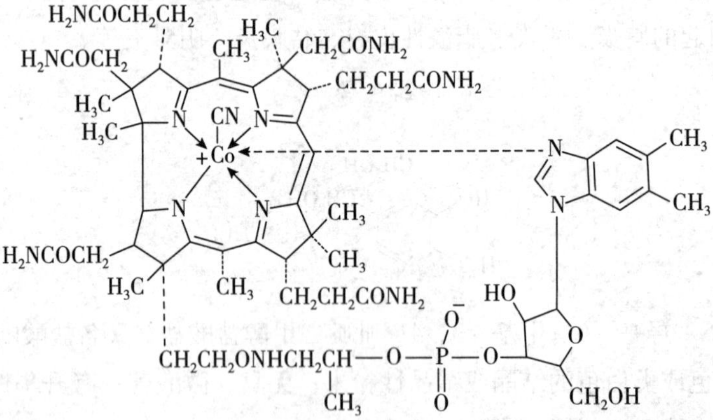

又名氰钴胺。

本品为深红色结晶或粉末。分子结构是由苯并咪唑核苷酸与考啉环系的钴离子内络盐。

维生素 B_{12} 存在鱼、蛋、肉类、肝脏中，肠道细菌可以合成，故一般情况下不缺乏，但素食者容易缺乏维生素 B_{12}。

维生素 B_{12} 是红细胞生成不可缺少的重要物质，如果严重缺乏，将导致恶性贫血。

你知道吗

其他 B 类维生素

维生素 B_3 又名维生素 PP，分为烟酸和烟酰胺两种物质，有扩张血管的作用。

维生素 B_4 又名 6-氨基嘌呤、腺嘌呤，具有刺激白细胞生长的作用。

维生素 B_5 又名泛酸，参与蛋白质，糖和脂肪代谢，维护头发、皮肤及血液健康。

维生素 B_7 又名维生素 H、生物素或辅酶 R。参与脂肪、糖代谢及蛋白质和核酸的合成。

维生素 B_9 又名叶酸，参与合成 DNA、RNA。

二、维生素C

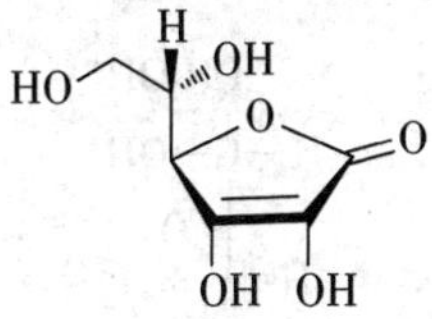

化学名：*L*（＋）－苏糖型－2，3，4，5，6－五羟基－2－己烯酸－4－内酯，又名抗坏血酸。ⓔ微课

本品广泛存在于绿叶蔬菜和新鲜水果中，尤以柠檬、柑、桔、鲜枣、番茄、山楂、刺梨中含量丰富。本品主要以两步生物发酵法或双酮法合成制得。

你知道吗
_____

维生素C的合成生产

1980年在中国科学院北京微生物研究所的研究员尹光琳发明"维生素C二步发酵新工艺"，大幅改进了Reichstein的一步发酵法，降低了维生素C的生产成本。此法先将葡萄糖还原成为山梨醇，经过第一次细菌发酵生成山梨糖，再经过第二次细菌发酵转化为KGA，最后异构化生成维生素C。1990年初中国国内有26家药厂用二步发酵法生产维生素C，到2002年，中国出口的维生素C原料药国际市场上占了80％。

_____

本品为白色结晶或结晶性粉末，无臭，味酸；易溶于水，微溶于乙醇，不溶于乙醚、三氯甲烷；熔点为190～192℃，熔融时分解；紫外最大吸收波长为254±1nm（0.1mol/L HCl）；比旋度为＋20.5°～21.5°（100mg/ml的水溶液）。

本品分子中有两个手性C原子，故有四个光学异构体。其中L（＋）抗坏血酸活性最高，D（－）异抗坏血酸活性仅为其1/20，D（－）抗血酸和L（＋）异抗坏血酸几乎无效。

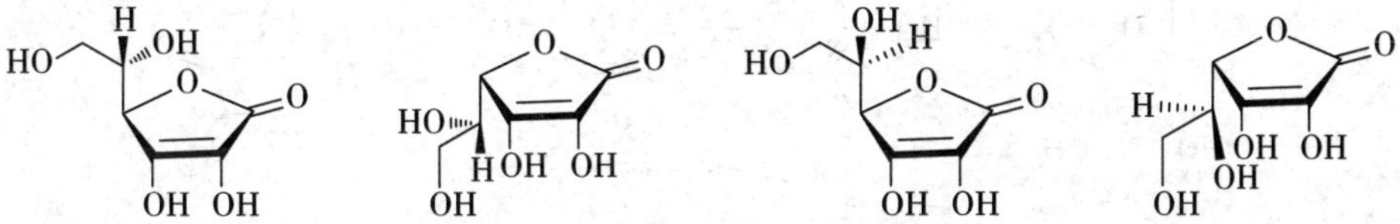

L(+)抗坏血酸　　　D(-)抗坏血酸　　　D(-)异抗坏血酸　　　L(+)异抗坏血酸

本品在水溶液有三个互变异构体存在，主要以烯醇式存在，酮式量很少。

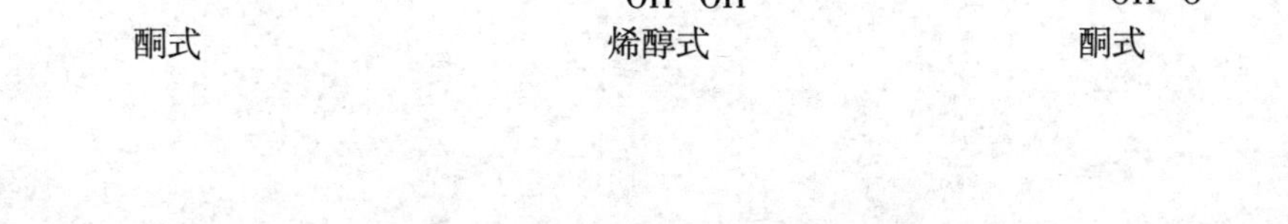

酮式　　　　　　　　烯醇式　　　　　　　　酮式

本品分子中具有连二烯醇的结构，呈酸性。在碳酸氢钠、碳酸钠或氢氧化钠溶液中，生成烯醇钠盐。在强碱溶液中，内酯环易被水解，生成酮酸钠盐。

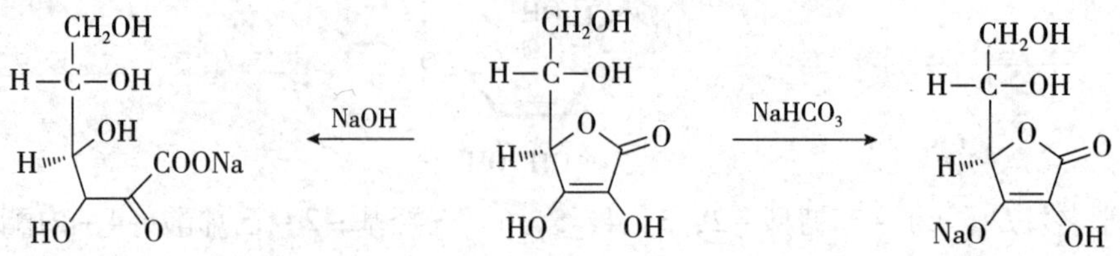

本品分子中的烯二醇结构，具很强的还原性。在水溶液中易被空气中的氧所氧化，也可被硝酸银、碘试液等氧化剂所氧化，生成去氢维生素 C，后者遇氢碘酸等还原剂，逆转为维生素 C。两者可以相互转化，故维生素 C 有氧化型和还原型两种形式，两者有同等的生物学活性。

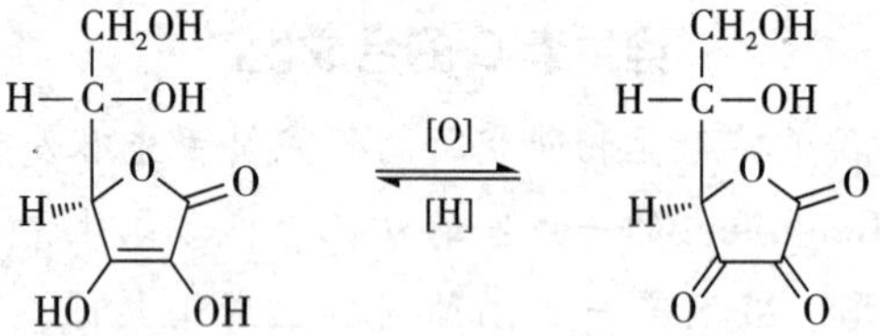

本品水溶液中加入 $AgNO_3$ 试液，可产生银的黑色沉淀。

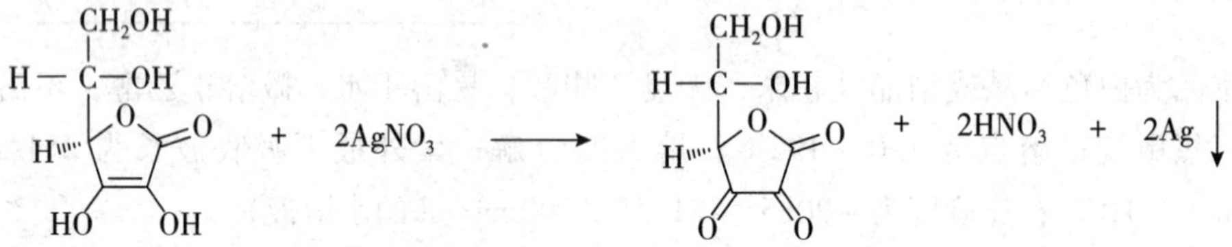

本品水溶液与 2，6 - 二氯靛酚钠试液作用，发生褪色反应。

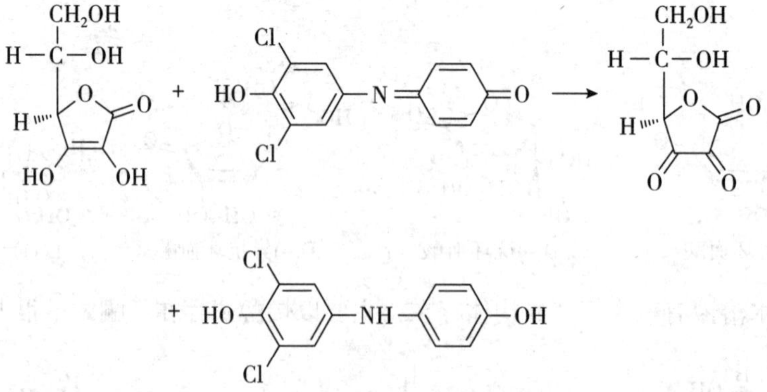

利用本品的还原性，在酸性条件下，即可被碘氧化，故可用碘量法测含量。以新沸放冷的蒸馏水溶解，在醋酸的环境下，以淀粉为指示液，用碘液滴定，终点为蓝色。

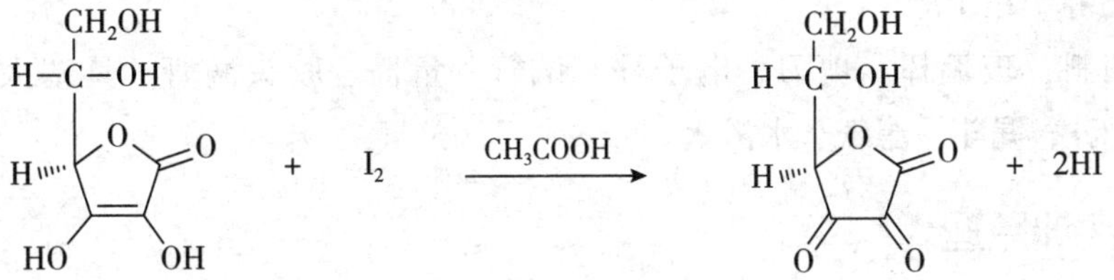

维生素 C 的性质不稳定，在生产贮存中受空气、光热的影响，内酯结构水解，再脱羧生成糠醛，进一步氧化聚合而变色。

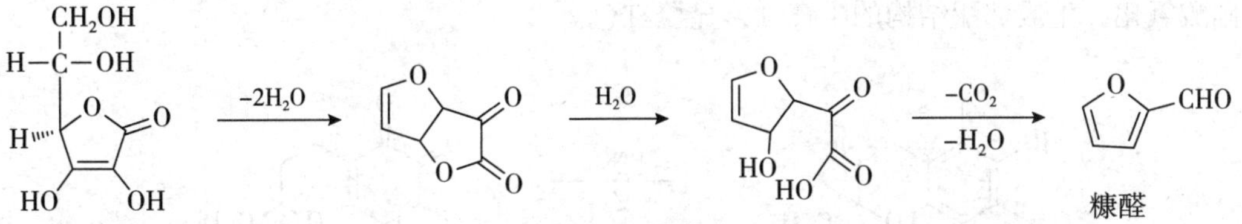

糠醛

为了防止变质，在制备维生素 C 片剂的过程中，通常采用干法制粒；当制备维生素 C 注射液时，则使用二氧化碳饱和的注射用水。水溶液在 pH 为 5.0~6.0 时最稳定，应严格控制注射液的 pH，并加入 EDTA 和焦亚硫酸钠或半胱氨酸作为稳定剂，充 N_2 或 CO_2 等惰性气体置换安瓿液面上的空气，密闭避光贮存。

如果制成磷酸酯可提高维生素 C 的稳定性以利于贮存和制剂。

本品参与体内多种代谢过程，减少毛细血管的脆性，增加机体抵抗能力。主要用于防治坏血病，预防冠心病，也用于尿的酸化，治疗克山病，预防感冒、癌症、各种急慢性传染病及紫癜的辅助治疗。

> **请你想一想**
>
> 1. 维生素 C 能使 2,6-二氯靛酚钠试液褪色，发生了什么反应？
>
> 2. 为什么维生素 C 片贮存时间久了会变黄？

实训十五　维生素 E 和维生素 B_1 的性质

一、实训目的

1. 认识维生素 E、维生素 B_1 的结构与性质。

2. 学会验证维生素 E、维生素 B_1 性质的方法和操作技能。

3. 能够分析和解决实训操作中遇到的实际问题。

二、试药及器材

药品：维生素 E 软胶囊、维生素 B_1 片。

试剂：盐酸试液、硝酸试液、硝酸银试液、氢氧化钠试液（50%）、铁氰化钾试液、无水乙醇、正丁醇。

仪器材料：玻璃棒、剪刀、电子秤、试管、量筒、胶头滴管、具塞大试管（或 25ml 锥形瓶）、漏斗、滤纸、水浴锅。

三、实训原理

（一）维生素 E

维生素 E 具酚结构，显还原性，与硝酸试液作用，水解生成生育酚，并进一步被硝酸氧化，生成邻醌结构的生育红，显橙红色。

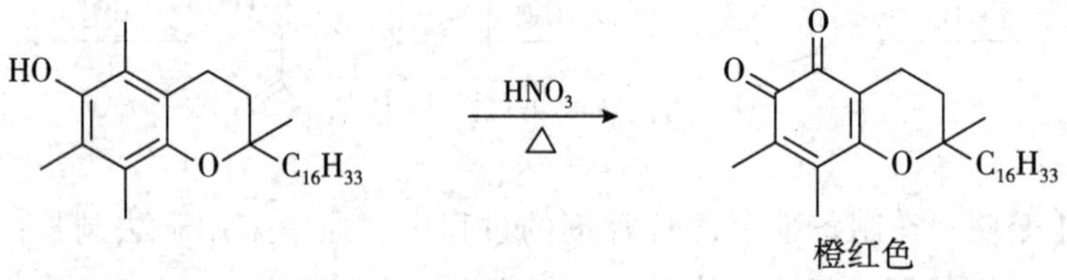

橙红色

（二）维生素 B_1

1. 荧光反应 维生素 B_1 在碱性溶液中，可被铁氰化钾氧化成硫色素。硫色素溶于正丁醇中，显蓝色荧光。

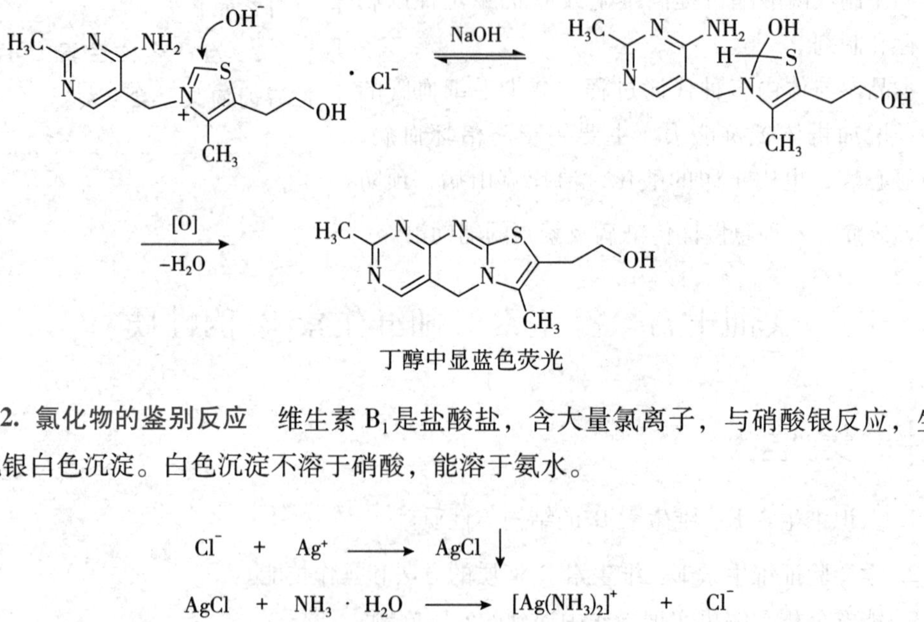

丁醇中显蓝色荧光

2. 氯化物的鉴别反应 维生素 B_1 是盐酸盐，含大量氯离子，与硝酸银反应，生成氯化银白色沉淀。白色沉淀不溶于硝酸，能溶于氨水。

$$Cl^- + Ag^+ \longrightarrow AgCl \downarrow$$

$$AgCl + NH_3 \cdot H_2O \longrightarrow [Ag(NH_3)_2]^+ + Cl^-$$

四、操作步骤

（一）维生素 E

取一粒维生素 E 软胶囊，剪破，挤出内容物于大试管中，加无水乙醇 10ml 溶解，再加入硝酸2ml，摇匀，在75℃水浴中加热20分钟，观察并记录实验现象。

（二）维生素 B_1

1. 取维生素 B_1 片（规格 5mg）5 片，在研钵中研细，倒入小烧杯中，加入 10ml 水溶解，过滤，得滤液。

取本品的滤液 2ml，倒入具塞大试管（或 25ml 的锥形瓶）中，加 50% 氢氧化钠试液 1ml 溶解后，加铁氰化钾试液 0.5ml 与正丁醇 5ml，强力振摇 2 分钟，放置使分层，观察上面的醇层荧光颜色；加盐酸使成酸性，振摇 2 分钟，放置使分层，观察上面的醇层荧光颜色；而后再加氢氧化钠试液使成碱性，振摇 2 分钟，放置使分层，观察并记录实验现象。

2. 取本品的滤液 1ml，加入硝酸银试液 1 滴，振摇，观察并记录现象，将反应液分为两份，一份加入过量氨水试液，另一份中加入过量硝酸，振摇，观察并记录现象。

五、实训现象与解释

（一）维生素 E

现象：

解释：

（二）维生素 B_1

1. 现象：

解释：

2. 现象：

解释：

六、思考题

1. 天然维生素 E 的性质稳定吗？为什么？

2. 维生素 E 醋酸酯与硝酸试液共热，会发生什么反应？产生什么现象？

2. 硫色素反应是什么药物的性质？

3. 氯化物的鉴别反应需要什么试剂？

实训十六　维生素 B_2 和维生素 C 的性质

一、实训目的

1. 认识维生素 B_2、维生素 C 的结构及其性质。

2. 学会验证维生素 B_2 和维生素 C 性质的方法和操作技能。

3. 能够分析和解决实训操作中遇到的实际问题。

二、试药及器材

药品：维生素 B_2 片（10mg/片）、维生素 C 片（0.1g/片）。

试剂：盐酸试液、氢氧化钠试液、连二亚硫酸钠、硝酸银试液、2，6－二氯靛酚钠试液、碘试液、淀粉试液。

仪器材料：pH 试纸、玻璃棒、试管、量筒、胶头滴管、漏斗、滤纸。

三、实训原理

（一）维生素 B_2

1. 酸碱两性　维生素 B_2 分子具有二酰亚胺结构显酸性，又因具有烯亚胺结构显碱性，故易溶于氢氧化钠溶液，也能溶于盐酸或硫酸溶液。

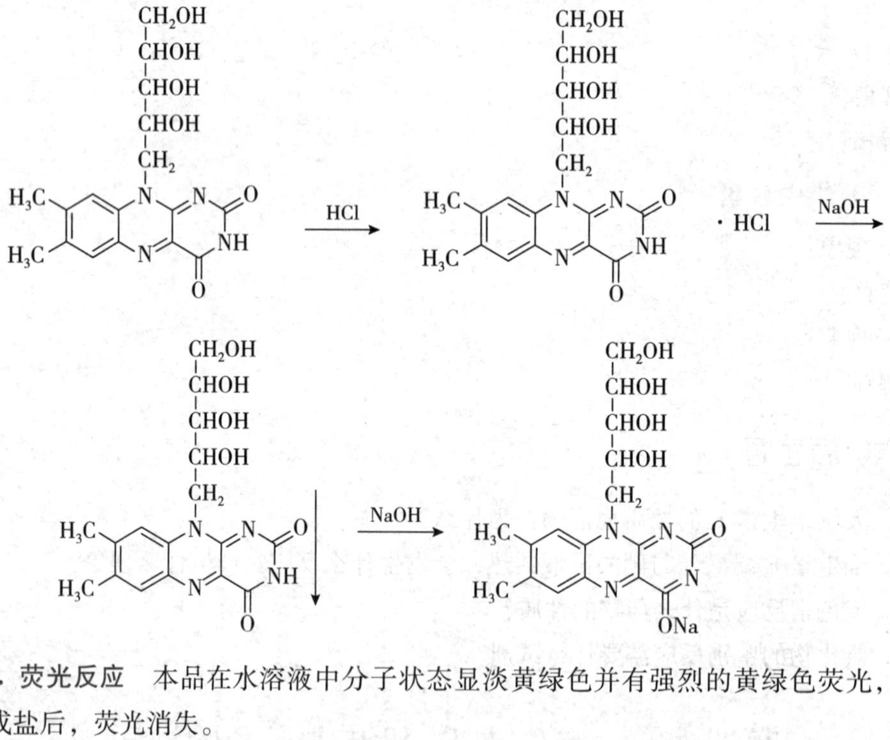

2. 荧光反应　本品在水溶液中分子状态显淡黄绿色并有强烈的黄绿色荧光，与酸或碱成盐后，荧光消失。

3. 还原反应　本品对还原剂不稳定，可被连二亚硫酸钠（或维生素 C）还原，生成无色无荧光的二氢核黄素。

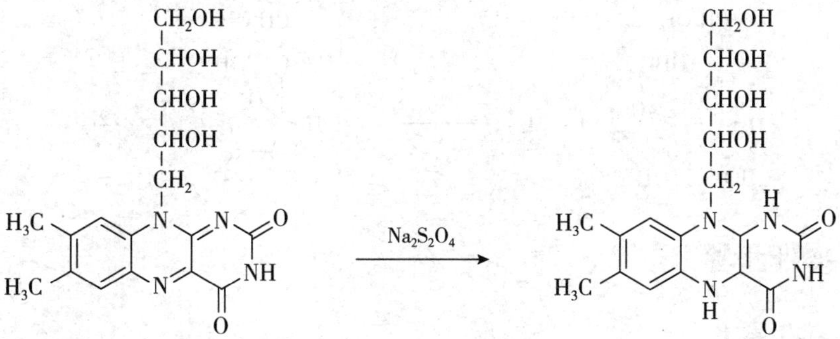

（二）维生素 C

1. 酸性 维生素 C（抗坏血酸）分子中有烯二醇基，具有酸性。

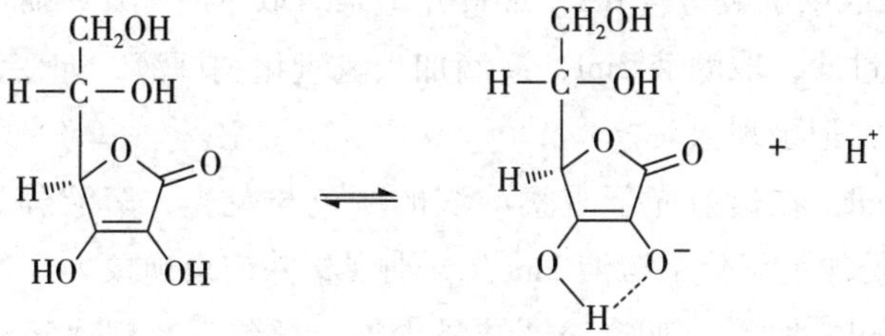

2. 还原性

（1）与硝酸银反应 维生素 C（抗坏血酸）分子中有烯连二醇结构，显较强还原性，可被硝酸银氧化为去氢维生素 C，产生黑色银沉淀。

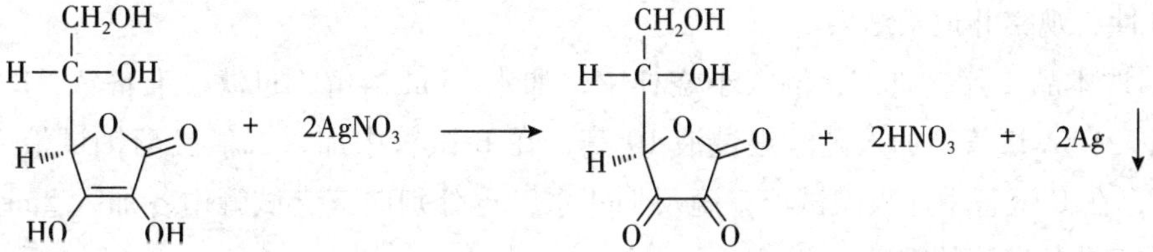

（2）与 2，6 - 二氯靛酚钠反应 2，6 - 二氯靛酚钠是一种染料，其氧化型为醌亚胺结构，在碱性介质中显青色（在酸性介质中呈玫瑰红色），与维生素 C 反应，生成还原型无色的酚亚胺。

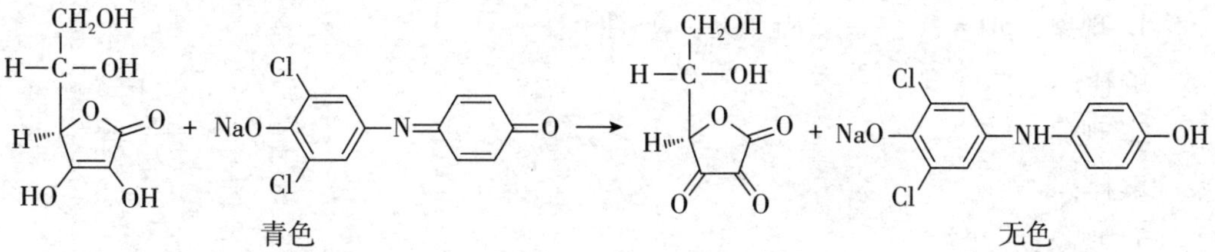

（3）与碘试液反应 维生素 C 被单质碘氧化生成去氢维生素 C，碘试液褪色。

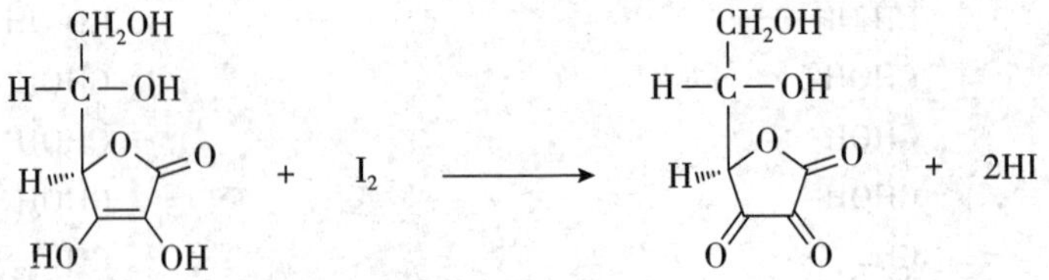

四、操作步骤

（一）维生素 B₂

供试液的配制：取本品 2 片，研成细粉，加入 20ml 水中，振摇，浸渍数分钟使维生素 B_2 溶解，滤过，滤液作为供试液。

1. 用玻璃棒蘸取供试液检查 pH，观察并记录。取本品 1 片，研成细粉，加入 10ml 盐酸试液中溶解，过滤，取滤液 2ml，逐滴加入氢氧化钠试液，如变浑浊，继续加入氢氧化钠试液，观察并记录现象。

2. 取供试液 4ml，在透射光下观察溶液的颜色与荧光；溶液分为二份，一份加盐酸试液 1ml，另一份加氢氧化钠溶液 1ml，分别观察并记录现象。

3. 取供试液 2ml，加连二亚硫酸钠结晶少许，摇匀后，观察溶液的颜色与荧光变化并记录现象。

（二）维生素 C

1. 取本品 1 片，研成细粉，倒入试管中，加水 2ml，振摇溶解，用 pH 试纸检测溶液酸碱性，观察并记录结果。

2. 取本品 4 片，研细，倒入小烧杯中，加水 15ml 溶解，过滤。准备 A、B、C 三支试管，在 A 试管中加入硝酸银试液 10 滴，在 B 试管中加入二氯靛酚钠试液 2 滴及 1ml 水，在 C 试管中加入碘试液 2 滴及 1ml 水，再分别向三支试管中各加入 2ml 滤液，观察并记录各试管的现象。

五、实训现象与解释

（一）维生素 B₂

1. 现象：pH =（　　　），显（　　　）性

解释：

2. 现象：

解释：

3. 现象：

解释：

（二）维生素 C

1. 现象：pH =（　　　），显（　　　）性

解释：

2. 现象：A 管 _____，B 管_____，C 管_____

解释：

六、思考题

1. 维生素 B_2 的酸性结构和碱性结构分别是什么？

2. 维生素 B_2 与连二亚硫酸钠作用，会发生什么反应？

3. 维生素 C 因具有什么结构而显酸性？

4. 维生素 C 与硝酸银试液、二氯靛酚钠试液分别发生什么反应？

目标检测

一、A 型题（最佳选择题）

1. 维生素 A 因有共轭多烯结构，易发生（　　）反应而变质

　　A. 氧化　　　　　　B. 水解　　　　　　C. 差向异构化　　　D. 歧化

2. 属于脂溶性维生素的是（　　）

　　A. 维生素 C　　　　B. 维生素 D　　　　C. 维生素 B_1　　　D. 维生素 B_{12}

3. 属于水溶性维生素的是（　　）

　　A. 维生素 A　　　　B. 维生素 B　　　　C. 维生素 D　　　　D. 维生素 E

4. 天然维生素 E 易变质，是因具有（　　）结构

　　A. 酯　　　　　　　B. 酰胺　　　　　　C. 酚　　　　　　　D. 共轭多烯

5. 维生素 C 易发生氧化变质反应，是因为有（　　）结构

　　A. 烯二醇　　　　　B. 儿茶酚　　　　　C. 共轭多烯　　　　D. 内酯

6. 含有钴元素的维生素类药物是（　　）

　　A. 维生素 A　　　　B. 维生素 E　　　　C. 维生素 B_1　　　D. 维生素 B_{12}

7. 在三氯甲烷中能与三氯化锑反应，呈现深蓝色，渐变成紫红色的是（　　）

　　A. 维生素 A_1　　　B. 维生素 D_3　　　C. 维生素 C　　　　D. 维生素 B_1

8. 下列药物溶于三氯甲烷溶液加醋酐和硫酸振摇后显红色，很快呈紫色，最后变成绿色的是（　　）

　　A. 维生素 A_1　　　B. 维生素 D_2　　　C. 维生素 E　　　　D. 维生素 C

9. 在贮存中，会发生顺反异构化反应，生物活性下降的药物是（　　）

　　A. 维生素 A_1　　　B. 维生素 B_2　　　C. 维生素 B_6　　　D. 维生素 C

10. 下列药物在乙醇液中与硝酸共热，易被氧化生成橙红色的醌型化合物是（　　）

　　A. 维生素 A_1　　　B. 维生素 B_2　　　C. 维生素 E　　　　D. 维生素 D

11. 能发生硫色素荧光反应现象的维生素是（　　）

A. 维生素 A_1 B. 维生素 B_1 C. 维生素 C   D. 维生素 D

12. 分子中具有萘醌结构的药物是（   ）

    A. 维生素 A_1 B. 维生素 B_1 C. 维生素 C   D. 维生素 K_3

13. 有较强的还原性，可用作水溶性抗氧剂的是（   ）

    A. 维生素 B_1 B. 维生素 B_2 C. 维生素 E   D. 维生素 C

14. 下列药物的水溶液与 2，6 - 二氯靛酚钠试液作用，会出现褪色现象的是
（   ）

    A. 维生素 C   B. 维生素 D   C. 维生素 B_1 D. 维生素 B_{12}

15. 下列药物能溶于水，加入硝酸银试剂，立即产生黑色银沉淀的是（   ）

    A. 维生素 A_1 B. 维生素 B_2 C. 维生素 E   D. 维生素 C

二、X 型题（多项选择题）

16. 属于水溶性维生素的是（   ）

    A. 维生素 A_1 B. 维生素 B_1 C. 维生素 C   D. 维生素 D

17. 易被氧化变质的维生素是（   ）

    A. 维生素 B_1 B. 维生素 C   C. 维生素 D   D. 维生素 E

18. 关于维生素 A 的储存方法，正确的是（   ）

    A. 装于铝制容器   B. 密封   C. 阴凉干燥处   D. 充氮气

19. 关于维生素 B_1 的叙述，正确的是（   ）

    A. 属水溶性维生素   B. 是与盐酸成盐的化合物

    C. 具有嘧啶环、噻唑环   D. 具有多羟基侧链结构

20. 下列试液易与维生素 C 发生化学反应的是（   ）

    A. 盐酸   B. 氢氧化钠

    C. 硝酸银   D. 2，6 - 二氯靛酚钠

（刘开林）

书网融合……

微课   划重点   自测题

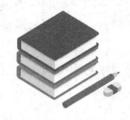

▶▶ 第十六章　药物的稳定性和贮存保管

学习目标

知识要求

1. **掌握**　药物的贮存和保管方法。
2. **熟悉**　药物的水解性、还原性等对药物稳定性的影响，影响药物稳定性的环境因素。
3. **了解**　药物其他变质反应的类型。

能力要求

　　学会运用药物稳定性的相关知识解决药物制剂的生产、贮存、检验及使用等工作岗位中的实际问题。

实例分析

　　实例　张女士在8月份因牙龈出血，买了一瓶维生素C片。每天用药后就把瓶子放在窗台上，过了两周后，她发现这瓶维生素C片的颜色都变深变黄了。为此，张女士到药店咨询了驻店药师，这是为什么呢？

　　分析　维生素C是性质不稳定的药物，分子含有烯连二醇结构具有还原性，容易受空气影响，发生氧化聚合反应而呈色，时间长了出现颜色变深变黄，夏天的气温高，空气湿度大，药物变质速度快，宜密封好放在家中冰箱冷藏保存。

第一节　药物的稳定性

PPT

　　药物的稳定性是指原料药及制剂保持物理、化学、生物学和微生物学特性的能力。药物化学结构是否稳定是药物稳定性的内因，是决定性的因素；温度、湿度、光线照射等环境因素的影响是外因，是药物稳定性发生改变的重要因素。严格控制好药品在生产、贮存、运输及使用过程中的环境因素条件是保证原料药及其制剂稳定性的有效方法。药物的稳定性包括化学方面、物理学方面、生物学方面的稳定性。药物结构不同，药物的稳定性不同。在生产过程中受溶剂、辅料、氧化剂、还原剂、金属设备、酸、碱、容器等因素的影响，在贮存、运输、使用过程中受环境空气中的氧气、二氧化碳、温度、湿度、光线、微生物、昆虫及时间等因素的影响，药物的稳定性会发生改变，导致变质而影响药物使用的有效性、安全性。

请你想一想

　　药物的稳定性变化包括哪三个方面？

一、药物的化学稳定性

结构决定性质，有些药物具有不稳定基团而性质不稳定。受外界因素影响，药物稳定性出现变化，发生变质反应。常见的药物变质反应包括水解反应、氧化反应、还原反应、异构化反应、聚合反应、分解反应与二氧化碳反应等。 🅴微课

（一）药物的水解性

药物容易发生水解反应的基本原因是药物分子结构中含有不稳定的基团。常见发生水解的结构包括酯基、酰胺基、二酰亚胺基、酰肼基、酰脲、糖苷、卤代烷、肽键等结构。

1. 酯类药物的水解 酯类药物在酸或碱的催化作用下，更易被水解而变质，生成羧酸和醇。酯类药物的水解反应为：

$$\underset{\overset{\displaystyle \|}{}}{R-\overset{\displaystyle O}{C}-OR'} + H_2O \;\rightleftharpoons\; RCOOH + R'OH$$

在酸性条件下酯类药物的水解反应是可逆的；在碱性条件下的水解反应是不可逆的，催化水解的反应速度更快，能完全水解。常见的酯类药物有普鲁卡因、阿司匹林、阿托品、红霉素、毛果芸香碱、氯化琥珀胆碱等。

2. 酰胺类药物的水解 酰胺类药物受水的影响，酰胺键断裂而水解失效，生成羧酸和胺（或氨）化合物。

$$R-\overset{\displaystyle O}{\overset{\displaystyle \|}{C}}-NHR' + H_2O \;\rightleftharpoons\; RCOOH + R'NH_2$$

酰胺类药物的水解反应过程与酯类相似。其他含酰胺化学键的官能团有内酰胺、二酰亚胺、酰脲、酰肼等，常见的药物有 β - 内酰类抗生素、巴比妥类镇静催眠药、磺酰脲类降血糖药、异烟肼、咖啡因、茶碱、丙戊酰胺、普鲁卡因胺等。

3. 苷类药物的水解 苷类药物在酸性条件会逐渐水解，水解产物为苷元和糖；在碱性条件下稳定。常见的药物有洋地黄毒苷类、硫酸链霉素等。

4. 卤代烷类药物的水解 卤代烷类药物易水解生成醇和氢卤酸。常见的药物有氯霉素、烷化剂类抗肿瘤药。

（二）药物的还原性

药物的氧化反应分为化学氧化反应和自动氧化反应。化学氧化反应是药物与氧化性化学试剂之间的反应，自动氧化反应是药物在贮存过程中与空气中的氧气自发引起的氧化反应。常见的自动氧化反应与药物分子具有还原性结构有关，如酚羟基、芳伯胺基、巯基、共轭多烯、吩噻嗪环、二氢吡啶环等。

1. 酚类药物 酚类药物一般易被空气氧化，生成醌型化合物而变色失效。如肾上腺素类、四环素类、维生素 E、盐酸吗啡、水杨酸、对氨基水杨酸钠等。

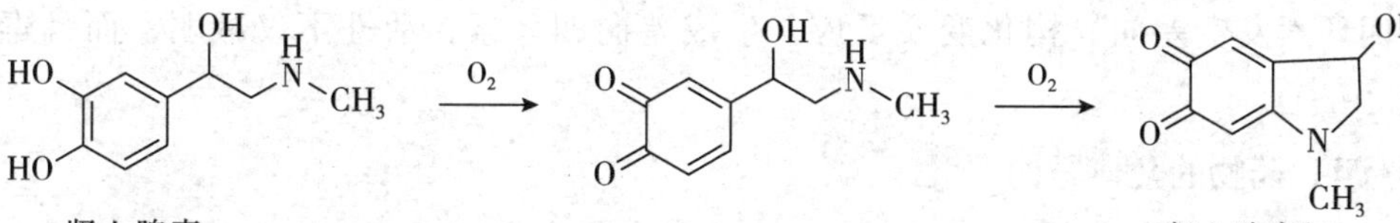

肾上腺素 　　　　　　　　　　　　　　　　　　　　　　肾上腺素红

2. 芳伯胺类药物 芳伯胺类药物,如盐酸普鲁卡因、磺胺类抗菌药物等,受空气影响,会被逐渐氧化聚合生成有色杂质。

3. 巯基类药物 如丙硫氧嘧啶、半胱氨酸、卡托普利、二巯丙醇等具巯基结构的药物,自动氧化聚合生成二硫化物;若与高锰酸钾等氧化剂作用,则氧化生成磺酸结构的化合物。

$$R-SH \xrightarrow{O_2} R-S-S-R$$

$$R-SH \xrightarrow[H^+]{KMnO_4} R-SO_3H$$

4. 二氢吡啶类药物 二氢吡啶类药物,如硝苯地平、尼群地平等,被空气氧化,二氢吡啶环发生芳构化,生成无效成分。

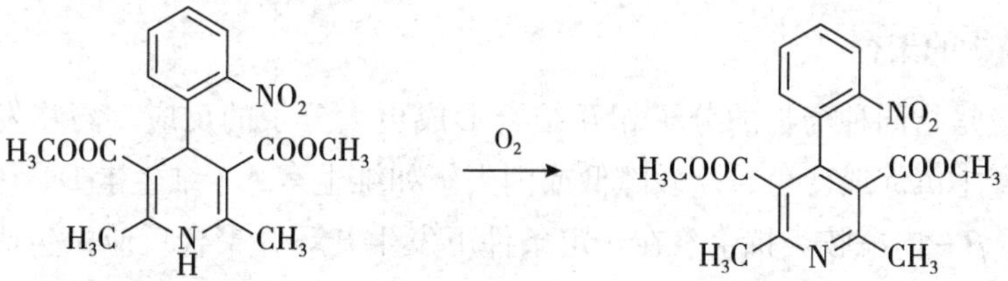

5. 共轭多烯类药物 维生素 A、两性霉素 B 等具有共轭多烯结构的药物,易被空气氧化变质。

6. 吩噻嗪类药物 盐酸氯丙嗪、奋乃静等吩噻嗪类药物,易被空气氧化生成多种氧化产物,变色、失效。

7. 其他还原性药物 麻醉乙醚可被空气氧化,产生醛类和过氧化合物杂质。葡萄糖、硫酸链霉素等具有醛基结构的药物,长期受空气影响,会逐渐被氧化生成羧酸化合物而变质。

> **请你想一想**
> 1. 药物的水解变质反应主要与哪些官能团有关?
> 2. 具有什么官能团结构的药物易被空气氧化变质?

(三) 药物的光学异构

有些药物在制备或贮存过程中,分子中手性碳原子发生光学异构化反应,又称为差向异构反应,可能使药物的药效下降甚至消失。如四环素、氯霉素、利血平、毛果芸香碱等药物。

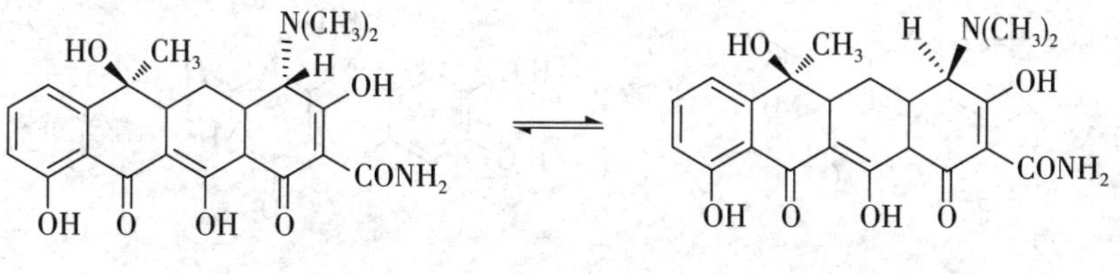

四环素发生差向异构化变质反应，生成差向四环素，活性不仅减弱，而且毒性增大。

（四）药物的几何异构

受光和热的影响，有些烯类药物会发生几何异构化反应，又称为顺反异构化反应。如维生素 A、维生素 D 可发生顺反异构化，致使药物活性降低。

维生素 A 侧链上四个双键为全反式结构，活性最强。在长期贮存过程中，发生顺反异构化反应生成 2 - 顺式维生素 A、2，6 - 二顺式维生素 A、4 - 顺式维生素 A 等异构化产物，活性为全反式活性的 20% ~ 50%。

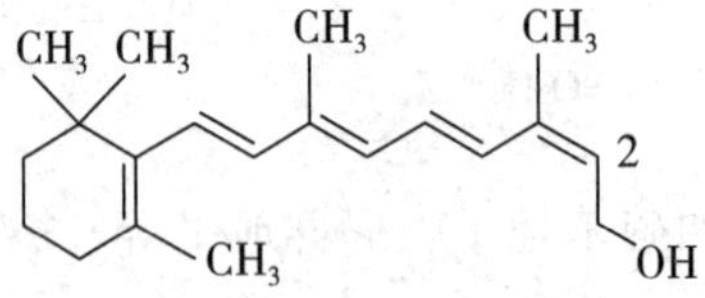

2-顺式维生素A 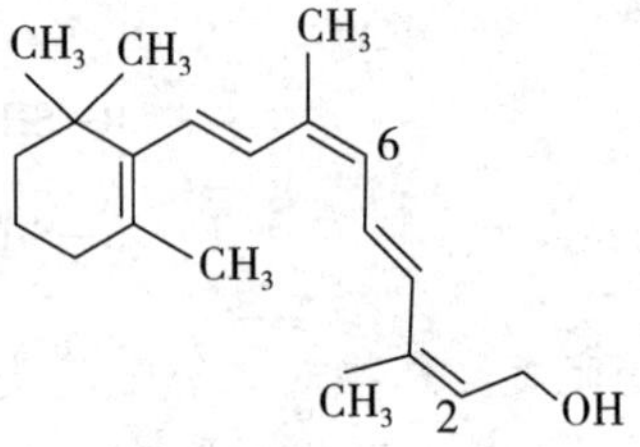   2，6-二顺式维生素A

（五）药物的聚合

聚合反应是指同种药物的分子相互结合形成更大分子的反应。药物发生聚合反应后，往往会产生沉淀或变色，疗效降低或消失。如维生素 A、维生素 D，因聚合反应生成无效成分。β - 内酰胺类抗生素在一定条件下发生开环并聚合反应，生成物可引起过敏反应。

（六）药物的分解

由一种物质生成两种或两种以上其他物质的反应叫分解反应。如消毒药物过氧化氢，贮存过程中易分解放出氧气而失效。

$$2H_2O_2 \longrightarrow 2H_2O + O_2$$

维生素 B_2 干燥时性质稳定，但分子中多羟基侧链结构，对光极易分解，随 pH 增高分解速度加速。在酸性溶液中分解为光化色素（蓝色荧光素），在碱性溶液中分解为感光黄素（光化黄），故应遮光保存。

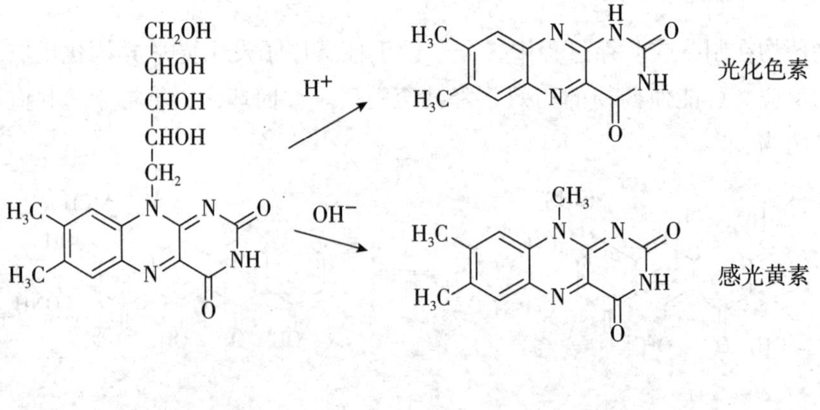

光化色素

感光黄素

芳酸结构的药物易发生脱羧分解反应，药物的药效下降甚至活性消失。如对氨基水杨酸钠受光照，发生脱羧分解反应，生成的间氨基酚易进一步被空气氧化，形成联苯醌化合物而呈现红棕色。

普鲁卡因的水解产物对氨基苯甲酸，会脱羧分解产生有毒的苯胺，并进一步发生氧化、聚合而变色。

醇结构的药物，可能会发生脱水分解反应而变质，如维生素 A_1 因分子内共轭多烯结构的诱导作用，在酸性条件下易发生脱水反应，生成脱水维生素 A，活性只有维生素 A_1 的 40%。红霉素因分子内酮基诱导作用，在酸性条件下脱水分解反应而失效。

（七）药物的游离沉淀

空气中的二氧化碳是酸性气体，会改变药物的酸碱度，引起药物发生变质反应，如苯巴比妥钠、磺胺嘧啶钠、硫喷妥钠、苯妥英钠、氨茶碱等药物因吸收空气中二氧化碳，导致 pH 值下降，析出不溶性的游离分子，导致固体注射剂在使用时溶解不完全而不能注射使用。

另外，硫代硫酸钠注射液因吸收二氧化碳后，会分解析出单质硫沉淀；氯化钙、葡萄糖酸钙注射液因吸收二氧化碳而生产碳酸钙沉淀。

> **请你想一想**
> 药物最主要的变质反应是哪两种反应？其他的变质反应还有哪些？

二、药物的物理稳定性

在常温条件下，药物的颜色、状态、气味等方面的物理性质还是比较稳定的。但有些药物因其分子结构的特殊性，物理稳定性较差，容易发生物理性质方面的变化，如挥发、风化、吸湿、融化、分离、沉淀或分层、粒径的变化及盐析等变化。

（一）挥发性

药物分子的极性强弱与分子量的大小，决定了药物熔点、沸点的高低。有些挥发是物质分子容易向空气中扩散的过程。如麻醉乙醚、酒精、挥发油、樟脑、薄荷脑等具有挥发性的药物，如果包装密封不严，或贮存温度过高，就会由液态或固态转变为气态，因挥发而损失。麻醉乙醚、酒精的挥发还会有引起燃烧、爆炸的危险。

（二）风化性

风化是指在室温和干燥空气里，结晶水合物失去部分或全部结晶水的现象。如硫酸亚铁、硫酸钠、咖啡因、硫酸阿托品、磷酸可待因等药物，风化后药物的晶体形状发生改变，制剂的外观色泽发生变化。失去结晶水，药物的化学性质、药理作用一般不发生改变，但会因失去水分，使重量减少，在处方调配时使用药物剂量的准确性受到影响，可能会造成超剂量给药而引起中毒。

（三）吸湿性

吸湿又称吸潮，是指物质露置在空气或潮湿环境中，表面逐渐吸附空气中水分的过程。如聚维酮、蔗糖、蛋白质、蒙脱石散、冰硼散、甘草片、泡腾片、颗粒剂、干浸膏、酶类等吸湿性比较显著的药物或制剂。如果药品包装不严，受潮湿空气的影响，吸收空气中的水分，出现色泽变暗、结块、变形、软化、表面液化、易霉变等现象，药物的质量受到严重影响。

（四）结晶

结晶是指溶质以晶体的形式从溶液中析出的过程。物质的溶解度会随着温度的变化而变化，受低温环境的影响，注射液、口服液等溶液剂型的药品，如20%甘露醇注射液、替硝唑葡萄糖注射液等在低温时容易析出晶体。酸性药物溶液与碱性药物溶液混合后，因为 pH 改变而析出游离分子出现浑浊、沉淀现象。有的药物溶液与生理盐水混合，因出现盐析现象而产生结晶沉淀。

（五）其他

1. 沉淀或分层　悬浊剂、乳剂类药物，是不稳定的分散体系。如果长时间贮存或出现温度变化，悬浊剂容易出现浑浊、沉淀现象，乳剂容易出现分层、絮凝等现象。乳剂、混悬剂与电解质或脱水剂类药物配伍，易出现粒径变大而沉淀或分层。

2. 融化或软化　栓剂的基质熔点低，环境温度如果高于栓剂的变形温度，会因受热而融化或软化。

3. 变色或变味　药物的化学变质反应，可能会伴随变色、异臭、异味、溶液变浑浊等物理变化。肾上腺素注射液因氧化变棕色而失去药效；硫酸亚铁片会被空气氧化呈现黄棕色而不可药用；维生素 C 被氧化变质呈现黄色，失去药效。胰酶、胃蛋白酶变质会出现异臭现象。

三、药物的生物与微生物稳定性

无机和有机原料药一般不容易出现发霉、生虫现象。含糖、淀粉、蛋白质的药物受到微生物的污染后，在一定温度、湿度条件下微生物会滋生繁殖，发霉、腐败或分解导致药物变质变色。含蛋白质的药品容易生虫或腐烂发臭；糖类药物会发酵变酸。

胰岛素、胰酶、胃蛋白酶、蛋白质、淀粉、糖类药物，以及生药、生化药品、生物制品、脏器类制品等，生物学稳定性都较差，受热、受潮后极易霉变、生虫。药物制剂、中药材、中药饮片等，应控制好药物含水量、包装质量，贮存的温度、湿度，防止霉变、生虫。

第二节 药物稳定性的外部影响因素

PPT

药物的稳定性强弱，变质反应速度的快慢，除了受自身结构因素的影响，还受水、氧气、二氧化碳、温度、光线、pH 值、重金属离子、微生物、昆虫及时间等外部因素的影响。这些因素往往相互作用、相互促进，从而加速药物变质失效。

一、水

药物所含有的吸附水、结晶水、溶剂水及潮湿空气中的水，易引起酯类、酰胺类等药物水解变质，还会加快药物氧化、分解、霉变等变质反应。将药物制成干燥的固体制剂，控制含水量，同时控制贮藏环境的空气湿度，有利于药物的长期保存，防止药品在效期内出现变质失效。

二、氧气

具还原性的药物在有氧气存在的条件下能发生自动氧化而变质，氧的浓度愈大，氧化反应愈易发生。在生产和贮存过程中应采取一些防氧化措施，尽量避免药物和空气中的氧气接触，如在药物的盛器充满惰性气体（氮气或二氧化碳），加入抗氧剂等。常用的脂溶性抗氧剂有没食子酸丙酯、氢醌、二叔丁基对甲苯酚、维生素 E 等；常用的水溶性抗氧剂有亚硫酸氢钠、焦亚硫酸钠、硫代硫酸钠、维生素 C 等。

三、温度

温度升高，反应物分子的能量升高，活化分子数增多，分子运动速度加快，分子间有效碰撞次数增多，反应速度加快。一般情况下，温度每升高 10℃，化学反应的速度会增大到原来的 2~4 倍，随着温度的升高，药物水解、氧化、分解等变质反应速度会显著加快，药物的有效期会大大缩短。

四、光线

日光是混合光波组成的光，可以引发某些药物发生反应的活化能，药物分子吸收光子的能量，化学键被激发，化学反应速度加快，光照会加速各类化学反应的进行。但不同波长的光线促进化学反应发生的能力不同，紫外光线促进化学反应的发生能力最强，可见光有一定的作用，红色光的催化作用最弱。所以光照会影响药物的稳定性，加速药物的变质失效。

五、pH

氢离子或氢氧根离子能参与药物的自动氧化反应过程，对自动氧化反应有引发和促进的作用。一般情况下,溶液的酸度或碱度增大,水解、氧化等变质反应的速度会加快。常见的酯类、酰胺类、苷类药物的水解均受药物溶液 pH 值的影响。如盐酸普鲁卡因注射液,在 pH 值为 3.4 ~ 4 时比较稳定,氯霉素注射液在 pH 值为 6 时比较稳定。因此,将药物的水溶液调节至水解速度最小的 pH 值(此 pH 值称为稳定 pH 值)、调节酸碱性是延缓药物水解,控制其水解速度最有效、最常用的方法。

空气中酸性气体二氧化碳,易使磺胺类药物钠盐、巴比妥类药物钠盐、苯妥英钠、氨茶碱等药物的 pH 值下降,生成不溶于水的游离分子。

酸性药物与碱性药物配伍混合,发生中和反应,pH 值改变,生成不溶于水的游离分子而变质。

六、重金属离子

重金属离子往往会促使药物变质反应的发生。如铁、铜、铅、锰、银、锌等微量的金属离子杂质,除了能催化药物的自动氧化,还会促进、加速其他变质反应的发生。金属离子还会与一些药物结合而影响药效,如四环素类、喹诺酮类等药物与金属离子螯合,抗菌作用下降或消失。

你知道吗

重金属杂质

重金属是指比重大于 4 或 5 的金属,如铜、铅、锌、铁、钴、镍、锰、镉、汞等。其中锰、铜、锌等是生命活动所需要的微量元素,但是大部分并不是生命活动所必需的。而且超过一定浓度对人体有毒,铅、汞、砷、镉对人体毒害作用最大,可引起贫血、神经衰弱、神经炎、头痛、头晕、乏力、腹痛、腹泻,以至智力低下、痴呆等。汞可损害神经系统,导致注意力缺陷、语言和记忆障碍、运动及感觉能力下降。砷可引起皮肤色素沉着、角化过度、白细胞减少、贫血,甚至引起皮肤癌、肺癌等。

药物中的重金属离子杂质主要来自原料、辅料、溶剂、容器等,影响药物的稳定性、安全性。为了避免此影响,常在药物溶液中加入金属离子配合剂乙二胺四乙酸二钠(EDTA - 2Na),增加药物的稳定性。

七、微生物

含有营养性成分的药物,容易出现微生物滋生而霉变、腐败变质。如淀粉、蔗糖、酶、多肽、氨基酸等的药物发生霉变、腐败而变质。应严格控制环境的温度、湿度,尤其是在多雨季节,贮存时应特别注意。

八、时间

药物的变质反应是难以避免的。随着贮存时间的延长,药品中的杂质在不断积累增加，为了保证用药的安全性，中国药典对药品规定了使用有效期。有效期是指药品在一定贮存条件下，能够保持质量的期限。为确保药物使用的安全和有效性，药物只能在其有效期内使用。

第三节 药物的贮存保管

PPT

一、药物贮存保管的原则

药品贮存的原则是：口服和外用的分开、液体和固体的分开、阴凉和常温的分开、易串味的分开、危险管制药品分开并专人专柜加锁或专库专人管理、中药材和其他成品药分开。

药物贮存保管人员的职责是安全贮存、降低耗损、保证质量、收发迅速、避免差错事故。

入库药品，须遵照药品质量标准规定的贮存方法进行药物贮存；根据药物的理化性质，选择适当的贮存条件，采取适当的措施；定期检查药品质量，缩短药品周转时间，使药物的质量得到保证。

二、药物贮存保管的常用方法

常见的贮存方法有密闭贮存、密封贮存、熔封或严封贮存、遮光贮存、阴凉处贮存、凉暗处贮存、冷处贮存、干燥处贮存、指定温度贮存、防冻贮存、特殊药品贮存等。

1. 密闭贮存 密闭贮存是指将盛装药品的容器密闭，防止尘土和异物进入药物的贮存方法。性质较为稳定和不易受外界因素影响而变质的药物可以采用本方法贮存。

2. 密封贮存 密封贮存是指将盛装药品的容器密封，以防止风化、吸潮、挥发或异物进入的贮存方法。凡是易风化、潮解、挥发、串味的药物可以采用本方法贮存，如葡萄糖、碳酸氢钠、胃蛋白酶等。

3. 熔封或严封贮存 熔封或严封是指将容器熔封或用适当的材料严封，防止空气、水及其他气体入侵，防止污染。必要时采用抽出空气或灌入惰性气体后熔封的贮存方法。凡是极易氧化、水解的药物或生物制品均采用本法贮存，如盐酸肾上腺素、青霉素等。

4. 避光贮存 避光贮存是指药物盛装于棕色玻璃瓶或黑纸包裹的无色容器或其他不透明的容器中，避免药物受光线的影响而变质的贮存方法。凡是见光易分解、易氧化或易变色的药物均采用本法贮存，如硝苯地平片。

5. 阴凉处贮存 阴凉处贮存是指将药物置于温度不超过20℃的地方贮存的方法。凡是易升华、易挥发和熔点低的药物或易被氧化分解的药物采用本法贮存。

6. 凉暗处贮存 凉暗处贮存是指将药物置于避光且温度不超过20℃的地方贮存的

方法，凡是遇热、遇氧、遇光易变质的药物均采用本法贮存。

7. 冷处贮存　冷处贮存是指将药物置于 2~10℃ 范围内的地方贮存的方法，主要适用于特定温度要求的药物贮存，如某些生物制剂、维生素和抗肿瘤药物等。

8. 指定温度贮存　某些药物由于特殊性质的要求，需要在指定的温度条件下贮存。

9. 干燥处贮存　干燥处贮存一般是指将药物置于相对湿度不超过 40%（冬季）至 70%（夏季）的地方贮存的方法。凡是易吸湿的药物或吸湿后引起潮解、稀释、发霉、分解、氧化、滋生微生物等的药物采用本方法贮存。

10. 防冻贮存　液体药物制剂冻结后体积膨胀可使容器破裂等。中性胰岛素注射液、破伤风联合疫苗等生物制品需在冷处保存，如果出现冰冻、冻结会变性失效。

11. 特殊管制药品的贮存　危险品（易燃、易爆、腐蚀性强的药品）应按照其不同的特性特殊贮存；麻醉药品、精神药品、医疗用毒性药品和放射性药品为特殊管理药品，要专人专柜加锁或专库专人管理。

实训十七　药物的溶解度

一、实训目的

1. 认识"易溶""溶解""不溶"等近似溶解度的概念。理解药物溶解度与溶剂的关系。

2. 学会药物溶解度的测定方法与操作技能。

3. 能分析和解决溶解度测定过程中遇到的实际问题。

二、实训原理

药物的溶解度与药物本身的分子结构及溶剂的性质和溶解温度有关。根据相似相溶原理，一般药物分子极性愈强，在水中的溶解度愈大，在极性较小的或非极性的溶剂中溶解度愈小或不溶。反之，药物分子的极性愈弱，在水中的溶解度愈小，在极性较小或非极性的溶剂中溶解度愈大。

通过实验验证，青霉素钠极易溶解于水，氯化钠易溶解于水，对乙酰氨基酚略溶于水，阿司匹林微溶于水。

三、试药及器材

药品：药用青霉素钠、氯化钠、对乙酰氨基酚、阿司匹林。
溶剂：纯化水（蒸馏水）。
仪器：电子秤（感量为 1/100）、试管、移液管、量筒、锥形瓶（100ml）、玻璃棒等。

四、操作步骤

1. 分别称取青霉素钠、氯化钠、对乙酰氨基酚、阿司匹林各 0.1g 于四只试管中，分别加入蒸馏水 1.0ml，在室温下每隔 2 分钟振摇 30 秒，10 分钟后观察并记录溶解情况。如果不能完全溶解，分别补加 9ml 水，同法操作。如果还不能完全溶解，分别转移到 200ml 的烧杯中补加 90ml 水，同法操作。观察并记录溶解情况。

2. 分别称取青霉素钠、氯化钠、对乙酰氨基酚、阿司匹林各 0.1g 于四只试管中，分别加入乙醇 1.0ml，在室温下每隔 2 分钟振摇 30 秒，10 分钟后观察并记录溶解情况。如果不能完全溶解，分别补加 9ml 乙醇，同法操作。观察并记录溶解情况。

3. 用乙醚代替乙醇，重复操作步骤 "2"。

五、实训记录

常见药物如青霉素钠、氯化钠、对乙酰氨基酚、阿司匹林溶解度测试记录如下表 16 - 1。

表 16 - 1　常见药物溶解度测试记录表

溶剂 ＼ 药品	青霉素钠 (0.1g)	氯化钠 (0.1g)	对乙酰氨基酚 (0.1g)	阿司匹林 (0.1g)
1ml 水				
10ml 水				
100ml 水				
结论：在水中				
1ml 乙醇				
10ml 乙醇				
结论：在乙醇中				
1ml 乙醚				
10ml 乙醚				
结论：在乙醚中				

结果：完全溶解填 "∨"，如果没完全溶解填 "×"；
结论：在某某溶剂中 "易溶" "略溶" "微溶" "其他"。

六、思考题

1. 影响药物溶解度的因素有哪些？
2. 阐述药物结构与溶解度的关系。
3. 增加药物溶解度的方法有哪些？试举例说明。

七、实训注意事项

1. 供试品应为原料药，因为制剂中的辅料会影响溶解度的观察测定。
2. 测定温度为（25±2）℃。如果室温偏低，实训用水加热到 27℃。

【附】

药典对药品近似溶解度的规定和溶解度的实验方法。

1. 近似溶解度可以用以下名词来表示。

极易溶解：系指溶质 1g（ml）能在溶剂不到 1ml 中溶解。

易溶：系指溶质 1g（ml）能在溶剂 1 不到 10ml 中溶解。

溶解：系指溶质 1g（ml）能在溶剂 10 不到 30ml 中溶解。

略溶：系指溶质 1g（ml）能在溶剂 30 不到 100ml 中溶解。

微溶：系指溶质 1g（ml）能在溶剂 100 不到 1000ml 中溶解。

极微溶解：系指溶质 1g（ml）能在溶剂 1000 不到 10000ml 中溶解。

几乎不溶或不溶　系指溶质 1g（ml）在溶剂 10000ml 中不能溶解。

2. 溶解度的实验方法：称取研成细粉的供试品或量取液体供试品，置于（25 ±）2℃一定容量的溶剂中，每隔 5 分钟强力振摇 30 秒钟；观察 30 分钟内的溶解情况，如看不见溶质颗粒或液滴时，即视为完全溶解。

3. 青霉素钠能溶解于水（5 ~ 10g/100ml，25℃）；氯化钠易溶于水（0.36g/ml，20℃）；对乙酰氨基酚略溶于水（0.014g/ml，20℃）；阿司匹林微溶于水（0.003g/ml，25℃）。

实训十八　未知药物的定性鉴别

一、实训目的

1. 复习和巩固已学过的部分典型药物的主要理化性质。
2. 学会确证在已知范围内未知药物的方法和程序。
3. 能在药品检验工作中分析问题、解决问题，正确进行药品检验操作。

二、试药及器材

药品：阿司匹林、对乙酰氨基酚、青霉素钠、维生素 C、维生素 B_1、维生素 B_2。以上药品全部使用原料药物（如果为制剂，则要先提取处理），并除去所用标签。

试剂：三氯化铁试液、硝酸银试液、0.4% 氢氧化钠溶液、盐酸、亚硝酸钠、碱性 β - 萘酚等，试液可根据需要在实验开始前向实验指导教师索要。

器材：电热恒温水浴锅、试管、药匙、量筒、烧杯、研钵、漏斗、铂丝、酒精灯、试管夹。

三、实训原理

（一）初步实验

1. 性状观察　维生素 B_2 为橙黄色结晶性粉末；对乙酰氨基酚、阿司匹林、青霉素钠、维生素 C、维生素 B_1 均为白色或类白色结晶性粉末。

2. 溶解性实验 青霉素钠、维生素 C、维生素 B_1 溶于水；对乙酰氨基酚略溶于水；阿司匹林微溶于水；维生素 B_2 不溶于水。

（二）确证实验

1. 氯化铁显色反应 阿司匹林加热水解，生成含有酚羟基的水杨酸，与氯化铁试液作用显紫堇色；对乙酰氨基酚分子中含有酚羟基，与氯化铁试液作用显蓝紫色；维生素 C 含有连二烯醇结构，与氯化铁试液作用显淡蓝色。

2. 硝酸银沉淀反应 维生素 C 含有连二烯醇结构，具有还原性，与硝酸银试液反应，能析出黑色的银沉淀；维生素 B_1 含有钠离子，与硝酸银试液反应，能析出白色的氯化银沉淀。

3. 重氮化 - 偶合反应 对乙酰氨基酚水解，生成的对氨基酚有芳香第一胺结构，可进一步与亚硝酸钠、碱性 β - 萘酚发生重氮化 - 偶合反应，显橙红色。

4. 焰色反应 青霉素钠含有钠离子，灼烧产生黄色火焰。

四、实训指导

（一）预习

实验前应充分预习好教师指定的每个药物的结构、物理性质和化学性质，药物的制剂剂型，熟悉指定范围内每个药物的外观及药物的确证试验方法。

写出各种需鉴别的指定范围内未知药物的结构简式，并确定各药物结构中可用于定性鉴别的官能团，拟出进行定性鉴别的试验流程图。

（二）实训方法

1. 根据预习内容、分组情况，进一步确认（或修改）鉴别流程图，完善未知药物的确证实验设计，写出详细的确证实验的方案，包括实验步骤、预计的准确试验现象、试验中可能出现问题的解决方法、操作注意事项等。

2. 确定试验所需仪器和药品清单，并以书面形式提交实验指导教师。

3. 将每种未知药物的实验用药均分为三份。第一份用来进行初步试验；第二份用来进行确证实验；第三份保留起来，以供需要复查实验时使用。

4. 将所有未知药物进行编号，并观察药物外观性状（颜色、状态）、药物在水中或有机溶剂中溶解性的初步鉴别试验。

5. 按照已设计的鉴别流程图，进行化学鉴别、焰色反应的确证试验。

6. 及时做好详细的实训记录，分析试验现象与结果，与预期结果进行比较。如有必要取第三份保留样品进行复查。

7. 确定未知药品对应的药物名称，填写实训报告。

五、实训提示

1. 若供试品为制剂，应首先按实验要求进行处理，然后再照上述方法进行，实验现象应与原料药相同。

2. 经编号而未标名的未知药品，实验取样中，严禁混用药匙，以免因混淆掺杂而干扰结果。

六、实训注意事项

1. 实验应在熟练掌握未知药品范围的理论知识和实验原理的基础上，在完成比较详细的鉴别流程图，并熟悉实验所用仪器、试液的前提下进行。实验过程应在教师的指导下独立完成。

2. 设计鉴别流程图、选择指定范围内每个未知药物的确证试验时，其反应试剂应单一或种类少，反应条件温和，现象快速、明显。

3. 在实训前除预习好指定范围内每个药物的确证试验外，还必须对这些药物初步试验时所呈现的现象进行归纳。

4. 操作要仔细、规范，对那些受实验条件影响较大的鉴别实验，更应注意试剂的取量及反应条件的控制，尽量避免各种干扰因素对实验结果的影响。

5. 做实验过程中，要注意认真观察、比较反应前后的现象。若出现矛盾或现象不明显则应检查操作或观察是否有错误，必要时可作空白试验或对照品试验，以保证结果的准确可靠。

6. 进行实验一定要目标明确、实事求是。从客观实验现象得出结论，切忌凭主观印象、理论推理得出结论。

七、思考题

1. 使用三氯化铁试剂显色法，可以鉴别哪类药物？通常会呈现什么颜色？
2. 采用重氮化 - 偶合反应，可以鉴别哪类药物？需要使用哪些试剂？

实训十九 药物熔点的测定

一、实训目的

1. 认识熔点测定的意义及影响测定准确性的影响因素。
2. 学会药物的熔点测定方法与操作技能。
3. 能够分析、解决实训过程中遇到的实际问题。

二、实训原理

纯净的药物熔点高、熔程短。当药物中含有杂质时，熔点降低、熔程变长，杂质含量越高，熔点降得越低，熔程越长。当两个熔点接近的纯净药物混合时，测得的熔点会低于各纯净物的熔点，称为共熔现象。若改变两者的混合比例，混合物的熔点亦会改变。

三、实训试药及器材

试药：对乙酰胺基酚、苯海拉明。

器材：b形熔点测定仪、毛细管玻璃管、温度计（或显微熔点测定仪）。

四、操作步骤

1. 取干燥的对乙酰胺基酚约0.1g，研细，取适量置于毛细管中，依照熔点测定方法进行操作，记录全熔和初熔的温度。

2. 取干燥的苯海拉明约0.1g，研细，取适量置于毛细管中，依照熔点测定方法进行操作，记录全熔和初熔的温度。

3. 取上述两种药品各50mg，混合均匀，取适量置于毛细管中，依照熔点测定方法进行操作，记录全熔和初熔的温度。

五、实训装置图

实训装置见图实训19－1。

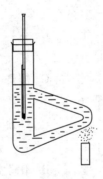

图实训 19－1　b形熔点测定仪

六、实训注意事项

1. b形熔点测定仪，要注意加热位置。

2. 在进行第二次测定时，需要更换新的毛细管，传温液的温度应降至熔点下30℃以下。

3. 毛细管要一端熔封，药粉要尽量夯实。易升华的样品测定时，毛细管的两端都有要封闭。

4. 注意观察初熔的温度。测定混合物的熔点时，可以多种比例混合，然后观察其熔点变化。对乙酰胺基酚的熔点为168～172℃，苯海拉明熔点为167～171℃。

七、思考题

1. 初熔、全熔、熔程的概念是什么？

2. 简述药物的纯度与熔点之间的关系。

3. 测定熔点时产生误差的因素有哪些？

4. 加热的快慢为什么会影响熔点？在什么情况下加热可以快一些，在什么情况下加热则要慢一些？

目标检测

一、A 型题（单项选择题）

1. 维生素 C 变质的主要途径是（　　　）
   A. 聚合　　　　　　B. 水解　　　　　　C. 氧化　　　　　　D. 脱羧

2. 酚类药物变质的主要途径是（　　　）
   A. 氧化　　　　　　B. 聚合　　　　　　C. 水解　　　　　　D. 光学异构化

3. 酯类药物变质的主要途径是（　　　）
   A. 脱羧　　　　　　B. 水解　　　　　　C. 氧化　　　　　　D. 聚合

4. 盐酸普鲁卡因变质的主要途径是（　　　）
   A. 氧化　　　　　　B. 光学异构化　　　C. 脱羧　　　　　　D. 水解

5. 易被氧化的药物通常结构中含有（　　　）
   A. 酰胺　　　　　　B. 卤素　　　　　　C. 苷　　　　　　　D. 酚

6. 下列属于物理性配伍变化的是（　　　）
   A. 变色　　　　　　B. 产气　　　　　　C. 爆炸　　　　　　D. 浑浊

7. 下列属于化学性配伍变化的是（　　　）
   A. 变色　　　　　　B. 液化　　　　　　C. 结块　　　　　　D. 潮解

8. 两种药物配伍后产生浑浊属于（　　　）
   A. 物理性配伍变化　　　　　　　　B. 化学性配伍变化
   C. 生物配伍变化　　　　　　　　　D. 药理配伍变化

9. 两种药物配伍后产生盐析属于（　　　）
   A. 物理性配伍变化　　　　　　　　B. 化学性配伍变化
   C. 生物配伍变化　　　　　　　　　D. 药理配伍变化

10. 普鲁卡因先发生水解反应，后发生（　　　）反应产生有毒的苯胺
    A. 氧化　　　　　　B. 聚合　　　　　　C. 水解　　　　　　D. 光学异构化

11. 葡萄糖酸钙注射液因吸收（　　　）而产生碳酸钙沉淀
    A. CO　　　　　　B. O_2　　　　　　C. CO_2　　　　　　D. N_2

12. 氨苄青霉素制成粉针剂是因为其结构中含有（　　　）
    A. 酰胺键　　　　　B. 不饱和双键　　　C. 苷键　　　　　　D. 饱和双键

13. 葡萄糖注射液容易腐败变质主要是受（　　　）影响
    A. 时间　　　　　　B. 微生物　　　　　C. 二氧化碳　　　　D. 水分

14. 下列药物在日光中放置，渐变为红棕色的是（　　　）

A. 盐酸普鲁卡因   B. 对乙酰氨基酚

C. 盐酸氯丙嗪   D. 氨苄青霉素

15. 同种药物的分子相互结合成大分子的反应是（   ）反应

     A. 氧化   B. 聚合

     C. 水解   D. 光学异构化

16. （   ）是指将药物置于温度不超过20℃的地方贮存的方法

     A. 密闭贮存   B. 熔封贮存

     C. 密封贮存   D. 阴凉处贮存

17. （   ）是指将药物置于 2~10℃ 范围内的地方贮存的方法

     A. 密闭贮存   B. 熔封贮存

     C. 冷处贮存   D. 阴凉处贮存

18. 属于常用的脂溶性抗氧剂的是（   ）

     A. 维生素 D   B. 维生素 C   C. 硫代硫酸钠   D. 维生素 E

19. 属于常用的水溶性抗氧剂的是（   ）

     A. 维生素 E   B. 维生素 C   C. 氢醌   D. 硬脂酸

20. 当贮存药品的温度升高（   ）时，变质反应的速度会加快 2~4 倍

     A. 1℃   B. 2℃   C. 5℃   D. 10℃

二、X 型题（多项选择题）

21. 药物的稳定性包括（   ）

     A. 物理稳定性   B. 化学稳定性

     C. 生物学稳定性   D. 时间稳定性

22. 药物的化学稳定性发生变化包括（   ）

     A. 氧化   B. 水解   C. 光学异构化   D. 升华

23. 药物的物理稳定性发生变化包括（   ）

     A. 挥发   B. 水解   C. 吸潮   D. 升华

24. 易发生霉变的药物是（   ）

     A. 胰岛素   B. 青蒿素   C. 青霉素   D. 胃蛋白酶

25. 属于药物常用的贮存方法的是（   ）

     A. 密闭贮存   B. 密封贮存   C. 遮光贮存   D. 阴凉处贮存

（刘开林）

书网融合……

微课   划重点   自测题

参考答案

第一章

一、A 型题（最佳选择题）

1. D　2. C　3. A　4. A　5. B　6. D　7. C　8. A　9. B　10. D　11. B

12. C　13. C　14. B　15. C

二、X 型题（多项选择题）

16. ABCD　17. ABD　18. AB　19. ABCD　20. ACD

第二章

一、A 型题（最佳选择题）

1. B　2. A　3. D　4. C　5. C　6. B　7. D　8. C　9. D　10. A　11. D

12. B　13. C　14. D　15. C

二、X 型题（多项选择题）

16. ABCD　17. BC　18. CD　19. ABCD　20. ABCD

第三章

一、A 型题（最佳选择题）

1. D　2. B　3. A　4. B　5. C　6. B　7. C　8. A　9. D　10. C　11. C

12. A　13. D　14. A　15. A

二、X 型题（多项选择题）

16. ABD　17. ABC　18. AB　19. ABC　20. ABCD

第四章

一、A 型题（最佳选择题）

1. C　2. D　3. B　4. C　5. C　6. A　7. C　8. A　9. D　10. A　11. A

12. C　13. B　14. D　15. B　16. B　17. C　18. A　19. B　20. D

21. C　22. A　23. D　24. D　25. B

二、X 型题（多项选择题）

26. ABCD　27. AB　28. CD　29. AC　30. ABCD

第五章

一、A 型题（最佳选择题）

1. B　2. C　3. A　4. B　5. C　6. A　7. A　8. A　9. D　10. C　11. A

12. C　13. B　14. C　15. B

二、X 型题（多项选择题）

16. CD　17. ABCD　18. ABC　19. ABCD　20. ABCD

第六章

一、A 型题（最佳选择题）

1. D 2. C 3. D 4. B 5. C 6. B 7. C 8. B 9. A 10. C 11. D

12. B 13. C 14. D 15. B

二、X 型题（多项选择题）

16. ABD 17. AB 18. ABC 19. BCD 20. ABCD

第七章

一、A 型题（最佳选择题）

1. D 2. C 3. A 4. B 5. B 6. A 7. A 8. D 9. B 10. D 11. D

12. C 13. A 14. C 15. B

二、X 型题（多项选择题）

16. AC 17. AD 18. ABC 19. ABCD 20. AC

第八章

一、A 型题（最佳选择题）

1. B 2. B 3. A 4. B 5. B 6. A 7. C 8. D 9. C 10. D 11. B

12. B 13. A 14. B 15. D

二、X 型题（多项选择题）

16. ACD 17. BC 18. ABCD 19. ABCD 20. ABCD

第九章

一、A 型题（最佳选择题）

1. C 2. D 3. B 4. C 5. A 6. C 7. C 8. D 9. C 10. C 11. C

12. A 13. A 14. A 15. D

二、X 型题（多项选择题）

16. BCD 17. AB 18. ABCD 19. AD 20. BCD

第十章

一、A 型题（最佳选择题）

1. C 2. B 3. D 4. A 5. B 6. B 7. D 8. A 9. A 10. A 11. B

12. A 13. C 14. A 15. A

二、B 型题（多项选择题）

16. ABC 17. ABC 18. AC 19. AD 20. AD

第十一章

一、A 型题（最佳选择题）

1. C 2. B 3. B 4. C 5. C 6. A 7. C 8. C 9. C 10. D 11. C

12. B 13. D 14. B 15. D

二、X 型题（多项选择题）

16. ACD 17. AD 18. AD 19. ABC 20. ABC

第十二章

一、A 型题（最佳选择题）

1. D　2. C　3. A　4. D　5. D　6. B　7. B　8. C　9. B　10. A　11. B

12. A　13. A　14. D　15. C

二、X 型题（多项选择题）

16. ABC　17. ABD　18. ACD　19. ABCD　20. CD

第十三章

一、A 型题（最佳选择题）

1. A　2. B　3. A　4. D　5. B　6. D　7. D　8. C　9. B　10. D　11. B

12. A　13. B　14. D　15. D

二、X 型题（多项选择题）

16. ABC　17. ABCD　18. BC　19. ABD　20. ABCD

第十四章

一、A 型题（最佳选择题）

1. A　2. C　3. B　4. D　5. B　6. C　7. B　8. A　9. D　10. A　11. D

12. C　13. C　14. D　15. B　16. C　17. C

二、X 型题（多项选择题）

18. BD　19. BD　20. ABC　21. ACD

第十五章

一、A 型题（最佳选择题）

1. A　2. D　3. B　4. C　5. A　6. D　7. A　8. B　9. A　10. C　11. B

12. C　13. D　14. A　15. D

二、X 型题（多项选择题）

16. BC　17. ABCD　18. ABCD　19. ABC　20. BCD

第十六章

一、A 型题（最佳选择题）

1. C　2. A　3. B　4. D　5. D　6. E　7. A　8. B　9. A　10. E　11. D

12. A　13. B　14. C　15. B　16. D　17. C　18. D　19. B　20. D

二、X 型题（多项选择题）

21. ABC　22. ABC　23. ACD　24. AD　25. ABCD

参考文献

[1] 葛淑兰. 药物化学 [M]. 第3版. 北京：人民卫生出版社，2019.

[2] 许军. 药物化学 [M]. 第2版. 北京：中国医药科技出版社，2018.

[3] 谢癸亮. 药物化学 [M]. 北京：人民卫生出版社，2018.

[4] 李淑敏. 药物化学 [M]. 北京：中国科学技术出版社，2018.

[5] 唐虹. 药物化学 [M]. 武汉：华中科技大学出版社，2016.

[6] 李志裕. 药物化学 [M]. 南京：东南大学出版社，2018.

[7] 叶云华. 药物化学基础 [M]. 北京：化学工业出版社，2016.

[8] 陈衍中. 药物化学基础 [M]. 北京：中国医药科技出版社，2015.

[9] 吴美珠. 药物化学基础 [M]. 北京：人民卫生出版社，2015.

[10] 尤启东. 药物化学 [M]. 第3版. 北京：化学工业出版社，2015.

[11] 王润玲. 药物化学 [M]. 第3版. 北京：中国医药科技出版社，2017.

[12] 张庆，陈达林. 药理学 [M]. 北京：人民卫生出版社，2015.

[13] 刘文娟. 药物化学基础 [M]. 北京：中国中医药出版社，2013.

[14] 王玮瑛. 药物化学基础 [M]. 第2版. 北京：人民卫生出版社，2008.

[15] 刘振梅. 药物化学 [M]. 第2版. 北京：中国医药科技出版社，2006.

[16] 孙常晟. 药物化学 [M]. 北京：中国医药科技出版社，2005.